肿瘤学基础与临床诊疗

主 编 木亚林 胡光耀 尹预真 等

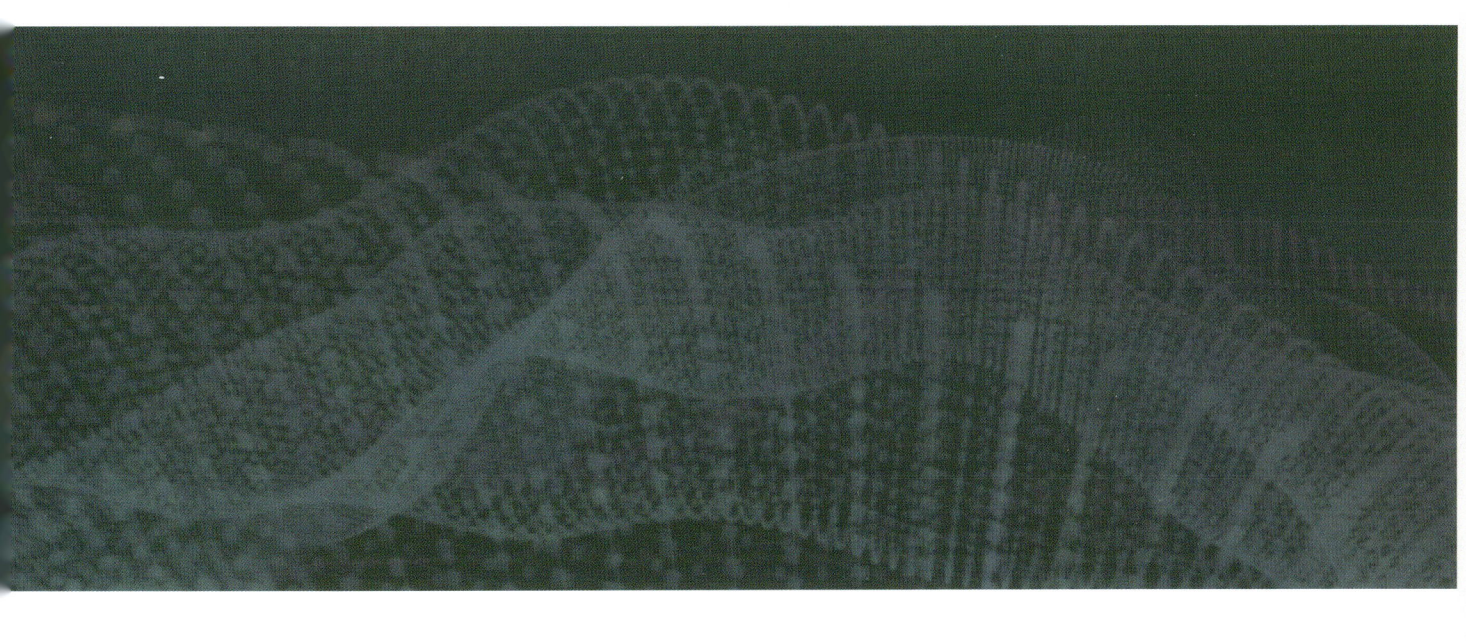

河南大学出版社

·郑州·

图书在版编目（CIP）数据

肿瘤学基础与临床诊疗/木亚林等主编. —郑州：河南大学出版社，2019.12
ISBN 978-7-5649-4086-7

Ⅰ.①肿… Ⅱ.①木… Ⅲ.①肿瘤学 Ⅳ.① R73

中国版本图书馆 CIP 数据核字 (2019) 第 291337 号

责任编辑：郑　鑫　姜　畅
责任校对：陈　巧
封面设计：卓弘文化

出版发行：河南大学出版社
　　　　　地址：郑州市郑东新区商务外环中华大厦 2401 号
　　　　　邮编：450046
　　　　　电话：0371-86059750（高等教育与职业教育出版分社）
　　　　　　　　0371-86059701（营销部）
　　　　　网址：www.HUpress.com
印　　刷：北京虎彩文化传播有限公司
版　　次：2019 年 12 月第 1 版
印　　次：2019 年 12 月第 1 次印刷
开　　本：880 mm × 1230 mm　1/16
印　　张：11.5
字　　数：373 千字
定　　价：70.00 元

（本书如有质量问题，请与河南大学出版社营销部联系调换）

编 委 会

主　编　木亚林　胡光耀　尹预真　陈大千
　　　　　吕志倩　陶玉华　李　伟

副主编　顾红梅　刘瑞珍　苏晓科　李壮玲
　　　　　周晓曦　杨亚玲　雷清敏

编　委（按姓氏笔画排序）

木亚林	南阳市中心医院
兰　琳	深圳市龙华区中心医院
尹预真	江苏盛泽医院
吕志倩	佛山市第一人民医院
刘瑞珍	新乡市中心医院
李　伟	天门市第一人民医院
陈大千	深圳市龙华区中心医院
李壮玲	深圳市人民医院（暨南大学第二临床医学院）
杨亚玲	郑州人民医院
苏晓科	新乡市中心医院
周晓曦	南通大学附属医院
胡光耀	北华大学附属医院
陶玉华	南通市中医院
顾红梅	南通大学附属医院
雷清敏	漯河市中心医院

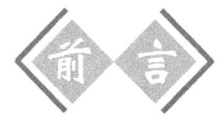

前言

21世纪是生命科学和信息技术突飞猛进的时代,医学作为生命科学的重要组成部分也必将得到巨大的发展。各种新技术、新方法将更广泛、更深入地应用于医学,不断地提高医疗技术水平,改善人民健康,延长人类寿命。然而恶性肿瘤是当今威胁我国人民健康的、仅次于心血管疾病的第二大顽疾,一代又一代的科学工作者为攻克癌症付出了艰辛的努力,取得了许多成果。循证医学证明开展综合防治与护理是目前肿瘤治疗最有效的方法,肿瘤的早期发现、早期诊断、早期治疗是患者获得长期生存的最主要的途径。

本书首先简单介绍了肿瘤总论、放射治疗学、消化系统肿瘤的内科治疗等基础内容;然后重点介绍了喉癌、口咽癌、口腔癌、甲状腺癌、胸腺肿瘤等疾病的临床表现、诊断、鉴别诊断及治疗详情;最后对立体定向放疗、近距离放疗、乳腺癌患者的护理等内容也做了阐述。全书内容简明扼要,结构清晰、内容翔实、实用性强,有助于临床医师对疾病做出准确的诊断和治疗,对各级临床专业医师、医学院校的师生、护师等具有较高的参考的价值。

各位编者将自己多年从事临床的经验和科研成果进行系统归纳和理论升华,横向贯穿了现代医学的管理理念及理论,同时参考了大量的文献,编写了此书,在此对他们表示衷心的感谢。

编 者

2019 年 12 月

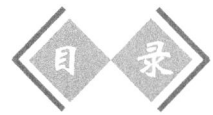

第一章	肿瘤总论	1
第一节	概　述	1
第二节	肿瘤的病因	6
第三节	肿瘤的诊断	8
第四节	肿瘤的外科治疗	14
第五节	肿瘤介入治疗	19
第六节	肿瘤的化疗	21
第七节	肿瘤热疗及超声治疗	23
第二章	放射治疗学	26
第一节	核物理基础和基本剂量学概念	26
第二节	外照射射野剂量学	33
第三节	放射治疗技术	36
第四节	近距离放疗	50
第五节	放射治疗的一般过程	52
第三章	消化系统肿瘤的内科治疗	57
第一节	食管癌	57
第二节	胃　癌	64
第三节	胃肠间质瘤	74
第四节	原发性肝癌	80
第五节	转移性肝癌	85
第六节	胆囊癌	86
第七节	结肠癌	100
第八节	直肠癌	107
第四章	喉癌	121
第一节	局部解剖	121
第二节	喉癌流行病学与危险因素	122
第三节	喉癌蔓延与扩散	122
第四节	临床表现	123
第五节	诊断与分期	124
第六节	综合治疗策略	126
第七节	放　疗	127
第八节	疗效与预后	131
第五章	口咽癌	132
第一节	相关解剖	132
第二节	口咽癌流行病学与病因	133
第三节	口咽癌的蔓延及扩散	133
第四节	临床表现	134

第五节　诊断、鉴别诊断与临床分期 134
　　第六节　治疗策略 136
　　第七节　放　疗 137
　　第八节　疗效与预后 140
第六章　口腔癌 141
　　第一节　概　述 141
　　第二节　早期口腔癌的放疗 141
　　第三节　局部晚期口腔癌的非手术治疗 143
第七章　甲状腺癌 146
　　第一节　概　述 146
　　第二节　诊断和分期 147
　　第三节　治疗原则 149
　　第四节　放　疗 149
　　第五节　药物治疗 152
第八章　胸腺肿瘤 153
　　第一节　概　述 153
　　第二节　临床表现与诊断 155
　　第三节　胸腺瘤治疗 156
　　第四节　胸腺癌治疗 158
　　第五节　胸腺肿瘤分子靶向治疗 159
　　第六节　疗效与预后 161
第九章　立体定向放疗 162
　　第一节　概　述 162
　　第二节　立体定向放疗的设备及治疗的实施 162
　　第三节　SRS 和 SRT 的剂量学特点 166
第十章　近距离放疗 167
　　第一节　概　述 167
　　第二节　近距离放射源 168
　　第三节　放射源的封装 170
　　第四节　近距离放疗的剂量系统 171
参考文献 177

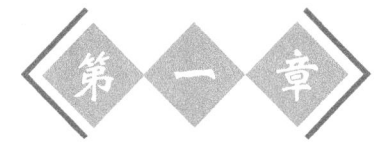

肿瘤总论

第一节 概述

（一）定义

肿瘤（tumor, neoplasm）是指机体内易感细胞在各种致瘤因子的作用下，引起的遗传物质改变，包括原癌基因突变或扩增，抑癌基因失活或缺失，基因易位或产生融合性基因等，导致细胞内基因表达失常，细胞异常增生而形成的新生物。肿瘤细胞失去正常生长调节功能，具有自主或相对自主生长能力，当致瘤因子停止后仍能继续生长。

（二）肿瘤的性质

根据肿瘤的生长特性和对身体危害程度可将肿瘤分为良性肿瘤、恶性肿瘤以及介于良、恶性肿瘤之间的交界性或中间性肿瘤3种类型。

1. 良性肿瘤

是指无浸润和转移能力的肿瘤，ICD-O编码为XXXX/0。肿瘤通常有包膜包绕，或周界清楚，多呈膨胀性生长，生长速度缓慢，瘤细胞分化成熟，对机体危害小，经局部切除后一般不会发生局部复发。少数良性肿瘤或瘤样病变所发生的局部复发多因切除不净或病变的再生所致，对局部不会造成破坏性，经完整切除后仍可获得治愈。极少数在组织学上看似良性的肿瘤可发生远处转移，但并无可靠的组织学指标来预测转移，如发生于皮肤的富于细胞性纤维组织细胞瘤。

2. 交界性或中间性肿瘤

是指组织学形态和生物学行为介于良性和恶性肿瘤之间的肿瘤，ICD-O编码为XXXX/1。在临床实践中，良、恶性难以区分的肿瘤并不少见，这类肿瘤的诊断标准往往不易确定。因此，在作交界性或中间性肿瘤的诊断时，常需附以描述和说明。

交界性肿瘤又分为局部侵袭型（locally aggressive）和偶有转移型（rarely metastasizing）两种亚型。前者是指肿瘤可在局部形成侵袭性和破坏性生长，并易发生局部复发，但不具备发生转移的潜能，临床上常需作局部扩大切除以控制局部复发；后者是指肿瘤除在局部呈侵袭性生长外，还具备转移的能力，多转移至区域淋巴结和肺，但转移率多小于2%，并无可靠的组织学指标可供来预测转移。

3. 恶性肿瘤

是指具有浸润和转移能力的肿瘤。肿瘤通常无包膜，周界不清，向周围组织浸润性生长，生长速度快，瘤细胞分化不成熟，有不同程度的异型性，对机体危害大，常可因复发或转移而导致患者死亡。ICD-O编码有两种，XXXX/2代表原位癌或Ⅲ级（高级别）上皮内瘤变，XXXX/3代表恶性肿瘤。

（三）肿瘤的相关术语

1. 增生（hyperplasia）

组织中正常细胞的细胞数目异常增多称为增生。增生的细胞形态正常，无异型性。引起增生的刺激因子（物理性、化学性或生物性）一旦去除，组织可以恢复到正常状态。

2. 化生（metaplasia）

一种终末分化的细胞转化为另一种分化成熟的细胞称为化生。现已知化生的细胞实际上来自正常细胞中的储备细胞，并非是终末分化的正常细胞。在化生的基础上，化生细胞发生异型增生可进展为恶性肿瘤。

3. 分化（differentiation）

从胚胎到发育成熟过程中，原始的幼稚细胞能向各种方向演化为成熟的细胞、组织和器官，这一过程称为分化。肿瘤可以看成是细胞异常分化的结果，不同肿瘤中瘤细胞分化的水平不同。良性肿瘤细胞分化成熟，良性肿瘤在很大程度上相似于其相应的正常组织，如脂肪瘤中的瘤细胞相似于正常的脂肪细胞，有时甚至难以区别，平滑肌瘤中的瘤细胞与正常的平滑肌细胞极为相似。恶性肿瘤根据其瘤细胞分化程度的不同，与其相对应正常组织的相似程度各异，如脂肪瘤样脂肪肉瘤中的瘤细胞相似于正常的脂肪细胞，而多形性脂肪肉瘤中的瘤细胞在形态上与正常的脂肪细胞却相差甚远。一般来讲，恶性肿瘤可分为分化好（well differentiated）、中分化（moderately differentiated）和分化差（poorly differentiated），或分为Ⅰ级、Ⅱ级和Ⅲ级。少数肿瘤分化太差，以至于无法确定分化方向时，称为未分化（undifferentiated）。偶尔，部分恶性程度较低或分化良好的恶性肿瘤在发展过程中出现分化差的区域，提示肿瘤向高度恶性的肿瘤转化或发生去分化（dedifferentiation），如在原发或复发的隆突性皮纤维肉瘤中，有时可见到类似成年型纤维肉瘤的区域，发生于腹膜后的分化良好的脂肪肉瘤可发生去分化。

4. 间变（anaplasia）

恶性肿瘤细胞失去分化称为间变，相当于未分化。间变性肿瘤（anaplastic-tumor）通常用来指瘤细胞异型性非常显著，如间变性脑膜瘤、大细胞间变性淋巴瘤和间变性横纹肌肉瘤等。

5. 癌前病变（precancerous lesion）

是恶性肿瘤发生前的一个特殊阶段，所有恶性肿瘤都有癌前病变，但并非所有的癌前病变都会发展成恶性肿瘤。当致癌因素去除以后，可以恢复到正常状态。如致癌因素持续存在，可演变成恶性肿瘤。癌前病变不同于癌前疾病（precancerous disease），前者不是一个独立疾病，后者是一种独立的疾病，如黏膜白斑、慢性炎症、慢性溃疡、结节性肝硬化、未降睾丸、结肠多发性腺瘤性息肉病、色素痣和着色性干皮病等。

6. 非典型性（atypia）

指细胞学上的异常，在炎症、修复性增生和肿瘤性病变中，可出现不同程度的非典型性。

7. 异型增生（dysplasia）

一种以细胞学异常和结构异常为特征的癌前病变。细胞学异常主要体现在细胞核上，包括细胞核增大、核形不规则、核仁明显、核质比例增大和核分裂象增多；结构异常包括细胞排列紊乱，极性丧失。

8. 上皮内瘤变（intraepithelial neoplasia）

或称上皮内瘤形成，是指上皮性恶性肿瘤浸润前的肿瘤性改变，包括细胞学和结构两个方面的异常。上皮内瘤变与异型增生的含义非常近似，有时可互用，但前者更强调肿瘤形成的过程，后者强调形态学的改变。上皮内瘤变涵盖的范围也比异型增生要广些，通常还包括原位癌。

9. 原位癌（carcinoma in situ）

又称上皮内癌（intraepithelial carcinoma）或浸润性前癌，是指细胞学上具有所有恶性特点，但尚未突破上皮基底膜的肿瘤。

10. 早期浸润性癌（early invasive carcinoma）

癌细胞突破上皮基底膜或黏膜腺体，但侵犯周围组织局限在一定范围内，成为早期浸润性癌。早期浸润性癌的诊断标准一般以浸润深度为准，但不同器官或部位不完全一致。早期浸润性癌发生转移的危险性小，绝大多数能完全治愈。

（1）早期宫颈癌：指浸润性鳞状细胞癌的浸润深度在距基底膜 3mm 以内。

（2）早期食管癌：指癌组织累及黏膜下层以上的浅表部位而未侵及肌层，无淋巴结或远处转移。

（3）早期胃癌：指癌组织仅累及黏膜层和（或）黏膜下层，不论癌的大小和有无淋巴结转移。

（4）早期大肠癌：指癌组织穿过黏膜肌层，累及黏膜下层，但尚未侵及浅肌层。仅局限于黏膜层内的黏膜内癌仍包括在高级别上皮内瘤变中，一般无淋巴结转移，但浸润至黏膜下层的早期大肠癌5%～10%可发生局部淋巴结转移。

（5）早期肝癌：单个癌结节或相邻两个癌结节直径之和<3cm。

（6）早期肺癌：经手术和病理证实的Ⅰ期（$T_1N_1M_1$或$T_2N_0M_0$）肺癌。

11. 浸润性癌（invasive carcinoma）

突破上皮基底膜侵犯间质的上皮性恶性肿瘤。依据浸润的深度分为早期癌、中期癌和进展期（晚期）癌。

（四）良性肿瘤和恶性肿瘤的区别

良性肿瘤和恶性肿瘤的区别主要依据于肿瘤的分化。此外，复发和转移也是重要的依据，但这些区别均具有相对性，如发生于皮肤的富于细胞性纤维组织细胞瘤和发生于唾液腺的多形性腺瘤可转移至肺，依据目前的常规组织学无法预测其转移潜能。有时良性肿瘤与恶性肿瘤的界限并非截然可分，故要判断肿瘤的良、恶性绝非易事，需要长期工作经验的积累。良性肿瘤和恶性肿瘤的一般区别点参见表（1-1）。

表1-1 良性肿瘤和恶性肿瘤的区别

	良性肿瘤	恶性肿瘤
生长速度	缓慢	快
生长方式	膨胀性	浸润性，破坏性
包膜	常有包膜	无包膜或包膜不完整，或为假包膜
色泽和质地	接近相应的正常组织	与相应的正常组织相差甚远
分化	好	差
细胞形态和组织结构	变异较小	有明显的异型性，排列紊乱或极性丧失
核分裂象	不易见到	明显增多
肿瘤性坏死	无	常有
复发和转移	一般无	常复发，易转移

（五）恶性肿瘤的病理分级和分期

1. 恶性肿瘤的病理分级

国际上普遍采用的是3级分级法，有些肿瘤采用4级或2级或不做进一步分级。

Broders将鳞状细胞癌分成4级，代表由低到高逐步递增的恶性程度。Ⅰ级：未分化间变细胞在25%以下。Ⅱ级：未分化间变细胞在25%～50%。Ⅲ级：未分化间变细胞在50%～75%。Ⅵ级：未分化间变细胞在75%以上。这种分级法曾被普遍应用于其他肿瘤，但由于4级法较烦琐，现已普遍采用3级法。

以皮肤鳞状细胞癌为例，Ⅰ级：癌细胞排列仍显示皮肤各层细胞的相似形态，可见到基底细胞、棘细胞和角化细胞，并有细胞间桥和角化珠；Ⅱ级：细胞分化较差，各层细胞区别不明显，仍可见到角化不良细胞；Ⅲ级：无棘细胞，无细胞间桥，无角化珠，少数细胞略具鳞状细胞癌的形态。3级法可用Ⅰ、Ⅱ和Ⅲ级表示，也可用高分化、中分化和低分化表示。

种类型的腺癌也可根据其腺管结构和细胞形态分为3级。Ⅰ级的癌细胞相似于正常的腺上皮，异型性小，且有明显的腺管形成；Ⅱ级的癌细胞显示中等程度的异型性，有少量腺管形成；Ⅲ级的癌细胞异型性大，且无腺管形成，呈巢状或条索状生长。

神经胶质瘤（星形细胞瘤、少突胶质瘤、室管膜瘤）分为4级，Ⅰ级为良性，Ⅱ、Ⅲ、Ⅳ级分别为低度、中度和高度恶性。

畸胎瘤也分为4级，0级：全部组织分化成熟；Ⅰ级：有小灶性的胚胎性或未成熟组织；Ⅱ级：中等量胚胎性或未成熟组织，可见到核分裂象；Ⅲ级：大量胚胎性或未成熟组织，核分裂象多。法国癌症中心联合会（French Federation Nationale des Centres de Lutte Contre le Cancer，FNCLCC）根据软组织肉瘤的分化、有无肿瘤性坏死及其在肿瘤内所占的比例以及核分裂象的计数将其分为 3 级，详见表 1-2 和表 1-3。

表 1-2　FNCLCC 评分及分级标准

组织学参数	评分
Ⅰ．肿瘤分化	
肉瘤与正常成人组织极其相似（如分化良好的脂肪肉瘤，低度恶性的纤维肉瘤、恶性周围神经鞘膜瘤、平滑肌肉瘤和软骨肉瘤）	1
组织学类型确定的肉瘤（如黏液性脂肪肉瘤，经典型纤维肉瘤和恶性周围神经鞘膜瘤，分化良好的恶性血管外皮瘤，黏液性和席纹状恶性纤维组织细胞瘤，黏液性软骨肉瘤，经典型血管肉瘤）	2
组织学类型不能确定的肉瘤（如差分化和上皮样恶性周围神经鞘膜瘤，巨细胞和炎症型恶性纤维组织细胞瘤，横纹肌肉瘤，滑膜肉瘤，差分化平滑肌肉瘤，圆细胞、多形性及去分化性脂肪肉瘤，骨外尤因肉瘤/外周原始神经外胚瘤，骨外骨肉瘤，腺泡状软组织肉瘤，上皮样肉瘤，透明细胞肉瘤，差分化/上皮样血管肉瘤，间叶性软骨肉瘤）	3
Ⅱ．肿瘤性坏死	
无	0
≤50%	1
>50%	2
Ⅲ．核分列象计数	
0～9/10 高倍视野	1
10～19/ 高倍视野	2
≥20/ 高倍视野	3
组织学分级	总分
1	2，3
2	4，5
3	6，7，8

表 1-3　软组织肉瘤的 FNCLCC 分级

组织学类型	分级
分化良好的脂肪肉瘤	1
黏液性脂肪肉瘤	2
圆细胞脂肪肉瘤	3
多形性脂肪肉瘤	3
去分化脂肪肉瘤	3
分化良好的纤维肉瘤	1
经典型纤维肉瘤	2
差分化纤维肉瘤	3
分化良好的恶性周围神经鞘膜瘤	1
经典型恶性周围神经鞘膜瘤	2
差分化恶性周围神经鞘膜瘤	3
上皮样恶性周围神经鞘膜瘤	3
恶性蝾螈瘤	3
恶性颗粒细胞瘤	3
分化良好的恶性血管外皮瘤	2
经典型恶性血管外皮瘤	3

（续　表）

组织学类型	分级
黏液性恶性纤维组织细胞瘤	2
经典型席纹状/多形性恶性纤维组织细胞瘤	3
巨细胞型/炎症性恶性纤维组织细胞瘤	3
分化良好的平滑肌肉瘤	1
经典型平滑肌肉瘤	2
差分化/多形性/上皮样平滑肌肉瘤	3
双相型/单相纤维型滑膜肉瘤	3
胚胎性/腺泡状/多形性横纹肌肉瘤	3
分化良好的软骨肉瘤	1
黏液性软骨肉瘤	2
间叶性软骨肉瘤	3
经典型血管肉瘤	2
差分化/上皮样血管肉瘤	3
骨外骨肉瘤	3
尤因肉瘤/原始神经外胚层瘤	3
腺泡状软组织肉瘤	3
上皮样肉瘤	3
恶性横纹肌样瘤	3
透明细胞肉瘤	3
未分化肉瘤	3

2. 恶性肿瘤的病理分期

国际抗癌联盟（Union Internationale Contre le Cancer，UICC）建立了一套国际上能普遍接受的分期标准，即TNM（Tumor-Node-Me-tastasis）分期，其目的是：①帮助临床医师制订治疗计划；②在一定程度上提供预后指标；③协助评价治疗效果；④便于肿瘤学家之间相互交流。美国癌症联合会（American Joint Committee on Cancer，AJCC）与UICC在软组织肿瘤的分期上意见基本一致。

分期系统必须对所有不同部位的肿瘤都适用，且在手术后获得病理报告予以补充。为此，设立了两种分期方法：临床分期（治疗前临床分期），又称TNM分期；病理分期（手术后病理分期），又称pT-NM分期。pTNM分期是在治疗前获得的证据再加上手术和病理学检查获得新的证据予以补充和更正而成的分期。pT能更准确地确定原发性肿瘤的范围，浸润深度和局部播散情况；pN能更准确地确定切除的淋巴结有无转移以及淋巴结转移的数目和范围；pM可在显微镜下确定有无远处转移（表1-4）。

表1-4　恶性肿瘤的pTNM分期

pT：原发性肿瘤
　　pTx 原发性肿瘤不能评估
　　pT_0 无原发性肿瘤证据
　　pTis 原位癌
　　pT_1、pT_2、pT_3、pT_4 组织学上原发性肿瘤体积增大和（或）局部范围扩大
pN：区域淋巴结
　　pNx 区域淋巴结不能评估
　　pN_0 区域淋巴结无肿瘤转移
　　pN_1、pN_2、pN_3 组织学上区域淋巴结累及增多
pM：远处转移

(续　表)

pMx 远处转移灶不能评估
pM₀ 无远处转移
pM₁ 有远处转移（根据转移部位可用下列字母表示：pul=肺，OSS=骨，hep=肝，bra=脑，lym=淋巴结，pleu=胸膜，per=腹膜，ski=皮肤，oth=其他）

G：组织病理学分级术
Gx 分化程度不能确定
G₁ 分化好
G₂ 中等分化
G₃ 低分化
G₄ 未分化

第二节　肿瘤的病因

近年来，恶性肿瘤的总体发病情况在世界各国多呈上升趋势，估计到2020年，全世界肿瘤死亡人数可达900万，发病人数可达1 500万，其中三分之二将发生在发展中国家。在我国，恶性肿瘤在不同地区分别列入第一位、第二位死因。肿瘤是一种体细胞遗传病，其发生是一个复杂的多步骤过程，是环境因素和遗传因素相互作用的结果，不同的肿瘤，环境因素和遗传因素所起的作用大小各异。

（一）遗传因素

随着肿瘤遗传学的研究，人们逐渐认识到肿瘤是一种遗传学疾病，其实质为原癌基因的活化和抑癌基因的失活，通过改变控制和调节正常细胞生长发育的协调性，导致细胞的恶性增生。癌变的复杂性体现在它是一个多因素、多基因和多途径的过程，相关基因的改变发生在癌变的每一阶段，它促进了具有生存优势克隆的选择性扩增及其恶性程度的提高。在不同类型的癌，甚至同一种癌的独立起源癌灶间，所发生遗传学改变的基因的种类、数目和顺序都可能是不同的，因而肿瘤的发生存在多种遗传学途径。癌基因是一大类基因族，通常是以原癌基因的形式普遍存在于正常基因组内，其在生物进化过程中高度保守，编码的蛋白质介导细胞生长、信号传递和核转录，调控机体的生长、发育和组织分化。已知的原癌基因有90多种，根据其功能不同可分为：①生长因子类，如编码血小板源性生长因子的c-sis基因；②生长因子受体类，如编码上皮生长因子受体的erbB基因；③主要在生长信号的传递和细胞分裂中发挥作用的蛋白激酶类，如编码酪氨酸蛋白激酶的src、abl、yes xfgr基因等；④使G蛋白结构发生改变，不能与细胞调节因子结合导致恶性转化的，如编码p21蛋白的ras基因；⑤主要参与基因的表达或复制的调控的DNA结合蛋白，如myc基因。原癌基因的活化是一个复杂的过程，有多种诱因可导致原癌基因的活化，如：①病毒的插入或染色体重排；②抑制因子的消除；③碱基序列突变。抑癌基因是人类正常细胞中所具有的一类基因，具有促使细胞的终末分化、维持遗传的稳定性、控制衰老、调节细胞生长、抑制蛋白酶、调节组织相容抗原、调节血管生成等作用。常见的有Rb1、WT1、p53、NF、MCC、DCC、APC和MEN-1。仅在少数遗传性肿瘤和遗传性肿瘤前疾病中起作用，特异性较高，多为实体瘤，如乳腺癌、结肠癌、肝癌、骨肉瘤、视网膜母细胞瘤、肾癌、神经纤维瘤病等。目前，细胞癌基因激活和抑癌基因的失活作用理论已用于解释各种环境因素（病毒、化学、物理等）的共同致癌机制。

（二）病毒因素

1911年Rous报道了白血病鸡的无细胞滤液可于健康鸡中诱发细胞表型相同的白血病，为病毒致癌的实验性研究奠定了基础。但直到1964年Epstein等从Burkitt淋巴瘤患者的淋巴母细胞中分离出疱疹病毒样颗粒，才真正开始了人类肿瘤病毒病因学研究。近年来随着科技迅猛发展，肿瘤病毒病因的研究已深入到分子机制水平。病毒按其所含核酸不同分为两大类：DNA病毒和RNA病毒。DNA病毒一般为水平传播,病毒感染机体进入细胞后可有两种反应。一种为DNA病毒大量复制,同时细胞发生溶解死亡;另一种为DNA病毒整合于细胞内,通过编码转化蛋白,使细胞转化恶变。嗜肝DNA病毒科的乙型肝炎病毒(hepatitis B virus,HBV)感染和肝癌的发病有关;疱疹病毒科的EB病毒(Epstein-Barr virus,EBV)感染和Burkitt淋巴瘤、免疫母细胞性淋巴瘤、鼻咽癌、霍奇金淋巴瘤,平滑肌肉瘤及胃癌的发病有关,人疱疹病毒(human herpesvirus,HHV)-8感染和Kaposi肉瘤(Kaposi's sarcoma,KS)、Castleman病发病有关;乳头状病毒科的人乳头状病毒(human papillomavirus,HPV)-16,-18,-33,-39感染和肛门生殖器肿瘤、上呼吸道肿瘤的发病有关。

人类只有两类RNA病毒家族(反转录病毒科和黄病毒科)和肿瘤的发生有关,前者包括人T细胞白血病病毒(human T-lymphotropic virus,HTLV)和HIV,后者包括丙型肝炎病毒(hepatitis C virus,HCV)。RNA病毒的复制过程可简略表示为RNA→DNA→RNA→蛋白质,通过前病毒DNA整合到宿主细胞DNA,参与病毒的复制、转录,并传递其遗传信息。外源性RNA病毒以水平传播方式感染宿主相应的细胞,并有病毒的复制和颗粒形成,但不引起宿主细胞的死亡。其中HTLV-1直接介导成人T细胞白血病(adult T-cell leukemia,ATL)的发生,而HIV和HCV对肿瘤的发生只起间接作用。血清学检测证实100%的ATL患者携带HTLV-1,患者的白血病细胞中含有HTLV-1原病毒,而患者体内其他细胞却不含有此原病毒,虽然HTLV-1在ATL发生中的分子病理学机制还不明了,但是HTLV-1基因组所编码的Tax蛋白和p121蛋白通过和细胞蛋白的相互作用,在转录、细胞-细胞间调节、细胞增殖和凋亡中起重要作用。HIV-1和HIV-2属于反转录病毒科的慢病毒属,感染人体后都可引起获得性免疫缺乏综合征(acquired immune deficiency syndrome,AIDS),但现在绝大多数的AIDS患者是HIV-1感染者。虽然HIV感染所致的免疫缺陷和肿瘤的发生相关,但现无证据支持HIV本身可直接导致肿瘤发生。AIDS患者可伴发非霍奇金淋巴瘤(non-Hodgkin's lymphoma,NHL)、KS、宫颈癌和肛管鳞癌,但这些肿瘤也和某些DNA病毒感染有关,如HHV-8、EBV和HPV。约1%~5%的HCV患者可发展为肝癌,但有明显的地域性,在意大利、西班牙和日本,约50%~70%的肝癌患者和HCV感染有关,而在中国主要和HBV感染相关。现在已可通过注射疫苗预防HCV感染,而对已感染的患者联合应用干扰素-α和利巴韦林可有效减低病毒复制,改善肝细胞的组织改变,其有效率为50%~80%。除了肝细胞,HCV也可感染造血细胞,如淋巴细胞和$CD3^{4+}$前体细胞,感染者为B细胞NHL的高危人群。

(三)化学因素

自从1775年英国医师Pott发现扫烟囱工人的阴囊癌与多年接触煤烟灰和沥青有关,人们逐渐认识到肿瘤的发生和某些化学物质有关,并已被大量的体外实验和动物模型予以证实。化学致癌物通过引起基因的点突变、染色体易位、DNA重排、DNA缺失和DNA甲基化能力缺失,从而激活癌基因,并使抑癌基因失活,它具有明显的器官特异性。在动物和人类中已知有上百种化学致癌物。通过降低某些致癌物如己烯雌酚的摄入和特异性致癌物,例如氯乙烯、苯和芳香胺的接触,使肿瘤的发病率下降;并可通过给予某些肿瘤干预剂,如维A酸、抗雌激素药、花生四烯酸降低高危人群的肿瘤发病率。在这中间吸烟和多种肿瘤的发病有关,如肺癌、喉癌、膀胱癌、食管癌、肾癌、口腔癌、胰腺癌和胃癌,且可能和白血病、宫颈癌、大肠癌、肝癌、前列腺癌、肾上腺癌、胆囊癌及甲状腺癌有关。吸烟者的肿瘤发生率较非吸烟者高3~10倍,在肺癌中甚至可高达20倍,且和吸烟的剂量和烟龄呈正相关,二手烟也可提高非吸烟人群肺癌的发病率。戒烟可降低肿瘤发生的危险性,在戒烟后的2年起患癌的危险度即开始下降,随着戒烟时间的延长其患癌的危险度逐渐下降。雪茄和烟斗可能要较香烟的危险性和成瘾性低,但有研究表明其也可提高肺癌、口腔癌、喉癌、肝癌、胰腺癌和膀胱癌的发病率。

(四)物理因素

物理致癌因素主要包括:电离辐射和紫外线。在自然界如土壤、岩石、植物和建筑材料中,广泛存在电离辐射,最常见的是氡。尽管理论上电离辐射可诱导各种类型的肿瘤,但某些器官、组织和细胞类型对电离辐射较敏感,最常见的为白血病、甲状腺癌、乳腺癌和肺癌,其次为唾液腺肿瘤、食管癌、胃癌、结肠癌、肝癌、卵巢癌、膀胱癌、皮肤癌和中枢神经系统肿瘤。潜伏期的长短和发病概率受多种因素影响,包括受辐射时的年龄、剂量、宿主的易感基因及肿瘤类型,如白血病在受辐射后2年即可发生,

4~8年时的发生率最高；而实体瘤的潜伏期可长达5~20年。现在低剂量射线广泛应用于医学诊疗，相关的放射学工作人员及接受放射诊疗的患者的安全性正越来越受到关注，特别是随着肿瘤放疗的发展，长期生存的患者逐渐增多，放疗后的继发肿瘤的报道逐渐增多。一组研究发现宫颈癌患者接受大剂量的放疗后其照射野区的膀胱癌、直肠癌、小肠癌、骨肿瘤的发病率较手术组的高，最早于放疗后2年即可发生第二原发肿瘤；另一组研究发现前列腺癌患者放疗后第10年起其照射野区的软组织肿瘤、膀胱癌和直肠癌的发病率较手术组提高。电离辐射致癌是由于放射线能量直接或间接通过细胞内的水分子产生自由基作用于DNA，导致碱基损伤，DNA链断裂。紫外线（ultraviolet，UV）根据波长可分为UVC（240~290nm）、UVB（290~320nm）和UVA（320~400nm）。太阳产生的UVC在大气层中已被吸收，并没有到达地球，而导致皮肤癌的是太阳光中的UVB和UVA。UVB和DNA相互作用可引起一系列的分子学改变，最常见的是相邻的嘧啶形成二聚体，其中环丁烷二聚体和6-4光产物具有强烈的致癌性和致突变性。UVA很少被大气层吸收，可作用于皮肤，但DNA和蛋白质很少吸收UVA，主要是通过和生色团相互作用后间接导致DNA损伤，但是已证明它有致癌性。因而皮肤癌常见于暴露于日光的部位，如头颈和手臂。

虽然石棉纤维是一化学物质，由于其致癌作用主要是由于它和细胞间的物理作用，而不是化学作用，所以现在将其归入物理致癌物。石棉是纤维结晶后形成的硅酮，可致间皮瘤。有石棉接触史者间皮瘤的发病率可高达2%，且肺癌、咽部肿瘤、喉癌、肾癌、食管癌和膀胱癌的发病率亦有所上升。石棉纤维通过引起双链断裂、突变和染色体损伤导致DNA损伤，同时还可影响有丝分裂和染色体分离，从而形成异倍体；同时石棉还可诱导炎性反应，导致细胞因子的释放，从而促进细胞的生长和克隆的选择。

第三节 肿瘤的诊断

（一）细胞学诊断

1. 方法

正确采集肿瘤细胞是诊断的先决条件，也是提高确诊率的关键。采集样本要尽可能从疾病处直接取样方能代表主要病变。采集方法要安全、简便，患者不适感小，并不至引起严重的并发症或促进肿瘤播散。

（1）脱落细胞学检查：对体表、体腔或与体表相通的管腔内的肿瘤，利用肿瘤细胞易于脱落的特点，取其自然脱落或分泌排出物，或利用特殊器具吸取、刮取、刷取表明细胞进行涂片检查，也可在冲洗后取冲洗液或抽取胸、腹离心沉淀涂片检查。用于脱落细胞学检查的标本有痰液、尿液、乳头排液、阴道液涂片；宫颈刮片、鼻咽涂片、管拉网涂片、各种内镜片。抽取胸腔积液、腹腔积液、心包积液和脑脊液离心涂片；支气管冲洗液沉淀涂片。

（2）穿刺细胞学检查：用直径<1mm的细针刺入实体瘤内吸取细胞进行涂片检查。对浅表肿瘤可用手固定肿块后直接穿刺，如淋巴结、唾液腺、甲状腺、乳腺、前列腺以及体表软组织等处的肿块穿刺。对深部肿瘤则需在B超或CT扫描引导下进行穿刺，如肺、纵隔和腹腔等处的肿块穿刺。

（3）涂片制片：取材后立即涂片，操作应轻巧，避免损伤细胞，涂片须厚薄均匀。涂片后应在干燥前立即置于95%乙醇或乙醇乙醚（各50%）固定15分钟，以保持良好的细胞形态，避免自溶变形。常用的染色方法有苏木精伊红法（HE）、巴氏法（Pasteurization）和瑞氏法（Wright）等，应用薄层涂片和自动染色技术可获得背景清晰的高质量涂片，且可以对玻片进行自动扫描来区分出正常或异常改变。

2. 诊断报告

如下所述。

（1）三级法：分阳性、可疑和阴性。阳性为找见肯定的癌细胞，临床医师可依据细胞学报告行手术切除或化学治疗；可疑为找见难以确认的异型细胞，临床医师应重复细胞学检查或做活检，如临床表现和X线影像强烈提示恶性，也可进行治疗；阴性为仅找见正常或炎症细胞。

（2）四级法：分为阳性、可疑、非典型性和阴性。非典型性属于侠义的癌前病变中见到细胞，在细胞学诊断中还可能包括异型显著的炎症变性细胞，甚至数量很少、形态不典型的癌细胞。非典型细胞的临床意义不明确，需进一步检查，不能单独依据此结果进行治疗。

（3）五级法：Ⅰ级为无异型性或不正常细胞；Ⅱ级为细胞学有异型，但无恶性证据；Ⅲ级为细胞学怀疑为恶性，但不能肯定；Ⅳ级为细胞学高度怀疑为恶性；Ⅴ级为细胞学确定为恶性。

（4）Bethesda系统分级法：用于宫颈和阴道涂片，采用巴氏染色法的诊断报告。

WHO推荐细胞学报告应采用诊断名称，如有可能还应说明类型（鳞癌、腺癌、小细胞癌等），不宜采用数字式分级诊断。细胞学诊断报告力戒或避免诊断过头，而阴性报告决不能解释为没有肿瘤。

3. 应用

肿瘤的细胞学诊断阳性率较高，对宫颈癌、食管癌和淋巴结转移癌的诊断阳性率可高达90%以上，对乳腺癌、肺癌、肝癌和淋巴瘤的诊断阳性率也可高达80%~90%。多数病例通过细胞学检查还可确定肿瘤的组织学类型。

细胞学检查还适用于宫颈癌和食管癌的普查；也可用来观察女性内分泌激素水平的变化，指导乳腺癌患者术前化疗；以及了解癌症患者的放疗反应和食管癌癌前病变及其演变过程的前瞻性研究等。细胞学检查取材方便，所需设备较简单，操作、制片和检查过程快速，给患者造成的痛苦小，易于推广和重复检查，是一种较为理想的肿瘤诊断方法。然而，肿瘤的细胞学诊断有一定的局限性，阴性结果并不能否定肿瘤的存在；深部肿瘤如肝癌、肺癌、胰腺癌和肾癌等，常难以取得较为理想的标本，早期食管癌、贲门癌和肺癌，尽管拉网或痰液细胞学检查为阳性，因影像学检查不能显示出肿瘤的部位，难以精确定位而影响治疗，还需进一步做内镜检查确定肿瘤的部位。

（二）病理学诊断

所有的病变组织均应送病理检查，绝对不允许将标本丢弃，以致延误病情而影响诊断。如本院或本地无病理科时，应及时将标本送外院或外地申请病理检验。路程遥远又不能很好地使标本保持在新鲜状态时，可事先将标本固定在10%的中性福尔马林固定液中，以避免标本腐败或干枯。

1. 标本的获取

如下所述。

（1）空心针活检标本：空心针活检（core-needle biopsy，CNB）是采用套管类活检针采集约1mm×10mm的细长组织条，适用于位于深部的软组织肿瘤。CNB采集的组织量虽比采用FNA者多，但对病理诊断来说仍有相当大的难度，特别是在未取到肿瘤性的组织时。过去认为，空心针活检可能会引起血肿形成或导致肿瘤播散，这一观点现在看来似无根据。与开放式活检对照性研究显示，90%的病例通过空心针活检能确定组织学类型及分级。在CT引导下行CNB将会得到比较广泛的应用。

（2）切取活检标本：切取活检（incisional biopsy）是采用手术方法切取的小块肿瘤组织。切取活检适用于肿瘤体积较大或位置较深的部位，如位于躯干或四肢等部位的巨大肿瘤。切取活检的目的在于获取肿瘤组织并得到明确的病理诊断，以便选择下一步治疗方案。

（3）切除活检或摘除标本：切除活检或摘除（excisional biopsy or enucleation）是采用手术方法切除整个肿瘤组织，常附带少量正常的周边组织。切除活检或摘除适用于位置浅表、体积较小的肿瘤，对多数良性肿瘤而言，多能达到诊断和治疗的双重目的，对恶性肿瘤则根据肿瘤的病理类型决定下一步的治疗方案，如补行局部扩大切除等。

（4）咬取活检标本：咬取活检（bite biopsy）标本是采用咬检钳咬取的少量肿瘤实质。咬取活检适用于暴露、有破溃的浅表肿瘤。

（5）手术切除标本：是经外科手术切除的标本，包括局部切除标本、局部扩大切除标本、间室切除（compartment ectomy）标本、根治性切除标本和截肢（amputation）标本等多种类型。无论选择何种活检方法，均以不导致肿瘤播散为原则，除手术中予以保护措施外，活检后如考虑肉瘤可能，应及时应用化疗药物预防。

2. 标本的处理

对于各种活检标本应全部送病理检查，其他检查可待根治性切除以后再做。对于手术标本，特别是恶性肿瘤，如肿瘤的体积相对较大（如 > 1cm），建议在肿瘤尚处于新鲜时，在不影响病理诊断的前提下，在无菌状态下切取少量肿瘤组织，存入组织库，以备日后所需。如需做电镜检测，则还需切取 $1mm^3$ 的组织块，并及时固定在戊二醛固定液中。然后将标本及时固定在甲醛固定液中。在标本固定前，外科医师除对标本进行拍摄外，应对标本作适当标记，特别是提供病变的解剖方向，包括上、下、内、外切缘和基底切缘，并记载于病理申请单上。病理科医师在接受标本后，应拍摄标本的大体形态，标本旁应附带标尺。对所有的小标本应用染料（如印度墨汁或碳素墨汁）标识。对手术切除标本应标识出各个切缘，并用染料标识（如宫颈锥形切除标本和前列腺切除标本），并测量离肿瘤最近切缘的距离。观察肿瘤的外观形状，包括形状、色泽、有无包膜和周界情况，测量肿瘤的大小（长径 × 横径 × 纵径）并记录。沿肿瘤的最大径纵行切开以暴露最大切面，观察切面情况，包括色泽、质地、有无出血、坏死、囊性变、钙化和骨化，若有坏死，应估算坏死的范围在整个肿瘤中所占的百分比。

3. 标本的取材

如下所述。

（1）活检小标本：对内镜和穿刺活检的标本应全部包埋，如组织太小，可用染料标识，并用软纸或细纱布包好，以防脱水过程中丢失。对活体小组织或小标本，取其最大剖面，注意连带四周切缘，剩余部分留存备查或必要时补取材。

（2）手术大标本：依据各种脏器或组织的取材规范进行，可参考《中国常见肿瘤诊治规范》《阿克曼外科病理学》或其他相关书籍，必须做好详细的记录。有条件者，可对所取材的标本进行拍摄或复印，并标明各自的取材部位。也可对标本描绘简图，并标明具体的取材部位。对取材部位较多者或附有区域淋巴结者，可采用编号，并注明各编号所代表的组织，常用者有英文字母和阿拉伯数字，例如 2012-1A、2012-1B、2012-1C……，或 2012-1（1）、2012-1（2）、2012-1（3）……。对骨化明显的组织或骨肿瘤，在取材前可经脱钙处理。对伴有坏死的肿瘤组织，在取材前应估算坏死的区域在整个肿瘤中所占的比例，取材时不仅要取肿瘤的实性区域，也要取肿瘤连带坏死的区域。

4. 病理切片的类型

如下所述。

（1）常规石蜡切片：是病理学中最常用的制片方法。各种病理标本固定后，经取材、脱水、浸蜡、包埋、切片、染色和封片后光镜下观察。全部制片过程一般1天左右完成，3天内就可以做出病理诊断。石蜡切片的优点是取材广泛而全面，制片质量稳定，阅片清晰，适用于钳取、切取和切除等各种标本的组织学检查。

（2）快速石蜡切片：将上述常规切片过程简化，在加温下进行。通常用甲醛固定，丙酮脱水和软石蜡浸蜡后包埋、切片、染色和封片后光镜下观察。整个制片过程仅20分钟左右，约30分钟即可做出病理诊断。缺点是制片质量不易掌握，现多已被冷冻切片代替。

（3）冷冻切片：整个切片过程在恒冷箱内进行，制片质量稳定良好，接近于常规石蜡切片，出片速度快，仅需15分钟左右即可出片并做出病理诊断。

（4）印片：将玻片与肿瘤组织接触制成印片，做出快速诊断，此法可与冷冻切片同时应用，以提高确诊率，也可作为无法进行冷冻切片时的应急措施。

5. 病理诊断报告

组织学诊断应包括标本类型、大体形态、组织学类型或亚型、病理分级、浸润深度、脉管（血管和淋巴管）、神经侵犯情况及各组淋巴结转移情况，切除标本的切缘和（或）另送切缘有无肿瘤累及等情况。对于罕见或特殊类型的肿瘤、交界性肿瘤或生物学行为不明确的肿瘤，应加以备注，或提供参考文献，以供临床参考。部分病例的诊断报告中还需包括特殊检查（免疫组织化学、电镜、分子病理学等）的结果和相关解释。病理学报告还提供恶性肿瘤的预后相关性指标（癌基因、抑癌基因的表达情况和增殖活性等），以及供临床进一步治疗选择的指标，如 ER、PR、c-erbB2、CD20、MUM-1 和 CD117 等表达情况。

(三)肿瘤病理诊断的辅助技术

1. 特殊染色

①苦味酸-酸性品红染色(Van Gieson,VG):用来区分胶原纤维和肌纤维,结果:胶原纤维呈鲜红色,肌纤维、细胞质和红细胞呈黄色,细胞核呈蓝褐色或棕蓝色。② Mallory 三色染色:胶原纤维、网状纤维呈深蓝色,黏液、软骨和淀粉样物质呈淡蓝色,肌纤维呈鲜艳的红色或粉红色,胞核呈蓝黑色。③ Masson 改良三色染色:主要用于鉴别胶原纤维和肌纤维,尤适用于平滑肌肿瘤的诊断,结果:平滑肌纤维染成红色,而胶原纤维呈蓝色,细胞核呈蓝褐色。④弹力纤维染色:用来显示皮肤组织中弹力纤维的变化(如增生、卷曲、变性和崩解)、观察心血管疾病中弹力纤维的变化(如异常增多、弹力板变性、增厚、崩解、断裂或发生灶性破坏等)。在软组织肿瘤中,主要用来证实弹力纤维瘤。⑤网状纤维染色:可用来鉴别癌和肉瘤,前者网状纤维围绕在癌细胞巢的周围,巢内癌细胞周围无网状纤维分布,后者则围绕在瘤细胞之间。此外,网状纤维染色还多用来显示一些特殊的排列结构(巢团状、器官样、腺泡状、血管外皮瘤样和管腔样),这些结构可分别出现在"滑膜"肉瘤、透明细胞肉瘤、副神经节瘤、腺泡状软组织肉瘤、腺泡状横纹肌肉瘤、血管外皮瘤、具有血管周上皮样细胞分化的肿瘤(PEComa)和上皮样血管肉瘤等。⑥ Mallory 磷钨酸苏木素染色:也称 PTAH 染色(phospho-trichrome acid - hematoxylin),能显示骨骼肌细胞中的横纹,用于辅助诊断横纹肌瘤、横纹肌肉瘤和一些含有横纹肌母细胞分化的肿瘤。⑦黏液染色:可显示糖原和中性黏液物质。如肿瘤内含有糖原和中性黏液,过碘酸雪夫那(Periodic - acid - Schiff,PAS)染色可呈阳性反应,前者能被淀粉酶消化。软组织肿瘤中能显示 PAS 阳性的肿瘤包括横纹肌瘤、横纹肌肉瘤、间皮瘤、透明细胞肉瘤、腺泡状软组织肉瘤、骨外尤因肉瘤和具有血管周上皮样细胞分化的肿瘤等。在腺泡状软组织肉瘤的瘤细胞内可见到具有特征性的PAS 阳性、耐淀粉酶消化的菱形或针状结晶物。在卡波西肉瘤和肝胚胎性肉瘤中,于细胞内外均可见到 PAS 阳性并耐淀粉酶消化的嗜伊红小体,恶性横纹肌样瘤中的胞质内玻璃样内含物或包涵体,PAS 染色也可呈阳性反应。⑧脂肪染色:常用油红O、苏丹Ⅲ或苏丹黑来显示细胞内的脂质。除脂肪肉瘤中的脂肪母细胞外,纤维黄色瘤、幼年性黄色肉芽肿和黄色瘤中的泡沫样组织细胞也可呈阳性反应。⑨其他:Masson Fontana 银染色可用来区别含铁血黄素和黑色素颗粒,刚果红和甲基紫染色可显示组织和脏器中的淀粉样变性以及淀粉样瘤中的淀粉样物质,Giemsa 染色显示肥大细胞胞质内的颗粒,嗜铬细胞染色可用来显示嗜铬细胞瘤胞质内棕黄色的颗粒。

2. 电子显微镜

电子显微镜能观察到细胞的超微结构,不仅能观察到细胞质内的细胞器和分泌颗粒,还能观察到细胞膜表面特殊结构和细胞间的连接结构,对肿瘤的诊断和鉴别诊断有一定的辅助价值。主要用于:①区别分化差的鳞癌和腺癌:鳞癌有发育良好的桥粒和张力微丝,腺癌有微绒毛、连接复合体、细胞质内黏液颗粒或酶原颗粒;②区别分化差的癌和肉瘤:癌有细胞连接和基底膜;③无色素性黑色素瘤:细胞质内存在黑色素小体和前黑色素小体;④区别肺腺癌和间皮瘤:间皮瘤有很大细长的微绒毛,细胞质内不含黏液颗粒或酶原颗粒;⑤神经内分泌肿瘤:细胞质内可见不同类型的神经内分泌颗粒;⑥软组织梭形细胞肿瘤和小圆形细胞肿瘤的鉴别诊断;⑦其他:如在朗格汉斯细胞组织细胞增生症中能见到特征性的Birbeck 颗粒,精原细胞瘤中可见显著的核仁丝。

3. 免疫组织化学

依据抗原-抗体特异性结合原理,用已知抗体检测肿瘤组织和细胞内是否存在相应抗原的方法。在肿瘤病理学诊断中的应用主要有以下几种:①差分化恶性肿瘤的诊断和鉴别诊断:应用 cytokeratin(上皮性)、viementin 等(间叶性)、LCA(淋巴细胞性)、S100 蛋白和 HMB45 可将癌、肉瘤、淋巴瘤和恶性黑色素瘤区分开来;②确定转移性恶性肿瘤的原发部位:实际应用比较有限,目前仅限于甲状腺癌(TG)、前列腺癌(PSA)、肝癌(AFP,Hepa)和精原细胞瘤(PLAP)等少数几个恶性肿瘤;③淋巴造血系统肿瘤的分类:确定霍奇金或非霍奇金淋巴瘤,在非霍奇金淋巴瘤中,再根据相应的抗体确定 B 细胞性(CD20)、T 细胞性(CD3)、间变性(CD30,ALK1)或 NK 细胞性(CD56),并具体分出若干亚型;④协助临床进一步治疗的指标:如乳腺癌患者 ER 和 PR 阳性,应用内分泌治疗(他莫昔芬），c-cerbB2 阳性表达为 +++ 者应用赫赛汀，胃肠道间质瘤 CD117 阳性者应用格列卫，多药耐药基因产物 P170 表达提示肿瘤对化疗药物有耐药性等；⑤内分泌肿瘤的激素测定：用于诊断和分类内分泌肿瘤；⑥探讨肿瘤的分化方向：如伴有血管周上皮样细胞分化的肿瘤（PEComa），除可表达 actin 外，还表达色素性标记物；⑦探讨肿瘤与某些病毒的关系：如鼻咽癌、鼻腔 NK 细胞淋巴瘤、霍奇金淋巴瘤、Burkitt 淋巴瘤和 EBV 相关性平滑肌肉瘤与 EBV 的关系，卡波西肉瘤与人类疱疹病毒 8（HHV8）的关系，宫颈 CIN 与人类乳头状瘤病毒（HPV）的关系，肝癌与 HBV 的关系等；⑧肿瘤的预后指标：各种癌基因、抑癌基因和增殖活性指标的检测，以供参考。

4. 细胞和分子遗传学

包括：①细胞遗传学分析（cytogenetic analysis）是通过获取新鲜的肿瘤组织，经短期培养后用秋水仙碱处理，使细胞停留在有丝分裂中期，收集细胞，制片后经 10% Giemsa 染色显带，进行 G 带分析。该方法用于分析染色体核型（karyotype），可发现肿瘤细胞中染色体数目和结构异常，包括三体、单体、异倍体、环状染色体、缺失、重排、易位、倒位、重复和插入等。②荧光原位杂交（FISH）是应用荧光素标记的 DNA 特定探针与组织切片或细胞涂片上的肿瘤组织杂交，以 DA-PI（diamidino-2-phenylindole）衬染其他染色体和间期核，在荧光显微镜下能显示与之相应的染色体某个区段或整体染色体。此法可用于新鲜组织，也可用于固定组织的石蜡包埋切片，只需要很少的肿瘤细胞，而印片和细胞穿刺涂片标本尤为适宜。FISH 方法可用于有丝分裂中期细胞和间期细胞，能有效地检测染色体数目和结构异常，尤其适用于证实染色体易位、缺失和基因扩增。常用的 FISH 检测包括乳腺癌中 c-erbB2 基因扩增、滑膜肉瘤中的 SYT 相关易位等。③光谱染色体组型分析（spectral karyo-typing, SKY）是一种波谱影像分析方法，其物理原理略，检测时采用包含 24 种染色体的综合探针，在分裂中期相中以不同颜色标记每一个染色体，并通过抑制杂交来实现染色体的特异标记。④比较基因组杂交（comparative genomic hybridization, CGH）分别提取肿瘤细胞和正常淋巴细胞中的 DNA，用不同荧光染料染色后与正常人中期染色体进行杂交，根据两种探针荧光信号的强度差异确定肿瘤细胞所有染色体整个基因组上是否存在整条染色体或染色体某些区段的增加或减少。⑤DNA 印迹（southern blot）将从肿瘤细胞中提取的 DNA 用限制性核酸内切酶消化，凝胶电泳分出 DNA 片段，再使其变性，形成单链 DNA 片段，然后吸印在硝酸纤维素滤膜上，与已知 DNA 或 cDNA 探针杂交，检测是否存在被探针杂交的 DNA 片段，从而确定有无染色体易位和基因扩增。⑥聚合酶联反应（PCR）是以肿瘤组织内提取的 DNA 为模板，在耐热 TaqDNA 多聚酶的作用下，以混合的核酸（dNTPs-A，C，G，T）为底物，在引物的引导下，扩增靶基因或靶 DNA 片段。反转录聚合酶联反应（reverse transcription-PCR, RT-PCR）是提取肿瘤组织中的 mRNA，在反转录酶的作用下，合成 cDNA，再以此为模板进行聚合酶联反应。肿瘤中存在的异常 mRNA，可用此法用特定的引物，扩增染色体易位断裂两端的 cDNA 而获得染色体易位的条带。此法敏感、快速，少量肿瘤细胞即可被检测。不仅可用于新鲜组织，也可用于甲醛固定、石蜡包埋的组织块。⑦DNA 测序（DNA sequencing）检测肿瘤 DNA 的核苷酸序列，与正常 DNA 序列比较，以确定突变的类型、突变位置或基因融合点。⑧其他检测技术包括 PCR 单链构象多态性技术、限制性片段长度多态性分析、微卫星不稳定性分析、端粒重复扩增法、基因表达连续分析、生物芯片、蛋白组学和微切割技术等。

5. 流式细胞术

一种利用流式细胞仪对细胞定量分析和细胞分类研究的技术。主要用于：①肿瘤细胞增殖周期分析、染色体倍数测定、S 期比率和染色体核型分析；②淋巴瘤和白血病的分型；③肿瘤相关基因定量分析，有助于估计肿瘤的生物学行为；④多耐药基因产物的定量，为化疗药物选择提供依据；⑤肿瘤疗效监测、残存肿瘤细胞检测以判断有无复发等；⑥判定同时性或异时性发生的肿瘤来源。

6. 图像分析技术

采用图像分析仪，将观察到的组织和细胞二维平面图像推导出三维立体定量资料，包括组织和细胞内各组分的体积、表面积、长度、平均厚度、大小、分布和数目等。

（四）肿瘤的影像学及核医学诊断

肿瘤的影像学诊断对肿瘤的早期发现、肿瘤的定位、分期、术前手术切除可能性的估计、治疗计划的制订以及治疗后的随访都有十分重要的意义。影像学的内容也从传统的X线发展到现代的超声、CT、MRI、核医学以及PET-CT的诊断。

（1）肿瘤的X线诊断：包括透视、摄片、体层摄影和造影等检查。①X线透视（目前均用高分辨率电视透视）、摄片、体层摄片等用于检查肺、纵隔肿瘤、骨肿瘤、头颈部肿瘤和某些软组织肿瘤。虽然X线检查特别是体层摄影对纵隔、肺门、支气管等检查不如CT检查而大部分为CT、MRI所取代，但常规X线检查仍有其方便、经济、实用的优点，仍然是肺、骨等肿瘤最基本的检查方法。②乳腺钼靶摄片：采用低剂量片-屏组合系统，可清晰显示乳腺肿块或结节病变、钙化影和导管影等改变，特别是钙化在早期乳腺癌诊断中有重要意义，乳腺未能扪及肿块，乳腺摄片发现小群微细钙点最后诊断为乳腺癌约为45%~50%；在术前检查可发现隐性或多发病灶；用于高危人群普查，有助于发现早期乳腺癌。对年轻妇女乳腺组织较致密而易受放射线损伤，一般不主张作乳腺摄片检查。③消化道造影：分钡餐造影和钡灌肠造影，能整体显示消化道的轮廓和黏膜，清楚显示肿瘤的部位、大小、良恶性特征，并间接显示肿瘤浸润情况，目前仍是手术前首选诊断方法之一。④泌尿道造影：分静脉肾尿路造影和逆行肾盂、输尿管、膀胱造影，是检出泌尿道肿瘤的常用方法，但对于侵犯肾盂的肾实质肿瘤则以CT或MRI为优。⑤血管造影：选择性血管造影通过向插入靶血管的导管内，注入造影剂显示肿瘤区血管图像的方法显示较小的肿瘤，能准确定位，了解肿瘤的动、静脉引流以及血管侵犯和癌栓情况，鉴于这是一种创伤性检查方法，有一定并发症，在CT、MRI广泛应用后单纯用于诊断目的的血管造影已较少应用。⑥淋巴管造影：从肢体浅表淋巴管注入造影剂可使淋巴系统显影。对淋巴系统肿瘤，生殖系统肿瘤的淋巴结转移入盆腔、腹主动脉旁、腹膜后淋巴结转移有一定的诊断价值。

（2）肿瘤的CT诊断：CT检查经过数代改进，特别是近年来螺旋CT的出现标志CT领域的重大革新，它可显示0.5cm的肿瘤，不但能准确地测出肿瘤的大小、部位及其与周围组织器官的关系，而且对肿块的定性、定位、肿瘤分期的准确性有进一步提高。对肝、胰腺、胸部肿瘤等术前评估、判断手术切除的可能性也有很大的帮助。CT检查的范围不断扩大。胸部CT对胸部早期癌变特别是肺尖、肺门、纵隔、心缘和心后区X线难以发现的小瘤灶，以及近胸膜的小结节等均易于发现，对纵隔淋巴结的显示使胸部肿瘤分期的准确性提高；腹部CT对腹腔实质性和空腔脏器均有良好的显示。对肝脏肿瘤可作动态增强扫描，观察病灶血供情况，以利于定位和鉴别诊断。胃肠道CT扫描可显示胃壁的黏膜层、肌层及浆膜层，区别腔内、外肿块以及邻近脏器有无侵犯和淋巴结转移情况，从而判断手术切除的可能性。肾和肾上腺CT可显示肾皮质、髓质，对肾实质肿瘤的诊断和肾功能的判断均较佳。CT对骨和软组织的分辨率明显优于X线平片。从而对骨和软组织肿瘤的定性和肿瘤纵向、横向浸润的范围作出诊断，为手术或放疗范围的确定提供可靠的帮助。

（3）肿瘤的MRI诊断：磁共振是20世纪80年代后应用于影像诊断的重大进展。人体不同组织无论在正常还是异常的情况下，都有各自的纵向和横向弛豫时间（T_1和T_2）以及质子密度，这是MRI区分正常与异常并以此诊断疾病的基础。MRI依赖于质子密度、弛豫时间和流空效应，应用不同的磁共振射频脉冲程序，得到各种不同的MRI图像。与CT相比，MRI具较高的对比度，特别是软组织的对比度明显高于CT，MRI多平面直接成像可直观地显示肿瘤病变范围，应用造影剂可作肿瘤与非肿瘤组织的鉴别，肿瘤内部结构的观察，显示肿瘤供血动脉、引流静脉和肿瘤邻近血管的图像，对肿瘤的定性、定位、手术方案的制订、预后的估计和术后随访观察等都有重要意义。MRI的缺点是对钙化不敏感，空间分辨率较低，体内有金属物品及装心脏起搏器者禁忌。另外，费用也较高。

（4）超声诊断：超生检查是一种无创性、方便简捷、可反复检查的诊断方法。由于采用电子计算机技术、实时灰阶成像和彩色多普勒技术以及超声探头的改进，在常规超声的基础上介入性超声、腔内超声、术中超声等的应用为肿瘤的诊断提供更为可靠的诊断技术，并广泛应用于临床。超声对浅表器官肿瘤如甲状腺、唾液腺、乳腺、睾丸、软组织、眼和眶内等肿瘤的诊断具有独特的作用，特别是利用超声的声影衰减特征正确区分肿块为囊性或实质性。对胸腔积液、胸膜增厚、胸膜肿瘤的诊断和定位；对肝、肾上腺、盆腔、子宫、卵巢、腹膜后肿瘤的诊断都能得到较为满意的效果。近年来介入性超声的应用在实时超声监视或引导下，进行穿刺活检、抽吸检查、注射造影剂等方法诊断肿瘤，被认为是一种安全、准确的诊断方法。腔内超声应用于食管、胃、直肠、膀胱、阴道内等腔内肿瘤的检查，可早期诊断相应部位的肿瘤，了解肿瘤浸润的深度、范围和术前分期；术中超声对肿瘤的显示率和定位准确率显著提高，目前已广泛应用于肝、胆囊、胰、肾、腹膜后和妇科肿瘤的术中探测。彩色多普勒超声根据血流的有无、分布与类型对良、恶性肿瘤的诊断和鉴别诊断有一定的帮助。

（5）肿瘤的核医学诊断：某些放射性药物进入人体后，能选择性浓集于某一器官或肿瘤病变区，用显像设备获得放射性分布影像，根据放射浓集的程度来诊断肿瘤。放射性浓集高于邻近正常组织时为"热区"显像，反之为"冷区"显像。常用的放射性核素有：^{131}I、^{99m}Tc、^{75}Se、^{198}Au、^{99m}Tc-DMSA、^{99m}Tc-MDP等，分别用于甲状腺、甲状旁腺、肝、肾、骨等肿瘤。近年来应用淋巴系统对放射性胶体颗粒的运输、沉积和吞噬原理，用不同颗粒直径的^{99m}Tc硫胶体作检查显示淋巴系统，特别是前哨淋巴结显像，提高了前哨淋巴结的检测率，为乳腺癌、胃癌、大肠癌、黑色素瘤等恶性肿瘤淋巴结清除的范围提供有价值的参数。近年来放射性受体显像、放射免疫显像特别是正电子发射断层摄影（positron emission eomputed tomography，PET）肿瘤代谢显像，利用肿瘤和正常组织之间的物质代谢上存在的差异，将发射正电子的放射性核素标记的蛋白质合成代谢、碳水化合物分解代谢的前体、受体配基等注入体内，用PET进行显像，可灵敏准确地定量分析肿瘤的能量代谢、蛋白质合成、DNA复制增殖和受体分布等，以鉴别肿瘤的良恶性、转移灶尤其是淋巴结的定位、肿瘤治疗效果的检测、肿瘤复发与否的鉴别等，对合理制订治疗方案、评价治疗效果等有很大帮助。目前最常用的显像剂为^{18}F-FDG，具有葡萄糖类似的细胞转运能力，可作为肿瘤细胞所摄取，但不参与进一步代谢而滞留在肿瘤细胞内。通过PET断层和全身显像可以对肿瘤进行定性，亦可对肿瘤葡萄糖代谢进行定量分析，以此鉴别肿瘤的良恶性。

第四节 肿瘤的外科治疗

（一）术前全面检查的重要性

肿瘤外科的患者常需在术前加以正确诊断，以制订合理的治疗方案。但外科医师常在某项检查诊断后，即迫不及待安排手术，甚至排斥某些检查，认为无必要花费时间进一步详查。因此对病情的整体缺乏了解及预见性，常常因此造成手术的失误及欠缺。例如，已有胃镜检查及病理报告后，就不再行胃钡餐检查，这样对于病灶位置的判断会产生偏差，甚至行全胃或近侧、远侧胃切除的切口也难以确定。某些直肠癌已经肠镜确诊后，就不再行B超及盆腔CT检查，也就无法评估肝脏是否有转移灶，肠系膜淋巴结是否有转移，病灶是否已外侵，这些内容恰恰是采取不同手术及疗法的关键。近年来内镜超声的进展，已使术前分期更趋于正确，也使治疗的规范进一步提高，所以在许多新检查项目的应用上，应采取积极认可的态度。在以往CT及MRI的基础上，近年来的PET也显示出判断原发灶及转移灶的价值，其准确性及敏感性可达到85%~90%。有报道在应用PET检查后，已使15%~44%的结肠癌、肺癌、淋巴瘤及恶性黑色素瘤改变了治疗计划。合理先进的检查促使临床诊治更加合理。在应用高新检查项目的同时，外科医师更应亲自检查了解患者病情。如术前与超声室医师共同观察肝脏病灶大小、位置及与门静脉的关系等，使手术更加游刃有余。

（二）正确理解病理诊断的变化

随着分子病理学、免疫组化、超微结构的进展，病理诊断也随之发生了变化，许多肿瘤的诊断名称不断更新。从病理学角度理解，这些改变使诊断更加合理，但也给外科医师带来困惑。例如，胃肠间质瘤现已明确代替了平滑肌肉瘤的诊断，国内外的病理专家均已认可间质瘤的诊断。有时病理报告仅告之间质瘤而已，并未明确良、恶性。此时就需外科医师根据对肿瘤的了解及临床经验决定手术范围。例如，常难以决定胃间质瘤究竟采用何种手术，楔形切除、局部切除、扩大切除，还是胃大部切除、D2根治术。此时应根据肿瘤大小、部位，有无坏死、浸润等决定手术范围。病理科医师认为肿瘤性坏死是恶性证据之一，外科医师仅从肿瘤外观是否为鱼肉状、是否血供丰富、是否将要破溃这些常见的直观现象就能作出正确的判别。此时按照低度恶性或恶性处理并不为过。肿瘤大小也是判断手术范围的重要指标。

在无法得知病理诊断的时候，我们建议参考以下指标：直径<3cm可以局部切除，直径3~5cm可行局部切除、楔形切除或胃大部切除。直径>5cm均应行胃大部切除或近D2手术。2002年全国肿瘤大会已就大肠癌的新病理诊断标准予以讨论。根据2000年国际癌症研究机构（IARC）出版的《WHO肿瘤分类》一书已采用了大肠癌上皮内瘤变这一术语，用来表示上皮浸润前的肿瘤性改变。上皮内瘤变包括了以往的重度不典型增生、癌变、黏膜内癌，此概念已在国内开始应用。从病理学角度认为上皮内瘤变不能排除癌已存在。但临床外科医师所关心的病变究竟是瘤还是癌？良性或恶性？因为手术方式及处理截然不同。在目前病理与临床尚难以完全沟通的情况下，必须认识到上皮内瘤变也包括了以往的癌变、黏膜内癌，治疗仍采用前切除、保肛手术为主。但对于距肛3~5cm的直肠病变，则需认真对待。必要时在扩肛下行局部切除。再根据术后病理了解肿瘤或癌侵犯的层次、病理类型决定是否需行大手术。结肠的高级别上皮内瘤变因不涉及保肛的问题，所以原则上可以不必行多次活检，只要有病灶存在，行标准的结肠癌根治术即可，缩小范围的手术，无法清扫淋巴结，会造成日后再次手术的可能。胃上皮内瘤变也有70%以上为胃癌，因此在不影响功能的情况下，一般情况较好，即可采取相对积极的手术治疗。在当今病理变化的背景下，肿瘤外科医师在了解病理变化的知识后，结合自己的临床经验，做到以变制变，不失为一种选择。

（三）肿瘤手术的切缘问题

手术切缘是肿瘤外科所关注的要点，无论是皮肤、软组织、胃、肠、食管、肝、胰、肺等部位的癌肿均涉及切缘问题。因此对切缘的要求及规范已成为外科手术的重要方面。前几年曾讨论制订肝癌手术的切缘，各专家提出1cm、2cm、3cm的不同观点。也有专家认为只要完整切除了肿瘤就属根治。因此也说明制订肿瘤的规范切缘很难，也存在一定的局限性。但不可忽视的是，肿瘤切缘阴性是肿瘤手术要求达到的，而肿瘤切缘阳性则是日后复发转移的危险因素，在肿瘤外科的原则上这是不允许的。隆突性皮肤纤维肉瘤的切缘要切除包括皮肤在内的3~5cm，国外也有1~3cm的报道。但复旦大学附属肿瘤医院资料证明，切缘不足是导致复发的重要因素。在64例复发病例中，57例有局部切除史，明显多于具广泛切除手术史者（7例）。

对于某些恶性程度较高的高分级肉瘤，如滑膜肉瘤、血管肉瘤、上皮样肉瘤、恶性神经鞘瘤，更要在首次手术时确定合理手术切缘，避免日后多次复发。肉瘤手术的切缘现更提倡三维广泛切除，即长、宽、基底的广泛切除，以往仅注重长、宽切除，忽略基底切除，这是导致复发的重要原因。近年来国外发展应用术中影像诊断技术判断骨盆肉瘤的切缘，使其更加有利于术中准确判断肿瘤确切切缘。

胃癌切缘是肿瘤外科手术更需强调的。由于癌灶的部位及病理诊断不同，切缘也应有所变化，Borrmann Ⅰ、Ⅱ型的限局型癌，距离癌切缘3cm，而Borrmann Ⅲ、Ⅳ型的浸润型癌应达到5cm的切缘。高、中分化局限性癌，切缘3cm即可，而低分化、黏液腺癌、印戒细胞癌切缘应达5cm以上。文献报道，近侧胃大部切除和全胃切除的切缘阳性率仍可高达11%~30%，主要是经腹切除时无法切除更多的食管下端所致。因此，对于侵犯贲门及食管下端的胃癌，主张行胸、腹联合切口，这样既可保证切缘的安全性，又可切除贲门外周可能受累的膈肌，达到切缘及周围组织均根治的目的。因此，建议腹外科医师需增加开胸手术的技巧，如肺野暴露、食管床分离、对侧胸膜破损的处理及胸部淋巴结清扫概念的了解；而胸外科医师更需了解脾门部及胃左动脉根部淋巴结的解剖及清除技术，以期达到最佳疗效。

避免手术切缘阳性，除外科医师肉眼观察外，还可借助病理科术中冰冻快速切片加以证实，尤其对切缘<2cm，以及某些浅表型黏膜下浸润型癌更需注意切缘不足的可能。近年来我们在食管下端置荷包钳切断食管后即送冰冻切片检查，如为阴性，加之吻合器的另外1.0~1.5cm的切缘，达到根治的要求。也明显降低切缘阳性的发生率。直肠癌的手术切缘以往也予以高度重视，近年来由于认识到直肠全系膜切除的概念，认为切除直肠的外周组织同样重要，因此直肠癌的远切端已由20年前的5cm减至目前国内多数学者认为的3cm的安全切缘，尽管国外也有认为1~2cm即可的报道，但对于某些浸润型癌、病灶较大者显然不适合。另外对于直肠癌切缘的概念也不能用于结肠癌，因为只有清扫了距癌5~10cm的肠旁淋巴结，才能达到根治手术范围。肿瘤外科手术的切缘应根据不同癌肿、不同病理及生物学特性制订合理安全的切缘。

(四)肿瘤医源性播散的预防

肿瘤外科必须遵循"无瘤操作"的原则,防止医源性播散。无瘤操作可视为肿瘤外科的精髓,也是最重要的原则,不恰当的手术操作可导致癌细胞的医源性播散,造成局部复发或远处转移。近年来国内外资料显示,任何肿瘤的首次治疗均极为重要,如果首次治疗不恰当,将会造成不可弥补的严重后果。例如直肠癌术后局部复发的患者,只有27%～48%还可再手术切除,但切除的病例中只有22%～42%无肉眼残留肿瘤,但手术切除患者5年生存率仅10%左右。首次治疗的重要环节就是要严格遵循"无瘤操作"的原则,同时为造福于患者,对肿瘤外科医师提出了高水准要求。为防止医源性播散及减少术后并发症,肿瘤外科医师在诊治过程中必须加强"无瘤观念",其中包括肿瘤活检术与根治术衔接的时间越短越好,避免乳腺或骨肉瘤活检后等待1周左右的石蜡切片诊断。

在有条件的单位,能一次性完成诊断及治疗更为理想。术中冰冻切片检查已在许多医院能够做到,并加以提倡。肢体肉瘤应在用止血带阻断血流的情况下进行活检,活检后也要重新更换所有敷料、手套及器械,然后再行根治手术。对伴有溃疡的癌肿或胃肠道癌肿浆膜层受侵者,表面应覆盖塑料薄膜或喷涂生物胶,以免术者直接接触破溃的癌瘤而污染术野。手术操作也应从肿瘤四周的正常组织向中央解剖,切忌切入肿瘤包膜内。腹腔内肿瘤探查应从远隔部位的器官开始,按照自远而近的程序,最后探查肿瘤及转移灶。切除肿瘤时,应先处理肿瘤的血管,要求先结扎静脉,再结扎动脉,以减少癌细胞血道播散的可能。行右半结肠切除治疗升结肠癌时,应先采取非接触肿瘤的方式,先行所属区动、静脉的结扎,最后再游离结肠旁沟,整个手术过程几乎不应触摸肿瘤,肿瘤手术操作时,动作要求轻柔,切忌粗暴或挤压肿瘤。手术后可用氮芥、顺铂或蒸馏水冲洗创面。近年来应用氯己定、碘附等也有杀灭残存癌细胞的作用。肿瘤手术后,创面放置引流管引流,同样可减少残留癌细胞种植及复发的机会。

(五)肿瘤外科的固有特点

近代肿瘤外科的治疗新概念是:最大限度切除肿瘤,尽最大努力保护机体及器官功能,达到提高生存率及生存质量的目的。

肿瘤外科除具有一定外科的相同点外,还有其固有特点,主要表现为:

1. 肿瘤外科必须与病理科密切结合

在制订肿瘤治疗计划前,要依据病史、体检、影像学、内镜及病理学检查做出诊治计划。其中以病理学检查最为重要,有时可称为"金标准",但不能轻易完全依赖病理诊断,例如有些胃、肠道肿瘤的重度不典型增生与早期癌常难以区分。有些软组织肉瘤常难以分类,并有时与恶性黑色素瘤难以鉴别,临床医师要了解以上情况。但多数情况下,术中依靠冰冻切片确定肿瘤良恶性的性质,然后决定手术种类及切除范围。这是肿瘤外科不同于一般外科的特殊方面。

2. 肿瘤外科是多学科治疗的重要组成部分

虽然提倡早期诊断、早期治疗肿瘤,但仍有半数以上的患者就诊时已属中晚期。以往为提高疗效,曾将手术范围扩大,并行超根治术。但手术范围的无限扩大也难以改变预后,如某些肢体骨肉瘤、软组织肉瘤、施行了大关节解脱术,可术后一年内常因肺转移而造成血行播散而告终。近10余年通过对癌肿的认识及深入研究,手术范围较前有缩小趋势,这一变化基于以下条件:①临床实践证实,恶性肿瘤并不是每例均需外科广泛切除才能根治。②现代影像学为外科治疗提供了肿瘤侵袭的确切范围,手术选择及切除更加准确有效。③多学科的综合治疗确立了以手术、放疗、化疗、生物治疗、心理治疗等有机结合应用。④外科技术改进及某些高科技产品的问世,微创外科的开展,使肿瘤治疗不单单切除,还要考虑其功能保存及外形恢复。外科手术是综合治疗的重要环节,只有将主瘤切除后,才能更有效发挥放疗和化疗的作用。为保证患者的综合治疗方式选择,应有包括各科医师的治疗前讨论及会诊,充分发挥各专科的优势,特别是软组织肿瘤、肺癌、复发性肿瘤更应力争做到此点。

3. 肿瘤外科需加强循证医学及防癌手段

与一般外科不同的是,因肿瘤具有高复发性,以及有些癌肿有遗传倾向,故术后及治疗后需认真随访病例,加强术后定期复查制度,并坚持治疗。同时对肿瘤可能复发的因素及信号要告知患者注意,避免术后一送了之的不负责任态度。近10年发展的循证医学更加强调患者的随访、资料的累积、前瞻性及随机性的治疗方案评价等，这些均是肿瘤外科的新内涵。

（六）肿瘤外科的种类

1. 诊断性手术

肿瘤的诊治过程中，尤其对诊断要求较高，合理的诊断性手术可以避免不必要的弯路。对肿大淋巴结活检时，多主张行整个淋巴结完整切除。对于小的肿瘤，不必先取活检，后行治疗，往往活检及手术均Ⅰ期完成，只有在较大的肿瘤及风险性较高的情况下，可以行切取活检明确病理性质。在切取活检时要获取足够的标本，一般至少1cm×1cm大小，而且需避免机械性损伤，并且在病变和正常组织交界处取材，以便病理学家观察到从正常过渡到异常的变化过程。黑色素瘤的活检更要慎重，因活检过程易造成其播散，故应作切除活检。

2. 原发肿瘤切除与根治性手术

肿瘤根治性手术的原则是将原发肿瘤行广泛或彻底切除，同时连同周围区域淋巴结做整块切除。19世纪末Halsted创建的乳腺癌根治术即包括了原发灶，即全乳腺、胸大（小）肌连同腋下淋巴结、脂肪组织做整块切除。这种根治性手术的原则同样适用于胃、肠、食管癌根治术等。无远处转移的原发肿瘤理论上均可行根治术。

3. 联合脏器切除

有时肿瘤侵及邻近脏器，常需行联合脏器切除。如胃癌累及肝左叶、胰、脾等脏器可一并切除。腹膜后软组织肉瘤累及肾脏、结肠也需联合切除。施行此手术的疗效明显高于勉强剥离的病例。手术切除的范围还应根据病变的大小、受累的部位、肿瘤的生物学特性及病理类型确定。如皮肤基底细胞癌很少发生淋巴血道转移，局部切除即可，不必行区域淋巴结清扫，恶性黑色素瘤则应根据病变的大小、深度决定切除范围、植皮或区域淋巴结清扫。

根治性手术的目标虽然为"治愈"，但至少50%以上的病例术后仍可复发及转移。复发转移的时间除与外科手术的彻底性有关外，还与肿瘤生物学特性有关联。一般认为高度恶性的肿瘤，多易在术后1～2年内复发转移。而恶性程度较低，生长缓慢的癌肿，如甲状腺癌、乳腺癌的复发转移出现较晚，有时术后10年才发生复发或转移。临床多以5年或10年生存率衡量治疗效果。但5年生存与5年治愈概念不同。前者表示患者已生存5年不管有无肿瘤复发，后者除表示患者生存5年外，并无任何肿瘤复发及转移征象。

4. 保全功能性肿瘤根治术

20世纪50年代起，肿瘤外科开始从单纯切除肿瘤器官，力求生存的观点逐渐转变。有学者提出在根治肿瘤的同时，尽量保存机体功能和外形。其中最显著的进展是乳腺癌的保乳手术，以往认为患乳腺癌必须切除整个乳腺。但以后经做局部区域性切除加上放、化疗，保留了女性乳腺，又达到根治的目的。欧美国家至今已有数千例手术成功，其生存率与经典乳腺癌根治术相同。

目前国内数家医院也已根据不同适应证进行保乳手术研究。根据乳腺癌保存功能手术的成功，其他器官脏器的保全功能手术不断开展。如肺癌的全肺切除改成肺叶或肺段切除术。肝癌的不规则肝切除代替了以往的规则性切除，更加适用于中国肝硬化病例的肝代偿功能，其疗效也不低于肝规则性半肝切除术。

直肠癌的保肛门手术逐渐增多，以往认为难以保肛的病例，经努力也可达到保存肛门的手术。而腹会阴切除术的人工肛门术式也逐渐减少。肾癌也可用肾部分切除代替全肾切除术。四肢软组织肉瘤及骨肉瘤通过动脉热灌注及某些新治疗手段，结合手术及综合治疗，已使保肢手术成功率增加，5年生存率也由截肢的20%上升至目前保肢的60%左右。以上治疗模式的变化及疗效是在不断总结治疗的基础上实践成功。因此对肿瘤外科应采用新的手术观点及概念，既往的脏器切除及高位截肢及弃肛门的陈旧性手术需逐渐淘汰，也是其他学科所应了解的肿瘤外科的进步。

5. 姑息性手术

随着社会经济的发展，生活水平的提高，以往放弃治疗的患者都希望得到积极的救治，同时医学技术的进步也为晚期肿瘤的治疗提供了许多新途径。因此国内外的学者对患者的姑息治疗越来越重视，使姑息性治疗更为合理并逐渐走向规范化，已成为肿瘤工作的重要任务。姑息性手术的目的主要应减轻患者的痛苦，并缓解症状。某些消化道癌肿，不论转移是否存在，均主张姑息切除，以利减少肿瘤负荷，缓解梗阻及出血等近期危及生命的情况。复旦大学附属肿瘤医院对 34 例直肠癌肝转移的病例行姑息性切除后应用综合治疗，有 2 例生存 8 年以上。严格讲，姑息性手术与姑息性外科的概念不同。姑息性外科的含义更广泛，包括外科冷冻、肝动脉泵置入术、肝动脉栓塞、结扎等。姑息性外科措施后，可使癌灶缩小，再行两步切除。同样减积手术（debulking operation），也有积极治疗的意义。有些累及血管神经的软组织肉瘤，经肿瘤切除后，加之内照射残存肿瘤，也可长期生存。临床上卵巢癌、Burkitt 淋巴瘤、纤维瘤病等均适合减积手术，为进一步放、化疗创造条件，均有治疗成功的病例。姑息性手术应在放、化疗能够实行的情况下应用，而某些恶性程度高的肿瘤并不适用。如恶性神经鞘瘤、肺癌等。存在远处转移病例并非手术绝对禁忌，尤其是原发灶已控制，转移灶为单个，而全身情况较好均可考虑转移灶切除。如肺转移的病变，先期给予全身治疗后，观察一段时间可考虑手术。将肺单个病灶切除或多个病灶冷冻后，仍可长期生存。各种肿瘤对姑息性手术疗效不同，软组织肉瘤 3 年生存率为 26%，睾丸癌 5 年生存率 31%，乳腺癌 15%。复旦大学中山医院肝外科对无法行切除治疗的 258 例原发性肝癌行肝动脉结扎、插管及综合治疗后，单纯肝动脉结扎插管 185 例，1、3、5 年生存率分别为 71.33%、43.92% 及 29.6%。结肠癌肝转移经手术切除后，5 年生存率可达 25% 以上。目前最新的欧洲抗癌联盟报道经乐沙定术前化疗后，此类病例 5 年生存率已达 50%。因此对某些癌肿姑息性手术可延长生存率，也是肿瘤外科治疗的重要方面。姑息性外科的适应证应掌握以下几点：①强调外科的安全性，不增加患者的新痛苦。②解除患者的不利于生活质量的症状。③达到延长生存率的目的。

6. 淋巴结清扫术

淋巴结清扫是根治性手术的重要方面，同时也是肿瘤外科手术的重要手段。除了对放疗敏感的肿瘤（鼻咽癌、精原细胞瘤等）可用放射外，均须行淋巴结清扫术，淋巴结清除在肿瘤诊治中的作用有二：一是清除远处转移的淋巴结，避免转移淋巴结残留而提高疗效。二是根据淋巴结病理检查，便于临床及病理分期决定日后是否需进一步放疗或化疗。淋巴结清扫的范围依解剖及淋巴结引流可分为第 1、2、3 站淋巴结清扫，如何选择不同范围的清扫，则根据不同癌肿的表现、分期、生物学特性决定。例如胃癌需清扫至第 2、3 站淋巴结。而早期胃癌有时清扫第 1 站即足够。胃肠间质瘤则不需清扫至第 3 站，仅至第 2 站即足已达到治疗目的。随着对淋巴结清扫的深入认识，近年来提出：前哨淋巴结活检。通过此方法，可做到有的放矢的选择治疗。癌细胞随引流区的淋巴管首先引流到一个或数个少数特定区域的淋巴结，即前哨淋巴结，然后再经该淋巴结进入下一站淋巴结。如果这些淋巴结无转移，则该区域发生的肿瘤转移到另外淋巴结的可能性很小，理论上不必进一步扩大手术及清扫范围，如前哨淋巴结有转移，则其他淋巴结转移的危险性很大，需扩大手术范围以准确了解区域淋巴结转移情况和控制局部复发。近年来还有通过放射免疫方法，术中 γ 探测仪探测有无淋巴转移，目前已在乳腺癌、胃、肠癌及恶性黑色素瘤的治疗中应用，此方法虽尚未完善，但是为今后规范清扫淋巴结范围奠定基础。

7. 综合治疗中的外科选择

20 世纪 60 年代以前，外科医师力图单纯凭借外科手段治疗肿瘤，但由于复发性高，易远处转移的恶性行为，促使外科医师不得不面对现实，即单靠外科手术并不一定是最佳治疗手段。同时肿瘤外科医师已认识到，对于恶性肿瘤的治疗并非越快越好，而选择合适的疗法恰恰是重要的，有时由于肿瘤浸润广泛，无明确边界，如此时行手术往往会造成肿瘤的扩散，术后短期即出现复发转移。与其会发生如此不利的局面，还不如应用化疗、放疗或介入化疗，使肿瘤缩小后，或形成边界后再切除。虽然手术时间推后，但疗效却明显高于急于不规范手术者。因此，对于肿瘤的治疗更应强调"围而歼之"的战略疗法，而避免将肿瘤破溃后再加以化、放疗。实施术前的综合治疗及某些新辅助化疗后，肿瘤除能缩小外，有时甚至可达到显微镜下肿瘤完全消失的效果。某些骨肉瘤的化疗甚至可应用数月后再予以手术保肢治疗，疗效较截肢者明显提高。肝癌及进展期胃癌经介入化疗后，在缩小及控制病变的基础上，达到增加切除率的效果，使某些不能手术切除的病例成为可切除。欧洲学者报道 1 680 例直肠癌，术前放疗及全系膜切除的 2 年复发率仅 2.9%，而单纯全系膜切除者为 8.5%。外科医师今后的任务在治疗肿瘤时，除要了解外科手术的地位，更需选择合适的手术时机及综合治疗的合理应用。

术前综合治疗的成功，促使进一步研究乳腺癌、胃、肠道癌、恶性软组织肿瘤的治疗模式，相信今后各种癌肿的规范治疗将会进一步完善。

（七）肿瘤外科的相关新技术

随着肿瘤外科的发展与进展，许多肿瘤的新技术不断出现，并改观了外科治疗的策略及现实，使患者的生活质量得以改善，生存率增加并克服了许多临床难点，使诊治水平大大提高。自1991年Jacobs成功报道应用腹腔镜结肠切除以来，腹腔镜手术得以发展，国内外的经验证明腹腔镜手术已成为治疗癌症的重要手段，在21世纪初以中国为首的几名院士也回应了有关腔镜的争论，认为21世纪将是腔镜外科的年代，随着时间的推移及大样本对比研究，目前腔镜已基本解决了气腹、手术根治性、穿刺孔转移、中转开腹率等问题，已逐渐成熟，全国各地区已开展此技术，并扩展到胃癌切除术，胰腺癌切除及甲状腺癌切除，肺癌切除等多种手术，适应证及病种的不断扩大，将进一步推动外科的进展。

肿瘤外科各种新的治疗手段不断问世，如对皮肤基底细胞部及鳞状细胞癌，外阴癌、阴茎癌、乳腺癌术后的局部复发结节等，可在局部麻醉下行大部切除肿瘤，再用二氯乙酸液止血，再涂以辉锑矿及氯化锌液包扎，待组织固定后再予切除。这种方法即是化学外科的应用。

冷冻方法应用治疗恶性肿瘤已有近30年历史，利用超低温快速冷冻，使癌细胞遭受不可逆的破坏。常用-196℃的液氮，冷冻外科常用控制浅表肿瘤的出血、感染、坏死，而对深部的肿瘤如直肠癌、前列腺癌、膀胱癌、肺癌也已广泛应用于临床。复旦大学肿瘤医院曾用冷冻疗法治疗转移性肺癌，有些病例可存活5年以上。复旦大学中山医院用冷冻疗法治疗235例原发性肝癌，5年生存率可达39.8%。

激光治疗具有能量密度高，定位准确等特点，经适当聚焦后，可对病灶做"无血"切除或汽化切除术。激光配置相应的光导纤维后，可通过内镜做肿瘤治疗手术。例如可应用ND：YAG激光，将石英的光纤维内镜的钳通孔送入，根据能量大小距早期胃癌的0.5~1.0cm，对准病变处，快速照射，达到治疗肿瘤的目的。也有通过激光治疗食管癌的梗阻，疗效也较佳。近几年也有通过内镜下微波凝固治疗早期胃癌者，也可以治疗结肠腺瘤。目前多采用ESD技术治疗早期胃癌。

近10年来，外科手术从广泛根治术进入微创外科的趋向，胸腔镜或腹腔镜手术从治疗良性疾病开始，现在已能有选择性进行肿瘤的治疗。但由于肿瘤手术常不能局限性，切除范围较大，目前用腹腔镜治疗癌肿正在探索实施中。但腹腔镜下结合超声刀，具有不出血，无气雾的特点。目前已有治疗直肠癌等切除术的成功病例。目前利用结扎束能量平台的无结扎技术正在推广应用。在微创外科的基础上，现已有许多新仪器结合高科技应用代替传统治疗肿瘤，如现在有采用聚能刀治疗肿瘤，其治疗肿瘤的基础原理是使用一绝缘针在CT引导下直接插入肿瘤内部，能量在针尖部释放产生离子振荡与摩擦产热，局部温度可达90~110℃，高热导致细胞死亡和组织凝固性坏死，每个靶区治疗时间为5~15分钟，小于3.5cm的肿块一次杀灭，大于3.5cm的肿块分多点杀灭。对杀灭范围以外的正常组织无损伤。是一种有价值的治疗方法。

另外，高强度聚焦超声是新型的无创性治疗肿瘤的新技术，通过对低能量的超声束立体外加以聚焦，使焦点高能量的超声定位到体内肿瘤内，通过高温和空化效应破坏肿瘤组织，又基本不损伤焦点以外的周围组织，该项新技术在国内数家医院开展，已成为国内所关注的治疗手段。

近年来引进的伽马刀，也为精确治疗肿瘤提供了新模式，特别位于脑、肺、肝、胰头部位等，难以手术切除的肿瘤可以试用，射频治疗肝转移瘤也提供了另一治疗模式，现多为国内外学者采用。

第五节 肿瘤介入治疗

肿瘤介入治疗是在不同医学影像的引导下利用微创的方法对肿瘤进行的物理性、化学性、生物性及机械性等的治疗，肿瘤介入治疗不仅是为了达到延长患者带瘤存活期、提高生活质量的目的，还力争实现治愈肿瘤的目标。肿瘤介入治疗属于介入放射学研究的内容之一，是近三十年发展起来的新领域，作为一门崭新的介于传统肿瘤内科学和肿瘤外科学之间的新兴的临床学科，目前已在肿瘤的治疗上发挥着重要的作用。尤其是对那些不能手术的肿瘤患者，介入治疗因其具有微创、安全、疗效好等优点，而越来越显示出在肿瘤治疗中的地位。肿瘤的介入治疗已经成为现代肿瘤综合治疗中一个非常重要而有效的方法。

1. 肿瘤介入治疗

可分为经血管的介入治疗和不经血管的介入治疗两大类。经血管入径的介入治疗主要是经血管化疗和栓塞。

（1）动脉灌注化疗（transcatheter arterial infusion，TAI）：动脉灌注化疗可使肿瘤细胞局部药物浓度提高、延长药物与病变接触时间，并且减少全身药物总剂量，达到提高疗效和减少不良反应的目的。肿瘤所在部位的药物浓度越高，药物与肿瘤接触的时间越长，化疗药物的疗效越好。临床上有三种灌注法：①一次冲击性：指在短时间内将药物注入靶动脉，然后拔管结束治疗的方法。特点是操作迅速，并发症少，护理简单，适用于导管保留困难的部位。②动脉阻断化疗：是用阻球囊导管插入靶动脉，然后使球囊膨胀阻断动脉血流，再行化疗药物灌注的方法。目的是进一步提高药物浓度和延长药物停滞时间。③长期药物灌注：此法导管留置时间较长，灌注可为多次连续性。目前，动脉灌注疗法已经成为治疗肝癌、胃癌、肺癌、胆管癌、胰腺癌、盆腔肿瘤、头颈部肿瘤等多种恶性肿瘤的重要方法之一，它不但用于不能手术患者的姑息性治疗，而且亦可用于手术治疗，使肿瘤缩小，改善手术条件，还可以用于术后预防肿瘤的复发。

进展期胃癌做术前化疗（adjuvant chemotherapy）尤其是结合血管内介入治疗的术前化疗确有减期（down staging）的效果，能提高胃癌的手术效果，与其他疗法相比有一定优越性，但是，对未分化癌和印戒细胞癌疗效较差。

肺癌选择性支气管动脉造影和动脉内化疗药物灌注，也是目前临床上常用的方法，其中以反复多次给药较单次给药效果好，支气管动脉碘油化疗栓塞术治疗支气管肺癌近期疗效较好。自开展肝癌肝动脉化疗栓塞术以来，显著地延长了中晚期肝癌患者的生存期和生存质量，王建华等报道42例小肝癌的介入治疗，采用超选择插管，进行肝段栓塞术，经过随访1、3、5年患者生存率分别为88%、74%和50%，与外科小肝癌手术切除生存率相仿。

经皮股动脉穿刺进行髂内动脉超选择插管化疗药物灌注，是盆腔局限性肿瘤的最佳治疗方法，为不能耐受手术、丧失手术机会或者其他治疗无效的晚期肿瘤患者提供了继续治疗的机会。脑胶质瘤采用颈内动脉和超选择颈内动脉灌注卡莫司汀治疗，有效率分别为66%和83%，此两种方法均可取得较好的功效。鼻咽癌患者采用灌注化疗加放射治疗，能显著提高治疗近期疗效和有效控制率，尤其可快速改善患者的临床症状，缩小或消除局部淋巴和鼻咽部肿物。灌注放疗组近期完全缓解率明显优于单纯放疗组。

其他肿瘤的治疗：对结肠直肠癌、胰腺癌、骨肿瘤、胆管癌等恶性肿瘤的经动脉灌注抗癌药物治疗，虽然有少量的文献报道，但疗效不一，治疗例数尚少，经验不足，有待进一步观察。对于不能手术切除的晚期肿瘤患者采用动脉插管灌注化疗药物仍然不失为一种积极的治疗手段，其疗效好于全身化疗不容置疑。

（2）动脉栓塞疗法（transcatheter arterial embolization，TAE）：尽管各器官的栓塞疗法与具体操作技术各不相同，但应用最多的还是Sildinger技术。

①肝癌的栓塞疗法：介入放射学治疗肝癌较好的方法是化疗加栓塞。由于肝癌的血供90%以上来自肝动脉，因此，经动脉插管化疗栓塞是向肿瘤供血动脉直接给药，增加了肿瘤内药物浓度，同时，使肝癌血供减少90%，导致肿瘤坏死。化疗栓塞不但适用于晚期肝癌，亦可用于肝硬化显著及其他原因不能肝切除者，对转移性肝癌、肝癌术后复发、门脉癌栓等也有一定疗效。近年来为了解决肝动脉化疗和难以维持肿瘤局部药物浓度以及肝动脉栓塞后易形成侧支循环等问题，有人用顺铂为化疗药物，用乙基纤维素为载体，研制出顺铂乙基纤维素微囊，用来进行肝动脉化疗栓塞治疗原发性肝癌，认为疗效有明显的提高，值得进一步探索应用。

②其他肿瘤的治疗：栓塞疗法对头颈部肿瘤、肾脏肿瘤以及盆腔肿瘤如膀胱、子宫、卵巢、前列腺等肿瘤的治疗也已有关文献报道。术前应用化疗栓塞，有减少术中出血作用，对肿瘤引起的大出血有控

制作用。化疗栓塞也可以用于不能切除的肾癌和盆腔肿瘤的姑息性治疗，可以减轻症状。有人还为肾肿瘤的栓塞术疗法能增强机体抗肿瘤的免疫能力。

2. 肿瘤介入治疗的优缺点

不同方法各有其优缺点：①动脉灌注化疗比静脉化疗具有肿瘤局部化疗药物浓度高，全身不良反应小，疗效好等优点。但对于实质性脏器的肿瘤，单纯灌注化疗的疗效已远不如动脉灌注化疗结合动脉栓塞治疗的疗效好。②动脉栓塞治疗已经大大地提高了实体肿瘤如肝癌等的疗效，但对于空腔脏器如肠癌、膀胱癌等原则上不宜进行栓塞治疗，以免引起组织坏死、空腔脏器穿孔等并发症。栓塞治疗目前存在的最大问题是栓塞后肿瘤血管的再通和再生。因此，目前动脉栓塞治疗至少应进行2次以上。③通过穿刺或在内镜下对肿瘤进行直接杀灭，不论采用热（如激光、射频、微波或超声原能力）、冷（氩氦刀）、放射粒子（如 ^{125}I 粒子）或化学方法（无水乙醇、稀盐酸）均能取得较为确切的疗效，但其仍存在许多不足。如：射频消融或超声聚能刀治疗时一般需要在B超引导下进行，而B超对肿瘤范围的判断除与B超医师的水平有关外，也与其本身的灵敏度有关。即使在CT引导下对肿瘤进行穿刺注射药物治疗，也只适合于CT能够显示的病灶，对于与正常组织等密度的病灶尚无能为力。且目前对注射药物的剂量与肿瘤大小的关系还缺乏规范化的方案。在肿瘤放射粒子介入治疗中，放射源形状上的差异，使其周围的剂量分布显示出不同的特点，同时辐射源进入人体，源周围组织对辐射的吸收和散射，也会直接影响辐射源周围的剂量分布，因此肿瘤介入治疗中的剂量分布问题是临床放射学中迫切需要解决的问题；另外，目前用于射频或氩氦刀治疗的穿刺针还比较粗，对正常脏器本身有不同程度的损伤，若病灶位于脏器边缘或大血管附近，也易导致大出血。电极形状与病灶形状吻合的也不十分完善，所有这些问题都有待进一步改进。

鉴于上述特点，有条件的大医院，应将这些不同介入治疗方法结合应用，以期达到更好的疗效。肿瘤治疗是一个复杂的工程，介入治疗是综合治疗的一个重要组成部分，而其他治疗如生物治疗、心理治疗、营养治疗等，也均是影响肿瘤治疗疗效的重要因素。

第六节 肿瘤的化疗

化疗是一门相对年轻的治疗方式，广泛应用于临床仅60年。但是它在恶性肿瘤的治疗中特别在多学科综合治疗中起到了越来越重要的作用。

（一）化疗的方式

在化疗和手术综合治疗恶性肿瘤时，根据治疗目的和化疗进行的时间，可分为新辅助化疗、辅助化疗和术中化疗三种方式。

1. 新辅助化疗（neoadjuvant chemotherapy）

是局部治疗[手术和（或）放疗]前所给予的化疗，又称术前化疗、诱导化疗（induction chemotherapy）或初次化疗（primary chemotherapy）。新辅助化疗适用于局部晚期的患者。新辅助化疗有很多优越性：例如通过化疗可使肿瘤缩小，增加完全切除的可能性，并可减少切除范围，尽量多保存正常组织；切除肿瘤时减少肿瘤播散的机会；通过早期控制微转移灶，而增加完全消灭肿瘤的可能性；根据切除标本的病理检查，了解肿瘤对所用化疗的敏感程度。但新辅助化疗也有潜在的缺点：例如毒副反应可能增加手术的并发症、感染、出血、影响伤口愈合等；如果属先天耐药性肿瘤，对化疗不敏感，化疗期间肿瘤可增大，反而失去手术机会。目前已证实，经过有效的新辅助化疗，可使乳腺癌、肛管癌、膀胱癌、喉癌、骨肉瘤和一些软组织肉瘤缩小手术范围，提高生存。以乳腺癌为例，综合文献报道局部晚期的患者经蒽环类和多西他赛联合化疗，有效率在40%~94%。保乳手术的比例从39%增加到59%。术后腋下淋巴结转为阴性33%，乳腺病灶病理完全缓解达28%。因此因降期而提高了保乳率。在膀胱癌中新辅助化疗已证实可延长有转移患者的生存期。在Nordic I 随机对照的253例患者中，接受2个疗程 DDP 70mg/m² 和 ADM 30mg/m²，5年生存率优于对照组（57%比44%）。在另一膀胱癌的研究中，术前予以 M-VAC 方案使 T_2/T_{3a} 的病理 CR 率达 45.7%，T_{3b}/T_4 期也有 8.5% 病理 CR。局部晚期胃癌用新辅助化疗后能明显降期，改善预后。Magic 试验显示：术前后各 3 个疗程 ECF 方案化疗，可使 5 年生存率提高 13%。对骨肉瘤，国内外都强调术前全身化疗，给予大剂量 MTX 或包括多柔比星的联合化疗，加放疗，可施行创伤性和范围均较少的手术，达到保存肢体的目的。初治的原发性肝癌局部肿块较大，无法 I 期切除时，先予肝动脉插管化疗和栓塞，待肿瘤缩小后手术治疗，复旦大学附属中山医院肝癌研究所已取得了成功。

新辅助化疗通常用 3～4 个疗程。2 个疗程后应该评价疗效，有效时继续原方案。如果疾病进展，应视不同的肿瘤选择下一步治疗，对化疗敏感的乳腺癌可换其他非交叉耐药的二线方案。其他肿瘤二线方案有效率低，应改换治疗方式。

2. 辅助化疗（adjuvant chemotherapy）

在术后进行，目的是消灭术后体内可能存在的微小病灶，减少复发和转移，延长缓解期和生存期。辅助化疗通常在术后 2～4 周开始。大多用 4～6 个疗程。如果术后有明显残留病灶者，例如切端阳性，腹腔肿瘤腹膜有散在小结节等应视为对晚期病变的治疗，疗程应增加。

辅助化疗以乳腺癌研究的时间最长，规模最大，得出最可信服的证据。意大利和美国 30 多年的临床经验以及 20 世纪 90 年代以来的世界各国乳腺癌辅助化疗的荟萃分析结果表明：辅助治疗可以提高 10 年无病生存率和 10 年总生存率。腋下淋巴结阴性患者单纯手术的 5 年生存率是 70%～85%，10 年生存率约 70%。对其中具有高危复发因素例如：年龄<35 岁、原发病灶大于 2cm、细胞分化程度Ⅲ级、HER2/neu 阳性、ER 阴性、血管或淋巴管内有癌栓、S 期细胞比例明显增高的应予以辅助化疗。化疗对腋下淋巴结阳性的绝经前和绝经后患者均有效，能降低复发率和死亡率，特别在绝经前更明显。早期乳腺癌临床试验协作组 75 000 例乳腺癌 10 年随访结果表明术后辅助化疗降低绝经前复发率 37%，死亡率 27%，降低绝经后复发率 22%，死亡率 14%。辅助内分泌治疗可以提高激素受体阳性乳腺癌的 10 年无病生存率和 10 年总生存率。最近 Peto 等报道一项大规模国际多中心随机试验结果，11 500 例乳腺癌，59% ER 阳性，41% ER 不明。随机接受 5 年或 10 年他莫昔芬。结果显示在 5 年的基础上继续服用他莫昔芬可以降低近期复发风险。乳腺癌的死亡率和总死亡率也在这组中较低，但未达到统计学差异。AT-AC 试验比较了芳香化酶抑制剂和他莫昔芬对激素受体阳性的绝经期后的乳腺癌的作用。芳香化酶抑制剂比他莫昔芬延长 5 年疾病复发时间 2.8%，9 年复发时间 4.8%。芳香化酶抑制剂的子宫内膜癌发生率较他莫昔芬低。但治疗相关的骨折发生率高。结论是激素受体阳性的绝经期后乳腺癌内分泌治疗首选芳香化酶抑制剂，芳香化酶抑制剂的疗效和安全性比他莫昔芬具有优势。

大肠癌术后辅助化疗可减少Ⅱ、Ⅲ期患者的复发率，增加无病生存率。国际多中心 MOSAIC 试验中，2 246 例Ⅱ、Ⅲ期结肠癌患者术后随机入组 FOLFOX4 或 LV5-Fu2。FOLFOX4 组 3 年无病生存率 76.4%，3 年总生存率 80.2%，毒副反应轻。根据这个试验结果，FOLFOX4 方案目前是大肠癌的辅助化疗标准方案。

2003 年以来，多个大样本随机对照试验证实含铂化疗对Ⅰb～Ⅲ期非小细胞肺癌术后辅助化疗有益。IALT 试验随访 7.5 年，辅助化疗组 DFS 持续长于对照组。JBR-10 试验中位随访 9.3 年，N_1，T>4cm 组有生存获益。CALGB9633 最新结果显示辅助化疗组优于对照组，中位生存 8.2 年 vs 6.6 年，8 年生存率 51% vs 45%。

成骨肉瘤患者术后全身化疗，可明显减少肺转移的发生，无病生存率可达 40%～90%。总之随着新药的开发，包括生物靶向治疗药物在晚期肿瘤治疗中经验的累积，大规模全球多中心临床试验的开展，术后辅助治疗将在肿瘤的治疗中起到更重要的作用。

3. 术中化疗

任何使肿瘤压力增加的情况都可能使癌细胞进入血液循环，手术操作也不例外。对已侵犯浆膜层的消化道肿瘤，手术时可能已有癌细胞脱落后在腹腔内种植。术中化疗是防止医源性播散的重要手段之一。对胃肠道肿瘤，术中可予 5-FU 500～1 000mg 静脉滴注。日本胃癌组报道术中静脉注射 MMC 20mg，第二天 10mg，以后 FT207 维持，T_3 和淋巴结阳性患者的生存率高于对照组。日本山口等认为对某些支气管肺癌，术中作支气管动脉内化疗也有裨益。对卵巢囊腺癌则更主张手术时即开始腹腔内化疗，继以术后腹腔插管化疗。有人主张在切除肿瘤后，从相应的静脉内注入化疗药物，以期杀灭进入血液循环的癌细胞。除用氮芥浸泡外，对中晚期胸腔或腹腔内恶性肿瘤患者，特别是在已有胸腹腔转移和（或）胸、腹腔积液时，于关胸或关腹前留置DDP 60~100mg、MMC 6~10mg或TSPA 20~40mg有肯定价值。

（二）化疗的适应证

化疗适合于以下的情况：

1. 对化疗敏感的表现为全身性疾病的恶性肿瘤：白血病、多发性骨髓瘤、恶性组织细胞瘤、霍奇金病和非霍奇金病。化疗作为首选。
2. 化疗疗效较好的恶性肿瘤：绒毛膜上皮癌，恶性葡萄胎、精原细胞瘤、卵巢癌、神经母细胞瘤。
3. 作为综合治疗的组成部分，实体瘤术前、放疗前的新辅助化疗，术后的辅助化疗。
4. 实体瘤广泛转移或治疗后复发转移。
5. 恶性体腔积液：胸腔、腹腔、心包腔内化疗。
6. 肿瘤急诊：上腔静脉压迫综合征、脊髓压迫、脑转移颅内高压，不宜或无法放疗时。
7. 提高局部药物浓度：介入治疗，膀胱内灌注，鞘内注射。

（三）化疗禁忌证

有以下之一情况时不能化疗。

1. 全身衰竭或恶病质，Karnofsky生活功能指数<60。
2. 重要脏器功能不全：严重骨髓抑制、肝肾功能异常、心脏功能失代偿、严重肺气肿、肺功能差。
3. 感染、发热、出血。水电解质紊乱，酸碱平衡失调。
4. 胃肠道梗阻。
5. 已知对该药物或赋形剂过敏。

第七节　肿瘤热疗及超声治疗

一、肿瘤热疗

肿瘤热疗（hyperthermia）即通过加热来治疗肿瘤。传统的肿瘤热疗又称温热疗法，是通过加热人体的全身或局部，使肿瘤组织的温度上升至有效的治疗温度（42℃左右），并维持一定时间，达到使肿瘤细胞灭活、而周围正常组织完好无损的治疗目的。肿瘤热疗可追溯到很久以前，西医鼻祖希波克拉底曾用热来治疗肿瘤，并留下其著名的格言：肿瘤药物不能治的可用手术治，手术不能治的可用热疗治，热疗不能治的那就确实没治了。1866年德国医师Busch报道一例经组织学证实的小儿面部肿瘤，经过了丹毒所致的高热后肿瘤完全消失。随后又有许多关于高热使肿瘤消失的报道。Robdendury总结了166例肿瘤自行消退的病例，其中有72例接受过热疗或有过高热。这类报道使人们开始认识到热可能作为一种治疗肿瘤的手段，于是大量学者尝试用各种手段诱发高热或加热人体来治疗肿瘤，并深入研究肿瘤组织加热后的生物学效应。虽然当时采用的物理加热装置很简陋，监测方法较粗糙，技术手段也较局限，但几乎都得出一个结论：肿瘤组织较正常组织更不耐热，即肿瘤怕热。由此催生了现代肿瘤热疗学。

（一）肿瘤热疗机制

大多数肿瘤组织和肿瘤细胞不能耐受41.5~43℃的高温，而正常组织耐受的极限温度是45℃，故42℃温度左右是肿瘤热疗的关键温度。

（1）高温的选择性治癌效应：肿瘤组织血管网发育不良，结构紊乱，且缺乏神经支配，由于肿瘤内有较多的血窦而缺乏完整的动静脉系统，而肿瘤内有效血流仅为正常组织的10%左右。受热后，在瘤内易形成热积累，温度往往高于正常组织3~7℃，该温度差可使肿瘤处于有效杀伤温度，而周围组织无损。

（2）热对乏氧细胞的作用：实体肿瘤组织中含有 20%～50% 的乏氧细胞，这是大部分肿瘤放、化疗失败的主要原因。大量研究表明，乏氧细胞对高热敏感，高热还可降低肿瘤微环境中的 pH 值，从而进一步增加热对肿瘤的杀伤作用。由此推断并经实验证实，热疗对放、化疗有增敏作用。

（3）加温可引起细胞核仁和膜结构的变化，使生物大分子 DNA、RNA 和蛋白质去稳定，阻止癌细胞进入分裂期。另外高温能诱导肿瘤细胞凋亡，并可通过肿瘤抗原的释放提升机体的抗肿瘤免疫功能。

（二）加热方法按加热的区域分为全身加热和局部加热

（1）全身加热：通过升高全身体温，杀灭血流中或已转移扩散的癌细胞。①体外循环全身热灌注法（TEMETtmL1000，已通过 FDA 认证）：全身麻醉下，双侧股静脉穿刺，将血液引出体外，加热后回注入体内，使全身体温升高。升温过程中以直肠温度来反映人体中心温度。②红外加热：将患者置于加温舱内，以波长为 700～1 400 纳米的红外线均匀加热皮下毛细血管，经血液循环将人体温度控制在 40～41.8℃。

（2）局部透热：肿瘤组织因上述的特性而升温较周围正常组织快，热损伤明显。①电磁波加热：微波和射频都有较强的穿透性，已应用于深部肿瘤加热，但两者均有不同程度的脂肪过热现象。②平面超声波加热：超声波也有较强的穿透性，且是一种完全绿色的治疗手段，但由于其受含气组织和骨的干扰，临床应用受限制。

局部透热是一种安全简便，近似无损的热疗方法，但由于目前缺乏有效的无损测温手段，即无法明确肿瘤的各个部分的真实温度，限制了其疗效；有创测温（插测温针）又因疼痛、感染、出血和可能针道转移等原因而难被广泛接受。

（3）体腔灌注热疗：将化疗药物和生理盐水在体外加热至 45℃，用体外循环泵将其导入体腔内，并持续循环，监测出、入水口及体腔内温度，确保体腔内水温在 42～43℃，维持一段时间。该方法可用于手术中，也可在术后连续冲灌以增强对种植病灶的杀灭作用。

（4）组织间热疗：将针状加热装置插入肿瘤内，发射射频或微波，短时间内在其周围产生较高的热场，局部可达 100℃，使该范围内肿瘤组织坏死。这种加热方法又称肿瘤消融，其治癌机制有别于传统的热疗，而更接近外科手术的"刀样效应"，故又称射频刀或微波刀。严格意义上组织间加热已不属传统的热疗范畴。

（三）临床应用

虽然高温的杀癌效应已被公认，但就目前的热疗手段和装置而言，热疗排在手术，化疗之后，大多作为化、放化疗的增敏辅助手段，而较少单独应用。对局部热疗而言，缺乏直观、无损和精确的测温技术仍是阻碍其临床推广的主要原因。

二、肿瘤的高强度聚焦超声治疗

由于超声波兼备了穿透性和方向性，早在 20 世纪 40 年代就有国外学者设想类似太阳光经凸透镜聚集而产生高温，将超声波穿过人体，聚焦于深部的肿瘤组织，利用高温杀灭肿瘤，这就是高强度聚焦超声（high intensity focused ultrasound，HIFU）的概念。随着近年来计算机技术和高清影像学技术的快速发展，这种设想已得实现。20 世纪 90 年代中期，我国重庆、上海和北京分别研制成功 HIFU 治疗设备，于 1997 年开始临床治疗，在世界上率先系统地阐述了 HIFU 治疗肿瘤的有效性和可行性，并迅速积累了大量的成功病例，引起国际同行高度关注。目前我国在 HIFU 的临床应用方面居世界前列。

（一）机制

热能杀灭肿瘤，但不同的温度引起不可逆细胞损伤所需的时间是不同的：45℃时需 15 小时，50℃时需 180 秒，60℃时需 3 秒，70℃时仅需 0.25 秒，故提高疗效的最佳方法就是大幅度提高温度。

HIFU 系统能将超声波聚焦于体内肿瘤，形成直径 3mm、长径 8mm 的椭球形高能量密度区域，在该区域可达 3 000～10 000W/cm^2，为诊断用超声的 3 万～5 万倍，使肿瘤组织在短时间内达 70℃以上，导致瞬间凝固性坏死，而肿瘤周围的正常组织由于远离焦点而完好无损。3mm×3mm×8mm 的焦域只是一个治疗"像素"，通过点和点的叠加排列，形成线，线和线的叠加形成平面，最后由多个平面排列形成立体状，覆盖整个肿瘤。这种由点的叠加排列扫描覆盖整个肿瘤组织的治疗方式使肿瘤各部分的加热十分均匀，并能完全按肿瘤立体形状勾边治疗，是真正的适形治疗。

HIFU治疗具有其他治疗无法比拟的优势，现以上海某科技股份有限公司研制的HIFUNIT9000机为例说明：①完全体外治疗，患者无明显的疼痛，不出血，不需麻醉。②不产生电离辐射损伤，安全性好，几乎无创，可重复进行。③实时监测，适形治疗：治疗过程中，操作者通过内置B超探头，同步监控治疗进程，并可通过灰度变化评判即时疗效。④高温封闭了肿瘤周围的小血管和淋巴管，阻断了肿瘤的转移途径。

（二）临床应用

目前HIFU已广泛应用于腹、盆腔实体肿瘤的治疗，如胰腺癌、肝癌、肾癌、后腹膜肿瘤、子宫肌瘤、卵巢癌、前列腺癌及腹、盆腔内转移性肿瘤，尤其对胰腺癌和后腹膜肿瘤，HIFU治疗由于不受后腹膜复杂的血管等解剖结构的限制，在治疗中尽显优势。另外HIFU用于乳腺癌的保乳治疗和骨肉瘤的保肢治疗，都有成功病例报道。

由于超声波行程中受含气组织和骨组织的干扰，因此HIFU无法治疗肺部和颅内肿瘤；另有一部分右叶肝肿瘤因肋骨阻挡而无法用HIFU治疗；离皮肤1cm以内的肿瘤用HIFU治疗时，难免会损伤皮肤；空腔脏器由于壁薄，内含气体，治疗时有穿孔可能，故肠癌不作为其适应证；有时患者腹部胀气明显，肿瘤组织难以用B超清晰显示，同样超声波束在穿过含气组织时会有明显损耗，这种情况也会影响疗效。

作为一种安全的肿瘤适形高温消融治疗，HIFU可单独应用。然而HIFU进入临床应用还不到十年，虽然其安全性和局部效应已得证实，目前还缺乏大样本的长期随访数据，尤其是缺乏和现有常规治疗方法随机对比的研究资料，因而HIFU的临床应用目前还限于下列情况：①无法手术切除的晚期肿瘤。②因患者高龄、体弱或并发症多而无法耐受手术的肿瘤。③术后复发、转移，不宜再次手术的肿瘤。④患者坚决拒绝手术。

（三）展望

缺乏有效的无损测温方法，同样也是影响HIFU疗效的主要因素。和放射线不同，超声波在穿过不同组织时有折射、反射，遇含气组织会大量衰减，最后达到靶区的剂量难以准确测算。治疗后的超声造影、彩色多普勒、增强CT，MRI，乃至PETCT可客观反映肿瘤组织的灭活情况，但只有治疗时的实时测温才能真正指导治疗，从而保证疗效。国外已有应用MRI定位和测温的HIFU设备，价格昂贵，其用于子宫肌瘤的治疗已经获FDA认证，目前我国尚未引进。和现有的用超声引导的HIFU设备相比，MRI引导的HIFU能从根本上确保HIFU治疗的有效性和安全性，这将是肿瘤局部治疗领域中最激动人心的一次革命。

第二章

放射治疗学

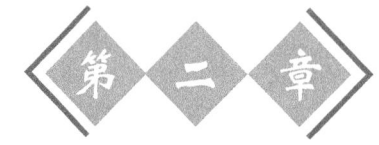

放射物理学是将放射物理的基本原理和概念应用于肿瘤放射治疗的一门学科，是放射肿瘤学的重要基础。作为住院医生，需要具备一定的放射物理学基础。只有充分了解射线与物质作用的基本原理和剂量学概念并掌握放射治疗的一般过程及具体的治疗技术，才能更好地开展放射治疗工作，保障患者得到有效安全的治疗。

第一节 核物理基础和基本剂量学概念

一、原子结构

要了解射线与物质作用的基本原理，首先从原子的结构说起，原子是构成物体的微小单位，其大小是 10^{-10}m 数量级，原子中心是带正电的原子核，体积是原子的万分之一；核周围是带负电的电子做绕核运动，每个电子带一个负电荷。原子核由不同数目的质子和中子组成。中子和质子统称为核子，它们的质量近似相等，但每个质子带一个正电荷，中子不带电。一个电荷量 e = 1.602×10^{-19}C。

原子各种模型中，玻尔（Niels Bobr）1931年建立的行星模型公认为经典模型之一。与太阳系的行星绕太阳运行类似，该理论认为氢原子模型是由一个轨道电子围绕带等量正电荷的原子核运行而成。随后，他把该理论进一步拓展到多电子原子模型，这些电子分布在离散的同心壳层或能级的轨道上（图2-1）。由于质子和电子带相反电荷而产生库仑引力，电子越靠近原子核，其束缚力会越强。所以电子从低能级（内层）轨道跃迁到高能级（外层）轨道或从原子中脱离需要吸收足够能量才能完成，反之从外层轨道向内层跃迁时则会释放能量。从最内层向外，不同壳层（轨道）分别命名为K、L、M、N……基于泡利不相容原理，每个壳层可容纳的最大电子数量都是有限的：第一壳层（K）最多可容纳2个，第二壳层（L）为8个，第三壳层（M）为18个……。

由于单个微观粒子能量很小，通常不是以能量的国际单位制（SI）单位焦耳（J）表示，而是采用电子伏特（eV）、千电子伏特（keV）或兆电子伏特（MeV）表示。1eV 定义为电子在真空中通过 1V 的电压加速后获取的动能，1eV = 1.6×10^{-19}J 的能量，与其他两个单位的转换关系是：1keV = 10^3eV，1MeV = 10^6eV。

在临床工作中，一般会使用"MeV"来描述加速器所产生的电子束能量，例如 9MeV 电子束。而对于 X 线，由于是由电子经电压加速后撞击钨靶产生的，所以通常以加速电压"MV"来描述加速器所产生的 X 线能量，例如 6MV X 线（图2-1）。

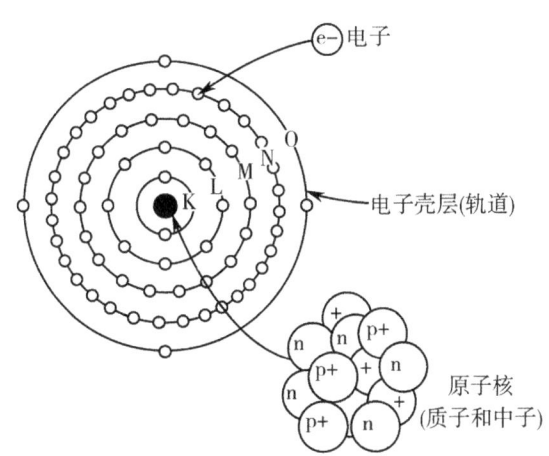

图 2-1
原子的玻尔模型示意图
原子核由质子（p）和中子（n）组成。电子围绕着原子核在特定的壳层（轨道）上旋转。通常，这些壳层用量子数（n=1，2，3……）或字母（K，L，M……）表示

二、放射性

（一）放射性衰变

1896年贝克勒尔做了一个试验，他将含有不同元素的物质样本放置于密封的胶片上方，发现沥青中的铀自发产生γ射线而造成胶片感光。进一步的实验发现放射性核素可以发出三种类型的射线：α射线（本质为氦原子核）、β射线（本质为电子）和γ射线（本质为光子）。

上述射线是在核素的放射性衰变的过程中产生的，衰变的基本过程可以理解为：由于原子核内紧邻的带正电的质子之间存在巨大的静电（库仑）斥力，与此同时质子和中子之间则存在核引力。当这两种力量达到平衡时，原子核才会稳定的存在。所以对于稳定的核素，其中子数与质子数保持合理的比例关系。如果不是这种比例的核素，平衡就会被打破，它们会自发地蜕变，同时放出各种射线，最终变为稳定核素，这就叫做放射性衰变。如下是三种衰变类型：

1. α衰变

α衰变通常发生原子序数大于82的核素中，这些核素的中子数与质子数的比例过小，质子之间的静电斥力超过了中子和质子之间的强引力，从而发射出α粒子。

2. β衰变

原子核内的中子转变为质子，发射出电子或中微子；或者原子核内的质子转变为中子，发射出正电子和中微子。

3. γ衰变

原子核由于一些原因（比如发生α、β衰变）而处于激发态，此时原子核需要从高能级向低能级跃迁来退激，此时会发出高能光子γ射线。

（二）常见放射性核素

放射性核素在衰变过程中，会发出几种射线。在肿瘤治疗时，通常会选择其中的部分射线类型用于放疗（表2-1）。

表2-1 常见放射性核素的射线类型、半衰期和应用方式

放射源	半衰期	射线类型	放疗用射线	射线能量
镭-226	1 590年	α射线、β射线、γ射线	γ射线	830keV
铯-137	30.17年	β射线、γ射线	γ射线	662keV

(续 表)

放射源	半衰期	射线类型	放疗用射线	射线能量
钴-60	5.27年	β射线、γ射线	γ射线	1.173MeV
				1.332MeV
铱-192	74天	β射线、γ射线	γ射线	468keV
				316keV
				308keV
				296keV
碘-125	59.4天	γ射线	γ射线	27~35.5keV
锶-90	28.1天	β射线	β射线	2.280MeV max
碘-131	8.3天	β射线、γ射线	β射线	606keV max
砹-211	7.21小时	α射线	α射线	5.983MeV

（三）放射性度量

1. 活度

放射性活度指的是一定质量的放射源单位时间内发生的衰变数。活度的国际单位制是贝克勒尔（Bq）。在此之前，放射性活度单位的曾用名：居里（Ci）。两者关系可表示为 $1Ci = 3.7 \times 10^{10} Bq$。

2. 比活度

比活度指的是单位质量放射源的放射性活度。

3. 半衰期

放射性核素半衰期是指其原子数目减少到原来一半所需要的时间。

三、射线与物质的相互作用

原子的核外电子因与外界相互作用而获得足够能量，挣脱原子核对它的束缚，脱离原子，这一过程称为原子的电离。由带电粒子，如电子、质子、重离子等，与原子的核外电子的直接碰撞造成的电离称为直接电离。而不带电粒子，如光子、中子等，本身不能使物质电离，但能借助它们与原子的壳层电子或原子核作用产生的次级粒子，如电子、反冲核等，随后再与物质中的原子作用，引起原子的电离称为间接电离。

（一）带电粒子与物质相互作用

（1）具有一定能量的带电粒子入射到靶物质中，与物质原子发生作用，作用的主要方式包括以下四种情况：

①与核外电子发生非弹性碰撞：当带电粒子从靶物质原子近旁经过时，轨道上的电子会受到库仑力的作用而跃迁到更高能级的轨道或直接脱离原子，形成电离。处于激发态的原子很不稳定，跃迁到高能级的电子会自发跃迁到低能级而使原子回到基态，同时释放出特征X射线（标识辐射）或俄歇电子。

②与原子核发生非弹性碰撞：当带电粒子从原子核附近掠过时，在原子核库仑场的作用下，运动方向和速度发生变化，此时带电粒子的一部分动能就变成具有连续能谱的X射线辐射出来，这种辐射称为轫致辐射。由于临床所使用的加速器及X线机发出的X射线，均是基于上述两种作用原理（轫致辐射占主要）产生的，所以需要着重理解。

③与核外电子/原子核发生弹性碰撞：带电粒子可以与轨道电子发生弹性碰撞，也可与原子核发生弹性碰撞，尽管带电粒子的运动方向和速度发生变化，但不辐射光子，也不激发原子核，则此种相互作用满足动能和能量守恒定律，属弹性碰撞。

④带电粒子与原子核发生核反应：当一个重带电粒子具有足够的能量（约100MeV），并且与原子核的碰撞距离小于原子核的半径时，如果有一个或数个核子被入射粒子击中，它们将会离开原子核。失去核子的原子核处于激发态，将通过发射所谓的"蒸发粒子"（主要是一些较低能量的核子）和γ射

线退激。

（2）射程：带电粒子在与物质的相互作用过程中，不断地损失其动能，最终将损失所有的动能而停止运动。沿入射方向从入射位置至完全停止位置所经过的距离称为射程。

①电子束的射程：对于电子来说，因其质量很小，每次碰撞的电离损失和辐射损失比重带电粒子大得多，同时发生大角度偏转，导致其运动路径曲折，粒子的射程分布在一个很宽范围，也就是说电子的射程发生较为严重的歧离，因此粒子数随厚度变化曲线呈逐渐下降趋势，如图 2-2 所示。电子束的百分深度剂量曲线特点如图 2-3 所示：表面吸收剂量较高，随着深度增加很快到达剂量最大点，最大剂量点附近会有一个高剂量"坪区"，由于射程歧离，后部还会有一个剂量跌落区。

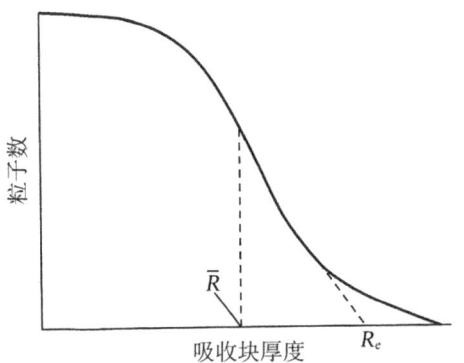

图 2-2　电子粒子数随吸收块厚度变化曲线

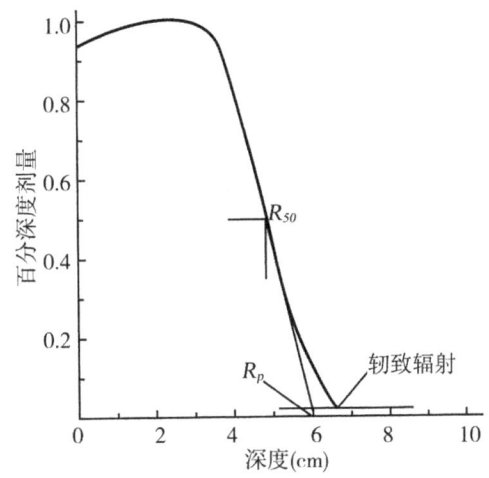

图 2-3　电子束百分深度剂量曲线

②质子和重离子射程：对于质子和重离子来说，质子穿过物质的路径相对较直，当它与原子中的电子和原子核发生相互作用后逐渐慢化，因此粒子数随吸收块厚度变化曲线表现为开始时的平坦部分和尾部的快速下降部分，如图 2-4 所示。质子的深度剂量曲线的特点，如图 2-5 所示。在射线的大部分射程范围内，质子的吸收剂量近似是常数，直到接近质子射程末端时，剂量曲线出现一个尖峰（称为布拉格峰）。峰值处的剂量大约是表面剂量的 4 倍，之后剂量迅速跌落为零。对于肿瘤治疗来说，可将尖峰位置调整到肿瘤深度（通过选择不同能量实现），这样既可以保护入射时穿过的正常组织，同时还可以保护肿瘤后方的正常组织。

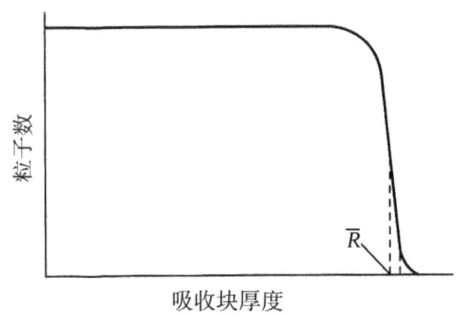

图 2-4 质子粒子数随吸收块厚度变化曲线

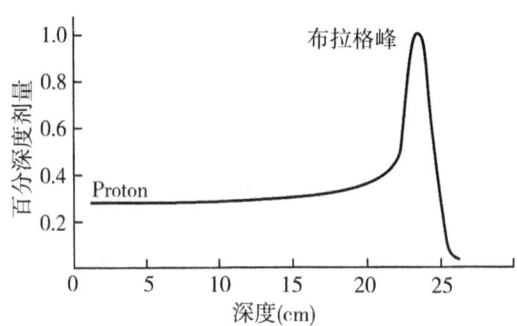

图 2-5 质子线百分深度剂量曲线

（二）X（γ）光子与物质的主要相互作用

1. X（γ）射线

与无线电波、红外线、可见光、紫外线一样，都是电磁波，特点是波长很短（大约在 0.01～10nm 的范围），具备波粒二象性。在干涉、衍射、偏振这些现象上表现出波动性；同时，在与物质相互作用过程中则表现出其粒子性。与物质原子发生作用时，主要方式包括以下四种情况。

（1）光电效应：光子与物质原子的轨道电子发生相互作用，一次就把全部能量传递给对方，光子消失，获得能量的电子挣脱原子束缚成为自由电子（光电子）；原子的电子轨道出现一个空位而处于激发态，它将通过发射特征 X 射线或俄歇电子的形式回到基态，这个过程称为光电效应，如图 2-6 所示。

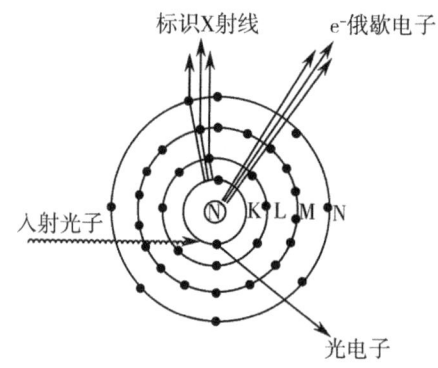

图 2-6 光电效应示意图

（2）康普顿效应：当入射 X（γ）光子和原子内一个轨道电子发生相互作用时，光子损失一部分能量，并改变运动方向，电子获得能量而脱离原子，此种作用过程称为康普顿效应，如图 2-7 所示。损失能量后的 X（γ）光子称散射光子，获得能量的电子被称为反冲电子。

（3）电子对效应：当入射光子的能量大于 1.02MeV，X（γ）光子从原子核旁经过时，在原子核库仑场的作用下形成一对正负电子，此过程称电子对效应，如图 2-8 所示。

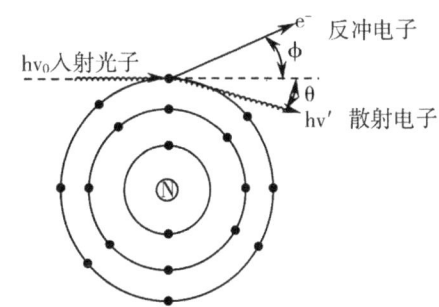

图 2-7　康普顿效应示意图

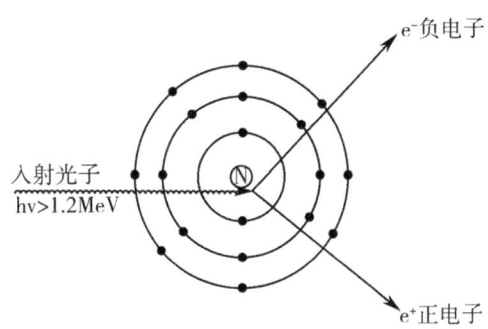

图 2-8　电子对效应示意图

2. 与带电粒子相比

X（γ）光子与物质的相互作用表现出不同的特点。

（1）X（γ）光子不能直接引起物质原子电离或激发，而是首先把能量传递给带电粒子，通过这些带电粒子与物质进行作用（间接电离）。

（2）X（γ）光子与物质的一次相互作用可以损失其能量的全部或很大一部分，而带电粒子则通过许多次相互作用逐渐损失其能量。

（3）X（γ）光子束没有射程的概念，入射到物体时，其强度随穿透物质厚度近似呈指数衰减，而带电粒子有确定的射程，在射程之外观察不到带电粒子。

3. 相互作用过程的相对重要性

光子与物质的主要相互作用包括：光电效应、康普顿效应、电子对效应。但是哪种作用发生的截面（概率）更高取决于两个参数：作用物质的原子序数、光子的能量。

以原子序数近似等于组织（Z=7）的物质为例（图 2-9），当光子能量低于 30keV 时，光电效应为主要作用方式；当能量介于 30keV 到 24MeV 时，康普顿效应为主要作用方式；当能量高于 24MeV 时，电子对效应成为主要的作用方式。目前常规直线加速器的 X 射线能量大约为 4～18MeV，所以主要以康普顿效应为主。

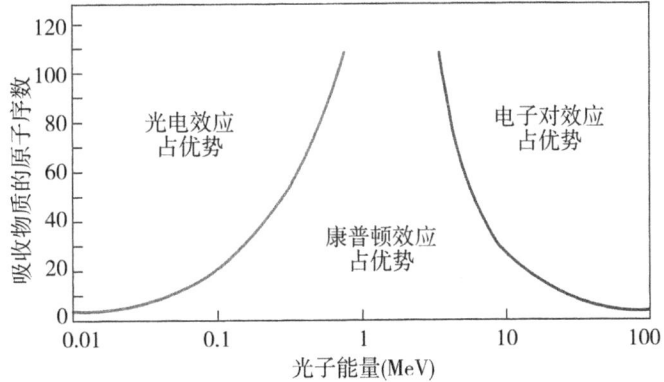

图 2-9　X（γ）光子与物质相互作用的三种主要形式与 X（γ）光子能量、吸收物质原子序数的关系

4. 中子与物质的相互作用

与光子一样,中子也不带电,因此也不能直接引起物质原子电离或激发,属于间接电离辐射,在物质中强度呈指数衰减。主要与原子核发生相互作用,包括弹性碰撞和与原子核内的中子相互作用产生反冲质子及带电的低能原子核碎片。

5. 相对生物学效应

不同种类的电离辐射即便是相同的吸收剂量引起的生物学效应也是不同的。为比较不同种类的电离辐射引起的生物学效应,引入相对生物学效应(relative biological effectiveness,RBE)概念。生物学效应是比较不同种类射线产生的生物学效应的一个直观指标,以钴-60的γ射线作为标准。钴-60的γ射线引起某种生物学效应需要的吸收剂量与研究的电离辐射引起相同的生物学效应所需吸收剂量的比值(倍数),即为该种电离辐射的相对生物学效应。

本节讲述了不同类型射线与物质的主要相互作用,对于放射肿瘤治疗来说,理想的射线应具有布拉格峰用于保护周围正常组织,同时具有较高的RBE来提高对肿瘤的杀伤力。表2-2是这几种射线的布拉格峰及RBE指标。

表2-2 不同射线类型的布拉格峰情况及RBE指标

射线类型	是否有布拉格峰	RBE
X、γ射线	无	1
电子	无	1
质子	有	1
热中子	无	3
中能中子	无	5~8
快中子	无	10
碳离子	有	3

四、基本剂量学概念

X(γ)射线或高能电子束等电离辐射进入人体组织后,通过和人体组织中的原子相互作用,而传递电离辐射的部分或全部能量。人体组织吸收电离辐射能量后,会发生一系列的物理、化学、生物学变化,最后导致组织的生物学损伤,即生物效应。生物效应的大小正比于组织中吸收的电离辐射的能量。因此,确切地了解组织中所吸收的电离辐射的能量,对评估放射治疗的疗效和它的不良反应是极其重要的。单位质量物质吸收电离辐射的平均能量称为吸收剂量,它的精确确定,是进行放射治疗最基本的物理学要素。

(一)照射量X(exposure)

当X(γ)射线穿过质量为dm的空气时会产生次级电子,这些次级电子作用于空气中的其他原子形成电离,产生离子对。当全部次级电子(正负电子)完全被空气阻止时,在空气形成的同一种符号的离子总电荷的绝对值dQ与dm的比值称为照射量。

在空气中,这些离子具有一定的移动性,所以可以通过施加电场对这些离子进行收集,通过离子对的数目推算吸收剂量是使用电离室进行剂量测量的基本原理。

$X = dQ/dm$

X的单位为 $C \cdot kg^{-1}$;曾用名伦琴,$1R = 2.58 \times 10^{-4} C \cdot kg^{-1}$。

(二)吸收剂量D(absorbed dose)

在介绍它的定义前,先了解一下X(γ)射线是怎样传递给介质电离辐射的能量的。当辐射线穿过吸收介质时,通过两个阶段过程与物质发生相互作用。第一步,通过光子与物质的相互作用将光子所带的能量转化成带电粒子的动能。第二步,通过带电粒子与物质的相互作用,这些带电粒子逐渐慢化,实现介质中能量(剂量)的沉积。

吸收剂量定义为:$d\bar{\varepsilon}$除以dm所得的商。即第二步中,电离辐射转移给质量为dm的介质的平均能量 dε̄。

D = dε̄/dm

D 的单位为 J·kg^{-1}；专用名为戈瑞（Gray，符号表示为 Gy），1Gy = 1J·kg^{-1}

曾用单位为拉德（rad），1Gy = 100rad。

（三）比释动能 k（kinetic energy released in material, kerma）

比释动能等于 dEtr 除以 dm 所得的商。即上述过程的第一步中，不带电电离粒子在质量为 dm 的介质中释放的全部带电粒子的初始动能之和 dEtr。

K = dEtr/dm

K 的单位为 J·kg^{-1}；专用名为戈瑞（Gy）。

（四）当量剂量 H_T（equivalent dose）

等于某一组织或器官 T 所接受的平均的吸收剂量 $D_{T,R}$。经辐射质为 R 的辐射权重因子 W_R（radiation weighting factor）加权处理的吸收剂量。

$H_T = \sum_R W_R | E_R$

H_T 的单位为 J·kg^{-1}；专用名为希沃特（Sievert），符号为 Sv，1Sv = 1J·kg^{-1}。

第二节　外照射射野剂量学

一、常用术语

（一）辐射质

辐射质（radiation quality）：由射线能谱所决定的射线电离辐射特征，辐射质通常用来表示射线穿透物质的能力，不同种类电离辐射的表示方法略有差异，临床上对于辐射质的表示方法主要如下：

（1）高能 X 射线通常以产生 X 射线的电子的等效加速电压的标称值兆伏（megavoltage，MV）数为单位来表示（如 6MV-X 射线），其剂量学特征则由深度剂量分布的特定剂量参数（如 PDD20/PDD10 或 TPR20/TPR10）来表示。

（2）高能电子束通常用兆电子伏（MeV）数来表示，其剂量学特征由水模体表面平均能量 $\bar{E}_0$、半值水深 R_{50} 等参数表示。

（3）放射性同位素产生的射线通常用其核素名和辐射类型表示（如钴60-γ射线）。

（4）中低能 X 射线（低于 1MV），通常用半值层（half-value layer，HVL）来表示，HVL 定义为把辐射量吸收一半所需要的某种材料（常以铝、铜、铅等表示）的厚度。

（二）射线束与射线束中心轴

射线束（beam）：由射线源出发，沿着电离辐射粒子传输方向的横截面包括的空间范围为射线束。

射线束中心轴（beam axis）：射线束的对称轴，与准直器的旋转中心同轴。

（三）照射野

照射野（field）：射线束经准直器后通过模体的范围，通常分为几何学照射野和剂量学照射野。

（1）几何学照射野表示射线束中心轴垂直于模体平面时射线束通过模体的范围，它与模体表面的截面积即为照射野的面积。

（2）剂量学照射野以射线束中心轴剂量为 100%，模体内 50% 等剂量曲线的延长线交于模体表面的区域定义为照射野的大小。常见的照射野名称有：方野、长方野、不规则野等。

（四）源皮距、源轴距与源瘤距

源皮距（source-surface distance，SSD）：射线源到模体表面照射野中心的距离。

源轴距（source - axis distance, SAD）：射线源到机架旋转中心的距离。常见医用直线加速器的SAD为100cm，钴60治疗机的SAD为75cm或80cm。

源瘤距（source - tumor distance, STD）：射线源沿射野中心轴到肿瘤内所考虑点的距离。

（五）百分深度剂量

百分深度剂量（percentage depth dose, PDD）：模体内照射野中心轴上某一深度 d 处的吸收剂量 D_d 与参考点深度的吸收剂量 D_{d0} 的比值，表示为：PDD = $(D_d/D_{d0}) \times 100\%$。

（六）建成区

建成区（build - up region）：PDD曲线的最大剂量深度之前的区域称为建成区。建成区的大小取决于射线束的类型和能量，能量越低，建成区越趋近于表面，能量越高，建成效应越显著。对于低能X射线，最大剂量深度在表面附近，而高能X射线束的表浅剂量比最大剂量深度处的剂量低得多，其建成效应有助于保护皮肤（skin - sparing effect）。

（七）射野离轴比

射野离轴比（off axis ratio, OAR）：射野中任意一点处的吸收剂量 D 与同一深度处射野中心轴上的吸收剂量 D_0 之比。

（八）半影区

半影区（penumbra region）：在射野边缘附近剂量随离轴距离增加急剧减小，这一区域即为半影区。半影宽度（通常用80%和20%的等剂量线间的距离表示）由几何半影、散射半影及穿透半影决定。

（九）组织空气比、组织模体比与组织最大剂量比

组织空气比（tissue - air ratio, TAR）：模体内任意一点的吸收剂量率 D_t 与同一空间位置空气中一小体积组织中的吸收剂量率 D_{t0} 之比，即：TAR = D_t/D_{t0}。

组织模体比（tissue - phantom ratio, TPR）：模体内任意一点的吸收剂量率 D_t 与空间同一点模体中参考深度处的吸收剂量率 D_{ref} 之比，即：TPR = D_t/D_{ref}。

组织最大剂量比（tissue - maximum ratio, TMR）：模体内任意一点吸收剂量率 D_t 与模体中最大剂量点处的吸收剂量率 D_{dmax} 之比。即：TMR = D_t/D_{dmax}。

（十）散射空气比与散射最大剂量比

散射空气比（scatter - air ratio, SAR）：模体中任意一点的散射线剂量率与空间同一点空气中吸收剂量率之比。

散射最大剂量比（scatter - maximum ratio, SMR）：模体中任意一点的散射线剂量率与空间同一点模体中最大剂量点处有效原射线剂量率之比。

（十一）准直器散射因子与模体散射因子

准直器散射因子（collimator scatter factor, S_c）：空气中某一大小射野的输出剂量与参考射野的输出剂量之比，其值随射野的增大而增大。准直器散射因子也称射野输出因子。

模体散射因子（phantom scatter factor, Sp）：准直器开口不变情况下，模体中某一大小射野的吸收剂量与参考射野的吸收剂量之比。

（十二）楔形板与楔形因子

为了满足临床治疗的需要，有时需要对射束加特殊过滤器或吸收挡块，以便对射束进行修整，获得特定形状的剂量分布。楔形板是最常用的一种过滤器，通常由高密度材料制成，楔形板既可放在射野准直器上方，也可放在射野准直器下方，放在下方时，必须保证楔形板离开体表至少15cm，以免皮肤受到电子污染的损伤。

楔形因子（wedge transmission factor, Fw）：射线中心轴上某一深度处，楔形射野和开野分别照射时吸收剂量率之比。

（十三）等剂量线

等剂量线（isodose curves）：模体内剂量相同点的连线。

二、光子射线射野剂量学

（一）X（γ）射线百分深度剂量特点

百分深度剂量受到射线束能量、模体深度、照射野大小和源皮距等因素的影响，对于不同类型的射线，其影响程度不同。

1. 能量和深度的影响

随着射线能量的增加，模体表面剂量下降，最大剂量点深度增加，百分深度剂量（最大剂量点后）增加。高能X（γ）射线，表面剂量比较低，随着深度的增加，深度剂量逐渐增加，直至达到最大剂量点。过最大剂量点后，深度剂量逐渐下降，其下降速率依赖于射线能量，能量越高，下降速率越慢，表现出较高的穿透能力。

2. 照射野的影响

模体内某一点的剂量是原射线和散射线共同作用的结果。当照射野很小时，主要是原射线的贡献，而散射线很小。随着照射野变大，散射线对吸收剂量的贡献增加，在模体中较深处的散射剂量要大于最大剂量点处，因此表现为随着射野尺寸的增加，百分深度剂量会增加。其增加的幅度取决于射线束的能量。不同形状照射野的百分深度剂量可以进行转换。

矩形野与等效方野的换算：$S = 2(a \times b)/(a+b)$，式中S为等效方野边长，a和b分别为矩形野的长和宽。

3. 源皮距的影响

百分深度剂量随源皮距离（SSD）的变化规律，是由于平方反比定律的影响，即近源处百分深度剂量下降要比远源处快得多。换言之，百分深度剂量随源皮距离增加而增加。

（二）放疗中常用能量光子射线的特点

1. 钴-60 γ射线 （SSD = 80cm） D_{dmax} = 0.5cm PDD_{10cm} ≈ 55%
2. MV X射线 （SSD = 80cm） D_{dmax} = 1.0 ~ 1.2cm PDD_{10cm} ≈ 61%
3. 6MV X射线 （SSD = 100cm） D_{dmax} = 1.4 ~ 1.6cm PDD_{10cm} ≈ 67%
4. 8MV X射线 （SSD = 100cm） D_{dmax} = 1.8 ~ 2.2cm PDD_{10cm} ≈ 71%
5. 10MV X射线 （SSD = 100cm） D_{dmax} = 2.2 ~ 2.6cm PDD_{10cm} ≈ 74%
6. 15MV X射线 （SSD = 100cm） D_{dmax} = 2.7 ~ 3.1cm PDD_{10cm} ≈ 77%
7. 18MV X射线 （SSD = 100cm） D_{dmax} = 3.0 ~ 3.5cm PDD_{10cm} ≈ 80%

三、电子线射野剂量学

（一）高能电子线百分深度剂量特点

高能电子线具有高剂量区过后剂量迅速降低的优点，能很好地保护肿瘤之后的正常组织。如图2-10是临床常见能量电子线百分深度剂量曲线。

1. 中心轴深度剂量曲线的特征

高能电子线的中心轴深度剂量曲线与X（γ）或其他射线相比有显著的不同，其主要特点是：表面剂量高，多在80%~85%以上，虽有建成区，但不太明显；随深度增加，剂量很快达到最大点，并形成一个随能量加宽的高剂量"坪区"；"坪区"过后，随深度增加，剂量以较高梯度迅速跌落；X线"污染"，在高能电子线深度剂量分布曲线后部拖有一个长的"尾巴"，其大小约为坪区峰值剂量的1%~3%，其值越小越好，说明电子线的X射线污染低。

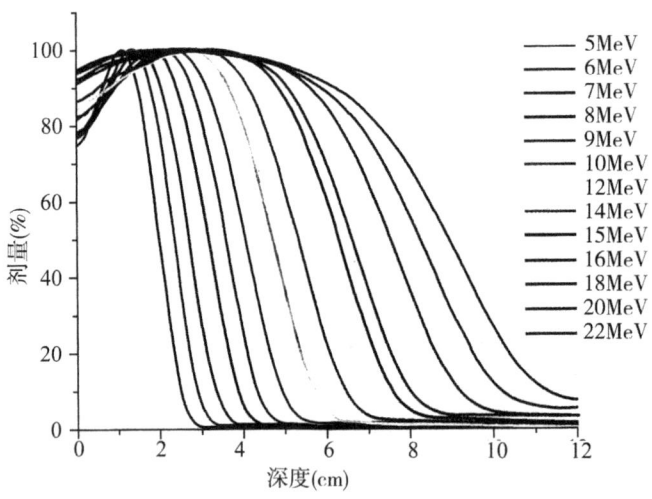

图 2-10 临床常见能量电子线百分深度剂量曲线

2. 电子束能量对深度剂量的影响

当电子束能量增加时，表面剂量增加，高剂量的坪区变宽，剂量梯度减小，X 线污染逐渐增加。临床上常用的高能电子线的能量范围多在 4～25 MeV 之间。

3. 射野大小对深度剂量的影响

因小野时有相当数量的电子被散射出射野外，所以随深度增加中心轴的深度剂量下降很快。随照射野的增大，中心轴由于散射损失的电子被逐渐增加的射野周边的散射电子予以补偿，使深度剂量随射野增大而增大，直至射野增大到接近散射电子的射程时，散射损失和补偿达到平衡，深度剂量不再随射野增大而增加。电子线能量较高时这一特点更加明显。

4. 源皮距对深度剂量的影响

对于较低能量的电子束，可以忽略 SSD 的影响。但对能量高于 15MeV 的电子束，必须校正。一般规律是随 SSD 的增加，表面剂量低而最大剂量深度增大。对电子束全身照射这样的特殊照射，因要求 SSD 延长到 4 米之远，需按实际工作条件具体测量与深度剂量有关的参数的变化。

（二）放疗中常用能量电子线的特点

1. 5MeV $\bar{E}_0 \approx 4.7\text{MeV}$ $R_{50} \approx 2.0\text{cm}$
2. 6MeV $\bar{E}_0 \approx 5.5\text{MeV}$ $R_{50} \approx 2.4\text{cm}$
3. 7MeV $\bar{E}_0 \approx 6.4\text{MeV}$ $R_{50} \approx 2.7\text{cm}$
4. 9MeV $\bar{E}_0 \approx 8.4\text{MeV}$ $R_{50} \approx 3.6\text{cm}$
5. 12MeV $\bar{E}_0 \approx 11.7\text{MeV}$ $R_{50} \approx 5.0\text{cm}$
6. 15MeV $\bar{E}_0 \approx 14.9\text{MeV}$ $R_{50} \approx 6.4\text{cm}$
7. 18MeV $\bar{E}_0 \approx 17.7\text{MeV}$ $R_{50} \approx 7.6\text{cm}$
8. 20MeV $\bar{E}_0 \approx 19.2\text{MeV}$ $R_{50} \approx 8.2\text{cm}$
9. 22MeV $\bar{E}_0 \approx 20.1\text{MeV}$ $R_{50} \approx 8.9\text{cm}$

第三节　放射治疗技术

放射治疗是肿瘤的一种局部治疗模式，其根本目标是在保护正常组织，尤其是危及器官的前提下，给予靶区尽可能高的剂量，以便最大限度地杀死癌细胞、治愈肿瘤。从物理技术的角度看，实现这一根本目标的途径就是使高剂量分布尽可能地适合靶区的形状，并且靶区边缘的剂量尽可能地快速下降。在放射治疗学发展的大约 110 年的历程，每一次的技术进步都是在实现根本目标的途径中向前迈进一步。目前在临床上运用的外照射技术有传统放疗技术（2D）、适形放疗技术（3D CRT）、调强放疗技术（IMRT）、立体定向放射治疗和图像引导放疗技术（IGRT）。

一、X（γ）射线常规放疗

常规放疗（俗称普放），是指放射治疗医师依据经验或者利用简单的定位设备（如X线模拟机）及有限的CT影像资料在患者体表直接标记出照射区域或等中心，人工计算照射剂量，进行放射治疗。其治疗方法简单易行但位置精度和剂量精度较低，患者副反应相对较大。

（一）单野照射

单野照射的情况下，因剂量建成区内剂量变化梯度较大，剂量不易准确测量，靶区应放到最大剂量点深度之后，同时由于剂量随深度增加呈指数递减，靶区范围较大时，靶区内剂量分布很不均匀。因此除外靶区范围很小（如治疗颈部、锁骨上淋巴引流区）或部分姑息治疗时可使用单野照射外，临床上不主张单野治疗。用单野照射时，如果病变深度较浅，X线能量较高时，应使用组织替代物放在射野入射端的皮肤上，将d_{max}深度提到病变之前。

（二）对穿野照射

对中心位置病变，可采取两野对穿照射。对穿野照射的特点是：当两野剂量配比相等时，可在体位中心得到左、右、上、下对称的剂量分布。尽管剂量分布以靶区中心为对称，但由于射野侧向的剂量贡献相对较小，靶区内沿射野轴向的剂量分布要比横向的好，因此，要将射野适当扩大才能满足靶区剂量均匀性的要求。

另外，靶区剂量与靶区外正常组织剂量之比即治疗增益比，亦随射线能量和射野间距变化。射野间距越小，射线能量越高，治疗增益比越大。要使靶区剂量比两侧正常组织剂量高，拉开肿瘤剂量和正常组织剂量范围，得到大于1的剂量增益比，一般应使每野在体位中心处的深度剂量PDD1/2间距≥75%。

当靶区所在部位有组织缺损而又必须用对穿野照射时，如乳腺癌的切线照射、喉癌的对穿野照射等，必须加楔形板。两野对穿既可以采用固定源皮距技术，也可以采用等中心技术。使用时还应注意能量的选择与搭配。

（三）两野交角照射与楔形野

对偏体位一侧病变，例如上颌窦等，两平野交角照射时，因几何关系，在病变区形成内野型剂量分布，剂量不均匀。用适当角度的楔形滤过板，可使靶区剂量均匀。两射野中心轴的交角 θ 与楔形角 α 的关系为：α = 90° − θ/2

根据临床要求，适当增减楔形角的大小，可分别在射野远、近端得到偏高的剂量。

（四）三野照射

当能得到的射线能量不能满足对实际患者使用两野对穿照射的射野间距的要求时，应该设立第三野，形成三野照射。建立第三野之后虽然提高了靶区剂量，但由于单野（第三野）剂量分布的不均匀性，与对穿野照射致成的对称性剂量分布叠加，在靶区内形成不均匀的剂量分布。因此，必须调整对穿野均匀对称的剂量分布变成不对称的分布，即从第三野的方向看，造成一个随组织深度增加而深度剂量增加的剂量分布，然后与第三野的实际剂量分布合成，形成均匀的靶区剂量。楔形滤过板可以实现这种要求。理论计算和实验证明，当使用的楔形板的楔形角 α 和各野剂量配比满足一定条件时，也能实现靶区内的剂量均匀。

（五）三野交角照射

对食管肿瘤，靶区位于两侧肺之间，后面有脊髓，都是需要保护的重要器官，为了避免两侧肺的过多照射和减低脊髓受量，常采取三野交角照射。两后野因交角形成内野形剂量分布，与前野构成一个相对野，故在靶区形成均匀剂量分布。此时两后野的使用，类似于两楔形对穿野，只是利用射野的几何因素代替了楔形滤过板。

（六）箱式（Box 野）照射

四野正交照射又称箱式照射，保留了两野对穿照射形成的均匀对称的剂量分布的特点，由于采用了四野，每对穿野的侧向剂量得到补偿使得靶区内剂量分布较为均匀。对于腹部和盆腔肿瘤常可以采用两组正交对穿射野来获取较为均匀的靶区剂量分布，实际使用过程中可通过调整射野权重来调节周围危及器官的受照剂量。

（七）相邻野设计

射野相邻在外照射中较为常见，如处理不好相邻射野的衔接问题，会发生射野相接后超剂量或欠剂量，造成严重放射并发症或肿瘤的局部复发。目前有多种方法能够使得射野交接处得到均匀的剂量分布。浅部肿瘤治疗时，射野通常在皮肤表面相接，这时应注意深部组织的过剂量照射问题，特别要注意敏感器官（如脊髓）不要超过其耐受剂量。深部肿瘤治疗时，如胸、腹和盆腔部位的肿瘤，射野通常在皮肤表面分开，此时应注意剂量冷点移到近皮肤表面没有肿瘤的地方。

1. 根据两邻接野的长度 L_1 和 L_2，两野在皮肤表面的间隔 S 可由如下公式得出：

$$S = \frac{1}{2} L_1 \frac{(D_1)}{SSD_1} + \frac{1}{2} L_2 \frac{(D_2)}{SSD_2}$$

式中 L_1 和 L_2 为射野长度，D_1 和 D_2 为计算的深度，SSD 为源皮距。

2. 半野挡块、独立准直器及旋转床角，通过上述方法可以克服射野边缘射线束的发散问题。

（八）非对称野技术

射野中心轴偏离线束中心轴的射野称为不对称射野。上述由独立准直器构成的半野就是不对称射野的一种，它们在非共面射野邻接中起着极重要的作用。随着对独立准直器功能的深入了解，由它构成的不对称射野的应用范围越来越宽。

（九）旋转照射

旋转照射是用单野以靶区中心为旋转轴绕患者旋转一定范围。有多种方法用于旋转照射的剂量计算，最为常用的是沿旋转方向，将整个旋转按 5° 或 10° 分解成多个固定野交角照射。旋转治疗能够提供较多野交叉照射更好的剂量分布：皮肤剂量较小；高剂量区近圆柱形或椭圆形；靶区外剂量下降较快。

（十）曲面校正与非均匀组织校正

临床剂量学计算和测量在不做修正时都是假定人体为均匀体模或标准水箱，实际人体表面有不规则曲面，体内则有不同密度的各种组织。因此，在临床剂量计算时常需要进行人体曲面和非均匀组织校正。常用人体曲面修正方法有：组织空气比法、有效源皮距法和等剂量曲线移动法；常用非均匀组织修正方法有：组织空气比法、有效衰减系数法、等剂量曲线移动法和组织空气比的指数校正法。

二、电子束常规放疗

（一）能量和射野的选择

因电子束随能量不同有确定的有效治疗深度和射程，即有显著的深度剂量跌落现象，所以根据肿瘤深度和大小选择能量至关重要。临床上要求肿瘤的后沿及周边被 90% 的等剂量面所包围，仅对肿瘤后沿紧贴正常关键器官（如乳腺癌术后胸壁放疗后沿贴肺的情况）时才限制后沿剂量至 80% 或更小。

当深度 d 用 cm 表示，电子束能量 Ee 用 MeV 表示时，90% 的剂量深度 d_{90} 所对应的电子束能量 Ee 如下表示：$Ee = 3(d_{90} + 1)$；80% 的剂量深度 d_{80} 所对应的电子束能量为：$Ee = 3d_{80}$。临床上可根据肿瘤后沿的深度利用上式选择电子束能量。

电子束治疗选择射野大小时，应根据电子束高值等剂量线随深度内缩的特点（小野时更显著），使表面处的照射野适当外放 0.5～1.0cm，确保指定的等剂量面（如 90%）完全包围靶区。

（二）非均匀组织校正

组织不均匀性是指在某种组织（骨、肺、气腔等）中，电子束的穿透和散射与在水中不同，临床上常用等效厚度系数 CET 法进行修正，即水的厚度与产生相同的电子束能量转换的某种非均质组织的厚度比。其值为非均质组织与水的总阻止本领之比。人体骨组织的 CET 值范围在 1.1（疏松骨）到 1.65（致密骨）之间。肺组织的 CET 随电子束能量的增加而增加，而随穿透肺组织的厚度的增加而减小，平均值约为 0.5。

非均匀组织的 CET 修正法，即是体内某一深度 d 处的剂量，应为该点的等效深度 D_{eff} 经平方反比定律修正后的剂量，D_{eff} 的计算公式：$D_{eff} = d - h \times (1 - CET)$，式中 h 为电子束穿透不均质组织的厚度。

（三）电子束的补偿技术

电子束的补偿技术主要用于：

1. 体表射野中不规则外轮廓的组织补偿。
2. 减少电子束的治疗深度（如电子束全身皮肤照射）。
3. 提高皮肤剂量。

使用低能射线（6~12MeV）治疗表浅部位病变时，应考虑使用填充物，并应计算包括填充物厚度及直达靶区最深部的整个深度。能量 >12MeV 时，不必使用填充物。

（四）射野衔接

邻野间选择适当的间隙很重要，间隙随射野大小、源皮距和射线特性而变化。相邻野表面邻接成均匀剂量意味着深部会有热点形成，若使深部邻接成均匀剂量，则表面会出现低剂量区。

（五）挡铅

临床电子束的遮挡宜使用高密度的材料，如铅或低熔点铅合金。10mm 厚的铅仅能透过 18MeV 电子束剂量的 5%。7MeV 能量水平的电子束遮挡需要 2.3mm 厚的铅。

三、三维适形放疗

三维适形放疗（three dimensional conformal radiation therapy，3D-CRT）相对于传统常规放疗是一次变革，它采用了最新的影像技术进行患者定位，同时利用计算机技术完成治疗计划的设计与评估。三维适形放疗实现了射野形状与肿瘤外轮廓的一致。治疗计划系统（treatment planning system，TPS）是三维适形放疗的核心，通过计算机和 TPS 软件可以重建患者的三维信息，医生和物理师在"三维假体"（virtual patient）上完成靶区和正常组织的勾画，利用射野方向观（Beam's Eye View，BEV）功能从三维方向进行照射野设计，并实现三维的剂量计算，最终利用剂量体积直方图（dose-volume histograms，DVHs）进行计划评估。

三维放疗计划过程与二维放疗计划过程的最大区别在于强调体积的概念。治疗靶区以三维的方式来确定，患者数据的获取也是以体积的信息而不是以平面的形式。射束入射方向以及治疗野的设置是根据对三维靶区照射进行的。计算剂量的算法考虑到射束在各个方向的发散，同时对各个方向的非均匀进行修正，最后以三维的方式分析并评估治疗计划，以体积形式而不是只在横截面上观测剂量分布。

（一）定位技术

3D-CRT 患者资料获取不同于传统放疗。因为 3D-CRT 需要的是立体化的患者数据，要求 CT 横截面影像有足够的分辨率，以便能以三维方式精确地显示出患者的解剖结构。一般来说，横截面 CT 图像的层距为 3~10mm。为了使患者模型能考虑到照射野以外散射的影响以及非共面射野，CT 扫描范围除了照射区域外还要超出一定的范围（一般应≥5cm）。

3D-CRT 患者资料主要是通过 CT 模拟定位机（CT-Sim）获取，但也不只限于 CT 信息，也可能包含其他类型的数据，如：MR、PET-CT 等以便更准确地确定肿瘤和危及器官的位置。

3D-CRT 强调的是体积的概念，因此要求在各个 CT 层面勾画外轮廓、靶区、正常组织等患者信息。这是为了设计照射野时避开不应照射的重要结构，也是为了能够分别计算重要器官与靶区的剂量体积数据。

（二）治疗计划设计与评估

射束设置与射野方向观：在射束设置上，三维计划与二维计划之间有显著区别。三维治疗计划系统提供了非常方便的虚拟模拟工具使计划者可以方便地观察三维空间中患者靶区和危及器官与治疗机的相对关系，进而调整准直器、机架、治疗床以及治疗等中心。

三维与二维治疗计划之间在建立射束入射参数上的一个重要区别就是使用了BEV。BEV具备两个基本功能：

（1）为医生和计划设计者提供有关肿瘤和重要器官的影像信息（如BEV片，正侧位X线片），便于直观地模拟实际治疗的状况。

（2）用于治疗方案的射野位置验证：BEV是通过选定射束方向，并把确定患者轮廓、靶区和正常解剖结构的点的坐标投射到射束定义的坐标系统中来产生的。在三维计划中，对于选定的射束几何条件的BEV是基本观察工具，因为BEV允许计划者调整射束方向，以便在照射靶区的同时尽量避开正常组织，使其受照范围和剂量减到最小。

数字重建X线片（digitally reconstructed radiographs，DRRs）：DRR是3D-CRT中观测射束和患者治疗部位空间位置关系的有用的工具。DRR通过如下方式计算：在某一规定的图像接收距离，把射线从放射源投影到一个垂直于射束中心轴的影像平面（通常为等中心平面），通过三维CT矩阵投射到这个影像平面上的X线被计算并显示为DRR。在3D-CRT中用DRR代替传统的模拟影像有如下优点：DRR能描绘射束几何学；可将不同组织的解剖结构通过BEV显示叠加到DRR上。

（三）多叶准直器以及射野挡块

多叶准直器（multileaf collimators，MLC）最初的设计主要是代替常规射野挡块。使用常规射野挡块有许多缺点：制作费时费力；在熔铅和挡块加工过程中产生的蒸发气体和铅粉不利于工作人员的健康；射野挡块较重，治疗摆位效率低且操作不方便。使用MLC则解决了这些问题，并且还有另外的优点：①采用计算机后，旋转照射过程中，可用MLC调节射野形状跟随靶区（PTV）的投影旋转适形；②在照射过程中，利用计算机控制的叶片运动，实现静态和动态的MLC的调强。

目前，安装在加速器机头的MLC主要有三种方式：①原有的准直器不动，直接在下面安装一组多叶准直器；②拆掉原先的一对下层准直器（X方向），用多叶准直器代替；③用多叶准直器替换原来的上层（Y方向）准直器，但在MLC与X方向准直器之间再加上一对Y方向的备用准直器。另外，还有一些外挂式自动或手动的多叶准直器。

射野挡块的主要目的是将规则射野变成不规则射野，使射野形状与靶区形状的投影一致；或是为了保护射野内某一重要组织或器官。用于前者，挡块是作为治疗机准直器的组成部分，应该具有准直器的防护效能；用于后者，应该根据被挡组织和器官的剂量处方，分为全挡、半挡、1/4挡等。射野挡块一般用低熔点铅制成。

（四）三维治疗计划的剂量分布和计划评估

1. 剂量分布

三维治疗计划的剂量分布显示方法分两种，其一是在各个选定的平面（横断面、冠状位、矢状位或任意切面）显示剂量分布，另外一种方法是显示三维等剂量面。

2. 剂量体积直方图（DVH）

在三维治疗计划中最常用的三维体积剂量信息的表达法就是剂量体积直方图（DVH）。剂量体积直方图分为积分形式和微分形式。积分DVH是受到某一特定剂量照射的解剖结构体积占整个体积的百分比对剂量值作的曲线，如果把直接DVH的剂量值频率改为单位剂量频率或单位剂量体积，则变为微分剂量体积直方图（dDVH）。DVH可以用来对治疗计划进行比较和评估。

3. 治疗计划的评估分两大类

如下所述。

（1）平面显示，多数三维治疗计划都能以多种方式显示三维解剖结构、射束排列、剂量分布等，可以用来帮助评估治疗计划。用于显示剂量分布的测量和计算的最普遍的方法是等剂量曲线。曲线的间距密集说明剂量梯度大，而间距大则表示剂量梯度小。

（2）数字显示或读数，三维治疗计划系统能在整个感兴趣的体积范围的三维矩阵上计算剂量分布。剂量体积直方图DVH概括了这些分布数据，可以直接评估靶区和危及器官的剂量。"理想的"靶区

DVH 是 100% 的靶体积接受 100% 的处方剂量，而正常组织的 DVH 则是 100% 的体积接受零剂量。为了全面评定治疗计划，往往要求两种方法相结合。

（五）计划验证

三维适形放疗的验证主要包括等中心和射野验证。等中心验证通常是在患者治疗计划完成后，在治疗计划系统按照计划等中心设计一对正交野并生成 DRR 片，再与治疗机或模拟机上拍摄的等中心验证片相比以确认治疗等中心。射野验证片则是由计划系统直接生成各个射野的 DRR 片与治疗机或模拟机上拍摄的射野验证片相比较以确定射野几何关系的一致性。

四、立体定向放射治疗

1951 年瑞典学者 Leksell 首先提出立体定向放射外科（stereotactic radiosurgery，SRS）的概念，采用等中心治疗的方式通过立体定向技术将多个小野三维聚焦在病灶区实施单次大剂量照射治疗。由于射线束从三维空间聚焦到靶点，因此病灶区剂量极高，而等剂量曲线在病灶以外迅速跌落，病灶与正常组织的剂量界限分明，如外科手术刀对病变进行切除一样，达到控制、杀灭病灶的同时保护正常组织的目的。目前用于立体定向放射外科的治疗机分 ^{60}Co 和直线加速器两类，采用的是 γ 射线或 X 射线，故有 γ 刀及 X 刀之称。

立体定向放射治疗（stereotactic radiotherapy，SRT）是将立体定向放射外科的方法，尤其是立体定向的固定体位方法及影像技术，与标准放射治疗分次方案相结合的治疗手段。在此基础上，近年来又发展出了体部立体定向放射治疗（stereotactic body radiotherapy，SBRT）。SBRT 在传统 SRT 的基础上引入了调强、容积调强及图像引导等新技术，其分次次数较少，一般不大于 5 次，剂量也远高于常规放疗剂量分割。

放射外科系统包括立体定位框架（适配器）、治疗机、计算机硬件和治疗计划软件。通过与 MR 或 CT 等影像设备的连接后，能精确地确定靶区的大小和位置，并完成治疗计划的设计和照射的实施。

（一）γ 刀

γ 刀治疗机（第一代）由分布在半球形装置上的 201 个源位内的 5 500～6 000Ci 辐射强度的钴-60 放射源组成，以这种方式，从准直器射出的射线可通过相对均匀地分布在头颅凸面上的点进入颅内聚焦。4 个线束直径为 4～18mm 的可互换的颅外准直器头盔用来适应不同的靶体积，亦可换用各异设计的准直器使剂量分布更合适于靶区形状。近年来 γ 刀治疗机有了各种新的发展，其主要途径是通过较少的钴-60 放射源以不同的动态旋转方式聚焦。如典型的体部伽马刀是通过旋转锥面聚焦方式将 30 个钴源聚焦于一点，治疗时 30 束射线都随源体绕过焦点的公共轴线旋转，使每束射线变成一个动态的圆锥扫描面，焦点为圆锥的顶点，其焦点处剂量很高，而周围剂量跌落显著。

（二）X 刀

以直线加速器为基础的立体定向放射外科，是使用经过圆形准直器或微型多叶准直器准直后的窄束 X 线，围绕靶区进行旋转治疗，并配合不同的治疗床角度实现多弧非共面照射。近年来容积调强技术也被引入到这一治疗方式中。X 刀治疗对加速器的等中心精度提出了较高的要求，一般情况下最好在 0.5mm 以内。

（三）射波刀

射波刀（CyberKnife）是由美国 Accuray 公司生产的放射外科及体部立体定向放射治疗专用设备。它由 5 个系统组成：

1. 机器人放射系统

包括 6MV 微型医用直线加速器和具有 6 个自由度的机械手臂。

2. 立体定位系统

包括一组正交照射的 X 线摄片机和单晶硅成像设备。

3. 呼吸追踪系统

主要包括呼吸追踪器和激光信号发生装置。

4. 自动治疗床系统

具有6个自由动度的全自动治疗床（即治疗床可在一定范围内进行上下、左右、前后的平移和旋转）。

5. 管理系统

包括综合控制系统、治疗计划系统（可完成正向／逆向治疗计划）、影像融合及绘图软件等。该设备最早用于放射外科学，主要针对颅内病变（如动静脉畸形、三叉神经痛等疾病）的治疗。通过对机械臂的控制，准直后的X射线束可在患者体外半球面的100多个结点（每个结点有12个照射方向可供选择）上进行照射，可作等中心／非等中心、共面／非共面照射。

系统由机器臂的轨迹和在每一个机械臂方向给予的跳数来确定某次治疗。在摆位和治疗过程中，系统采用两个装在天花板上的诊断X射线源和水平装在地面上的非晶硅影像探测器把实时的放射影像与治疗前的CT或磁共振图像在线关联起来，用于确定在整个治疗过程中患者和肿瘤位置的重复性。其立体定位系统可以通过实时追踪标记物的位置监控靶目标，患者如有位移，计算机则会立即计算出靶目标在X、Y、Z轴上的坐标变化（轴线位移和旋转误差），自动通过治疗床和机械手臂及时修正X射线束的照射方向。而在治疗因呼吸而移动的肿瘤时，射波刀可实现跟踪照射。

射波刀系统的机械精度可达1mm左右。在治疗颅内和脊椎附近病灶的时候，可利用颅骨或脊椎上的骨性标记，实现对病灶位置精确定位，无须植入金标。对于颅外，例如肺部，受呼吸运动影响大的肿瘤，射波刀在治疗过程中，可对部分肿瘤利用肺部定位技术对移动肿瘤进行治疗，而其他则需要微创植入金标。通常，颅内病灶一次照射时间为30～55分钟，颅外移动病灶追踪一次照射时间为55～90分钟。

（四）X（γ）射线立体定向放射治疗剂量分布特点

小野集束照射，剂量分布集中；靶区周边剂量梯度变化较大；靶区内及靶区附近的剂量分布不均匀；靶区周边的正常组织剂量很小。

由于单次治疗剂量较高，治疗次数少，立体定向放疗对治疗计划系统中所获取的治疗机相关数据（机械参数、辐射参数）提出了较高的要求。数据采集过程中应特别注意探测器的挑选和使用，尽量降低误差。

上述特点从某种意义上讲靶位置和靶体积的确定比剂量大小的确定更为重要，因此对于立体定向放射治疗而言必须进行治疗前的位置验证，如果能够在治疗过程中采用实时的图像引导则更能确保患者安全。

（五）立体定向放射治疗与常规放射治疗的不同

治疗体积小，$1～30cm^3$，直径小于4cm；单次照射剂量6～30Gy或更高，分次次数1～5次；需要靶区定位和立体定向参数上特别的精确。对于SBRT，扫描层厚不得大于3mm，计划系统计算矩阵不得大于2.5mm；对于头部SRS或SRT则相关参数应更高。

五、调强放疗

调强放射治疗（intensity-modulated radiation therapy，IMRT）是三维适形放疗的拓展，一般意义上的3D-CRT是指常规3D-CRT（conventional 3D-CRT），即射线束在射野方向和靶区形状一致，射野内的射线强度均匀或只作简单地改变，比如用楔形块或补偿块改变射线束计量分布。而新型的3D-CRT是指IMRT，它使用了现有三维适形放疗的所有技术，并通过使用基于计算机的各种优化算法，根据临床剂量要求，逆向生成非均匀射束强度，更好地保护正常器官，同时增加靶区剂量，其剂量分布与靶区的适形度较常规3D-CRT有了极大的改善，真正在三维空间上实现了剂量分布与肿瘤形状的一致。逆向治疗计划设计是调强放射治疗的重要特征。

调强放疗的核心是具备逆向优化功能的治疗计划系统和能够实现强度调制的加速器实施系统。调强计划系统基于患者三维图像获取靶区和危及器官的立体信息，通过确定靶区剂量和危及器官限量，由优化算法计算出各个射野所需的强度分布，同时再将非均匀的强度分布优化分配给射野的每一微小部分，这些微小部分称为"子束"。加速器射野内的辐射束强度分布则由辐射束强度调制器来改变。计划系统优化每个射野的各个子束强度的能力极大加强了对其射野辐射通量的控制．使按需要生成最优剂量分布成为可能。这一改进后的剂量分布有可能在提高对肿瘤控制的同时降低正常组织损伤。由于需要对构成治疗计划的数万个子束的相对强度进行设置，调强放射治疗需要运用专门的计算机辅助的优化方法，仅靠人工难以完成。

（一）调强的常见实现方式

二维物理补偿器：类似于常规放疗中人体曲面和不均匀组织的补偿，通过改变补偿器不同部位的厚度，而调整野内照射强度。特点是：调强效果确切、可靠；制作复杂；影响射线能谱分布。

MLC 静态调强：根据照射野所需强度分布，利用 MLC 形成的多个子野以子野为单位进行分步照射。其特点是：照射过程中子野转换时加速器出束需要中断。

MLC 动态调强：通过调整 MLC 叶片的运动速度和加速器剂量率，使其互相配合产生不均匀的照射野剂量分布。其特点是：叶片运动过程中，加速器出束不中断。

容积调强（volumetric modulated arc therapy，VMAT）：VMAT 实现方式是在旋转加速器机架的同时调整加速器剂量率和 MLC 射野形状，达到调强目的。其可调节参数包括：剂量率、MLC 位置、机架转速等。

螺旋断层调强放射治疗（TOMO）：断层治疗方式因模拟 CT 扫描技术而得名，按治疗床的不同步进方法分两种治疗方式：Carol 方式（单层治疗时治疗床不动）和 Mackie 方式（治疗时床与机架同时运动），目前临床常见的是 Mackie 方式。与 CT 一样，螺旋断层治疗机治疗时机架和床同时运动，这就提高了治疗速度并且使扇形射束之间连接平滑。它的射束可以从各个方向入射到患者身上，不受角度限制，也不用担心机架与治疗床发生碰撞。目前 TomoTherapy HI-ART 系统（TomoTherapy, Inc, Madi-son, WI）由嵌入式 6-MV 直线加速器在一个环形机架上旋转实施治疗，源轴距为 85cm。当给予患者调强放射治疗时，患者的治疗床在 y 方向运动（朝机架方向）通过机架的孔，类似于进行螺旋 CT 检查。因此，在患者的参考坐标系中，治疗束与螺旋方向成角度，扇形束的中点通过孔径的中心。与螺旋 CT 类似，治疗束的间距定义为机架旋转一周床移动的距离除以 y 方向射野的宽度（通常在 0.2～0.5）。在 y 方向射束的宽度用一对铅门来确定，它可以从三个可选值（1cm，2.5cm 或 5cm）中选择一个用于任一特定患者的治疗。横向上，治疗束被 64 对多叶准直器进行强度调节，多叶准直器的叶片在开、关状态之间快速转换。对于横向 40cm 长度的野，每一个叶片在孔径中心的投影宽度为 6.25mm。通过不同叶片每次开放时间的变化来完成强度的调节。单个调制模式可以随角度变化（一周严格地分为 51 个照射方向）。在治疗中，机架以 10～60 秒每周的周期范围匀速旋转。被调制的治疗束的照射程度用所谓的调制系数来描述。调制系数的定义为：照射过程中叶片开放的最大时间与平均的叶片开放时间的比值。间距和最大调制系数是治疗计划设计者需要说明的新参数。高度调制的治疗可以获得更好的适形度，但是它不可避免地延长了治疗时间。螺旋 MVCT 图像可以用机载的氙气 CT 探测系统和 6-MV 直线加速器获得，此时当患者的治疗床沿 y 方向通过机架孔径时，加速器叶片全部开放。配准软件可用于日常患者摆位图像与存储的 CT 治疗计划图像的比较。

电磁扫描调强：在电子回旋加速器的治疗头上，安装两对正交偏转磁铁，通过计算机控制偏转电流的大小，即可调整电子束照射的面积、强度，从而进行电子束调强。

其他调强方式，如独立准直器调强和水银"棋盘"调强。

目前调强放疗应用最普遍的是通过 MLC 实现的静态和动态调强。

（二）调强放疗的流程

如上所述，调强放射治疗与三维适形放射治疗在概念和实现方法上有显著差别。但是它们仍有很多相似之处。与三维适形放疗类似，调强放疗过程包括：患者体位固定及三维影像获取、靶区及危及器官勾画、治疗计划设计、治疗计划评估、治疗计划的验证、治疗方案的实施与实时验证。与三维适形放疗计划射野设定不同的是：调强射野不需要刻意避开危及器官，射野一般情况下应避免对穿，理论上射野数越多越好，但临床上一般控制在 5～9 个范围内。

（三）调强放疗系统的质量保证

调强放疗对位置和剂量的精度提出了很高的要求。验证整套治疗系统是否精确地将所需剂量照射到了患者体内是保证调强疗效的关键。调强放疗的质量保证包括：系统的常规质量保证、针对具体患者的质量保证。

1. 调强放疗治疗系统的常规质量保证

如下所述。

（1）计划系统的质量保证：计划系统的质量保证包括：治疗计划系统非剂量学的质量保证、治疗计划系统剂量学的质量保证、治疗计划系统周期性的质量保证。

（2）直线加速器的质量保证：直线加速器的质量保证包括机械参数的检测和辐射相关参数的检测两个方面。

（3）多叶光栅的质量保证：多叶光栅的质量保证包括静态和动态到位精度验证。在传统能3DCRT中，MLC只是用来形成照射野的形状，1~2mm的叶片位置的偏差对输出剂量和治疗结果影响并不大，因为这个偏差相对于照射野大小来讲是很小的。但在调强放疗中，这一位置偏差所造成的影响却不容忽视。比如，静态调强是通过多个子野的注量相加产生整个射野的注量分布图，其中一些子野很窄。一些研究表明射野宽度为1cm时，如果叶片位置有零点几毫米的偏差，就会产生百分之几的剂量偏差。

（4）机载影像系统的质量保证：在日常工作中，对机载影像系统成像的定期校准能够保证成像质量的稳定。校准一般每两个月进行一次，但如果图像情况有明显变化，则应立即进行校准。

2. 针对具体患者的质量保证

在实际工作中，对患者的治疗进行质量保证主要包括剂量学验证和位置验证两方面。

（1）剂量学验证：剂量学验证有三种方式：点绝对剂量验证、照射野通量分布验证和剖面等剂量线分布验证。

①点绝对剂量验证：在计划系统中将患者实际治疗计划"移植"到经CT扫描并且三维重建好的水等效模体或仿真体模中，并进行计算。在加速器上执行验证计划，挑选感兴趣区域使用灵敏体积较小的电离室测量点剂量。将测得值与计划系统计算结果进行对比。在实际操作中，应注意挑选剂量梯度变化较小的区域进行测量。

②照射野通量分布验证：验证照射野通量分布首先应根据患者实际治疗计划在模体中生成单个照射野通量分布验证计划。通过胶片或探测器矩阵，在加速器上执行验证计划获取垂直于射束方向的单野通量分布图。最后通过分析软件比较实际照射与计划输出的结果。

③剖面等剂量线分布验证：在水等效模体或仿真体模中根据患者实际治疗计划生成验证计划，并在加速器上实施，应用分析软件分析模体中探测器测得的剂量分布，并与计划输出的结果相比较做出判断。

（2）实时位置验证：除剂量学误差外，实际摆位过程中造成的误差也直接影响到调强放疗的质量，因此有必要进行实时的位置验证。实时位置验证可以通过加速器自带的电子射野影像系统获取的患者治疗时实际体位影像与计划系统输出的数字重建（DRR）图像之间的误差，调整患者体位以满足计划要求，最大限度地降低由摆位产生的人为误差；也可以由机载的KV级影像系统获取锥形束CT图像（cone beam CT，CBCT）与定位CT图像校正误差；KV影像系统同时也可以获取KV平片与DRR比较；也有其他多种图像引导方式，详见下节。

调强放疗治疗系统的常规质量保证和对具体患者的治疗计划的验证对于整个调强放疗的实施及疗效具有极为重要的意义。这一系列质量控制措施通过降低系统误差和人为误差，保证了调强放疗的精度。但针对不同的治疗和物理测量设备应做适当调整，制定相应的质量保障措施，更好地发挥自有设备的优势。

六、图像引导放疗

调强放疗技术可以产生高度适合靶区形状的剂量分布，达到了剂量绘画或剂量雕刻（dose painting/sculpture）的效果，基本解决了静止、刚性靶区的剂量适形问题。但实际情况上，在患者接受分次治疗的过程，身体治疗部位的位置和形状都可能发生变化，位于体内的靶区形状，以及它与周围危及器官的位置关系也会发生。

（一）根据引起变化的原因可将这些变化分为三类

1. 分次治疗的摆位误差

治疗摆位的目的在于重复模拟定位时的体位，并加以固定，以期达到重复计划设计时确定的靶区、危及器官和射野的空间位置关系，保证射线束对准靶区照射。但实际情况是尽管采用各种辅助摆位装置，并严格按照操作规程摆位，摆位误差仍可能有数毫米、甚至更大。原因是多方面的。首先是人体非刚体，它的每个局部都有一定的相对独立运动的能力，因此严格讲体表标记对准了，只说明标记所处的局部皮肤位置重复到模拟定位时的位置，而皮下的脂肪、肌肉，更深处的靶区位置则可能重复不准。其次，摆位所依据的光距尺和激光灯有 1~2 毫米的定位误差。再次，治疗床和模拟定位机床的差别、体表标记线的宽度和清晰程度等因素均会影响摆位的准确度。另外，技术员操作不当还会引入粗差。

2. 不同分次间（Interfraction）的靶区移位和变形

消化系统和泌尿系统器官的充盈程度显著影响靶区位置，例如，膀胱充盈程度会改变前列腺癌靶区的位置。另外，随着疗程的进行，患者很可能消瘦、体重减轻，这会进行性地改变靶区和体表标记的相对位置。再则，随着疗程的进行，肿瘤可能逐渐缩小、变形，靶区和危及器官的相对位置关系发生变化，计划设计时没有卷入照射野的危及器官可能卷入。

3. 同一分次中（Intrafraction）的靶区运动

呼吸运动会影响胸部器官（肺、乳腺等）和上腹部器官（肝、胃、胰腺、肾等）的位置和形状，会使它们按照呼吸的频率做周期性的运动。心脏跳动也有类似呼吸的作用，只是影响的范围更小、程度更轻。另外，胃肠蠕动和血管跳动也会带动紧邻靶区。

针对上述的器官运动和摆位误差，目前最常用的处理方法是临床靶区外放一定的间距（Margin）、形成计划靶区，间距的宽度足以保证在有靶区运动和摆位误差的情况下，靶区不会漏照。这种处理方法简单易行，但却是非常消极的，因为它是以更大范围的周围正常组织、尤其是以危及器官的受照为代价的。如果采用调强放疗技术，这种处理方法还会引入一个新的问题，就是射线照射和靶区运动的相互影响（interplay），也就是说射线照射和靶区运动有可能玩猫抓老鼠的游戏，例如，乳腺癌调强切线野照射，为了形成类似楔形野的强度分布，MLC 采用滑窗技术，从切线野外缘往内缘运动，如果乳腺此时随呼吸运动也从外往内运动，则乳腺靶区实际受照剂量都将高于计划剂量，相反则低于计划剂量。

（二）应对措施

更积极的处理办法应是采用某种技术手段探测摆位误差和（或）靶区运动，并采取相应的措施予以应对。对于摆位误差和分次间的靶区移位（以下合称摆位误差），可采用在线校位或自适应放疗技术；对于同一分次中的靶区运动，可采用呼吸控制技术和四维放疗技术或实时跟踪技术。按照 IGRT 的定义，这些技术均属于 IGRT 技术的范畴，下面分别予以介绍。

1. 在线校位

在线校位（online correction）是指在每个分次治疗的过程中，当患者摆位完成后，采集患者 2D/3D 图像，通过与参考图像（模拟定位图像或计划图像）比较，确定摆位误差，实时予以校正，然后实施射线照射。

该技术应视为最简单的 IGRT 技术，开展研究最早，报道也最多。例如，De Neve 等 1992 年报道采用电子射野影像系统采集正侧位图像的方法检查每次摆位；当误差大于允许值时，通过移床予以校正，然后再做治疗。又如，在靶区附近预埋金标记、每次治疗前拍正侧位片重定位的方法开展体部立体定向治疗。该方法的特点在于充分认识到人体体部与头部结构的不同，并提出了有效的解决办法。人体头部有牢固的颅骨结构，并且在正常情况下，颅内脑组织相对于颅骨是静止不动的，因此可通过固定于颅骨的定位框架精确确定颅内靶区。相反，体部没有完整、近似刚性的骨结构，皮下脂肪层也更厚，同时呼吸运动、胃肠蠕动、膀胱的充盈程度等许多因素可以改变体内靶区相对体表标记的位置。显然，不认识到这种结构特点的差别，直接将头部的立体定位方法套用到体部是不科学的。相反，预埋的标记物靠近靶区、甚至在靶区内，因此可认为标记物与靶区位置是相对不变的，通过探测标记物就可以确定靶区位置；并且，由于标记物是金珠，在 X 射线透视图像上清楚可见，提高了定位准确度。

如上所述，在线校位的基本原理早已建立，近年新的发展主要体现在以下三个方面：

（1）射线探测装置从胶片到电子射野影像装置（electronic portal imaging device，EPID），提高了在线校位的自动化程度，缩短了在线校位造成的附加治疗时间（add-on time）。EPID 可分为荧光摄像、液体电离室和非晶硅平板阵列等类型。非晶硅平板阵列是目前商用最先进的成像装置。它具有探测效率高、空间分辨率和对比分辨率高的优点，但使用寿命偏短，大约五年，这意味着在加速器的正常使用期限内（10～15 年）需要更换一次、甚至二次成像装置。

（2）成像用射线源由治疗级 MV 级 X 射线发展到 MV 级 X 射线与 KV 级 X 射线并用、或只用 KV 级 X 射线源。采用 MV 级和 KV 级并用方式的治疗机有 Elekta 公司的 Synergy 加速器和 Varian 公司的 Trilogy 加速器。这两种机器均是在加速器机架的旋转平面内，与机架呈 90°的方向安装 X 射线球管，球管对侧安装射线探测器阵列。只用 KV 级 X 射线源成像的治疗机有 Nomos 公司的 Norva 加速器、和 CyberKnife 立体定向放疗系统。这两种设备均安装了两对 KV 级 X 射线球管和射线探测器阵列，两对装置轴线正交，相对水平方向倾斜 45°。

（3）校位图像从 2D 发展到 3D：获取 3D 图像可采用 CT-on-rail 技术或锥形束（cone beam）CT 技术。Siemens 的 Primatom 采用 CT-on-rail 技术，即在加速器对侧的导轨上安装一台 CT 机，CT 机与加速器共用一张治疗床，在治疗开始前做 CT 扫描，根据 CT 断层图像和 3D 重建图像确定摆位误差。

Elekta 的 Synergy 和 Varian 的 Trilogy 采用锥形束 CT 技术，即利用 KV 级 X 射线源绕患者旋转一圈或半圈，通过采集到的不同角度的透视图像重建 3D 图像。与 2D 图像相比，3D 图像的优势表现为：① 3D 图像可以提供 6 个自由度（3 个平移和 3 个旋转）的摆位误差数据，而 2D 图像最多只能提供 5 个自由度（3 个平移和 2 个旋转）的数据；②如果考虑到组织器官的形状变化，采用变形匹配技术，3D 与 2D 提供摆位误差数据的差别更大；③如果将患者的治疗计划移到校位的 3D 图像上，重新计算剂量分布，可以得到每个分次治疗时患者的实际受照剂量分布，根据实际受照剂量，可对后续的分次治疗做适当调整。

除了上述 X 射线成像方法外，对于膜部肿瘤，还可用超声做在线校位。例如，使用 Nomos 公司的超声引导摆位系统（BAT），在每次治疗前采集矢状位和横断位的超声图像，通过将计划系统产生的组织结构轮廓（如膀胱、直肠）叠加到超声图像做比较，确定摆位误差，并实时予以校正。

2. 自适应放疗

在设计一位患者的治疗计划时，PTV 和 CTV 之间的间距是根据患者群体的摆位误差和器官运动数据设定的。但实际上由于个体之间的差异，每位患者实际需要的间距是不同的。对大部分患者而言，群体的间距过大，而少数患者而言，群体的间距又过小。因此有必要使用个体化的间距。自适应放疗技术正是为了这个目的而设计的。该技术的运用过程是这样的：自疗程开始，每个分次治疗时获取患者 2D/3D 图像，用离线方式测量每次的摆位误差；根据最初数次（5～9 次）的测量结果预测整个疗程的摆位误差，然后据此调整 PTV 和 CTV 之间的间距，修改治疗计划，按修改后的计划实施后续分次治疗。

除了根据个体的摆位误差调整间距，自适应放疗技术还可以扩展到更高的层面，如根据患者每个分次实际照射剂量的累积情况，调整后续分次的照射剂量，或者根据疗程中肿瘤对治疗的相应情况，调整靶区和（或）处方剂量。因此，自适应放疗可理解为根据治疗过程中的反馈信息，对治疗方案做相应调整的治疗技术或模式。

3. 屏气和呼吸门控技术

对于受呼吸运动影响的靶区，屏气可以使靶区暂时停止运动。如果只在此时照射靶区，则在计划设计、由 PTV 外放生成 CTV 时可以设定更小的间距，因为靶区运动对间距的贡献可以忽略。屏气技术的代表有 Elekta 的主动呼吸控制技术（active breathing control，ABC）和美国纽约 Memorial Sloan-Kettering 癌症中心开展的深吸气屏气技术（deep inhalation breath holding，DIBH）。由于需要患者的配合和治疗前的适当呼吸训练，要求患者能承受适当时间长度的屏气动作，该技术仅适用于呼吸功能好、且愿意配合的患者。

呼吸门控（respiratory gating）技术是指在治疗过程中，采用红外线或其他方法监测患者的呼吸，在特定的呼吸时相触发射线束照射。时相的位置和长度就是门的位置和宽度。该技术的代表有 Varian 的 RPM 系统。该类技术只能减少靶区的运动范围，但不要求患者屏气，患者的耐受性好。

不管是屏气技术，还是呼吸门控技术，都只在一个呼吸周期中的某个时段实施照射，因此治疗时间会拉长，继而减少治疗机每天能治疗的患者人数。这个问题严重制约了两种技术的推广应用，尤其是在繁忙的治疗中心。处理呼吸运动更有效的技术是下面要介绍的四维放射治疗技术。它既不需要屏气，也不需要间断性的照射。

4. 四维放射治疗

四维（4D）放射治疗是相对于三维放疗而言的，在 2003 年的 ASTRO 会议上，专家们将其定义为在影像定位、计划设计和治疗实施阶段均明确考虑解剖结构随时间变化的放射治疗技术。它由 4D 影像、4D 计划设计和 4D 治疗实施技术三部分组成。

4D 影像是指在一个呼吸或其他运动周期的每个时相采集一套图像，所有时相的图像构成一个时间序列。目前 CT 的 4D 影像技术已经成熟，并且市场上有了呼吸门控、心电门控四维影像的 CT 系统。图 2-11 显示呼吸门控 4D CT 图像的采集过程。在图像采集的同时，利用一个呼吸监控装置（如腹压带）监控患者呼吸，可以保证采集到的每层图像均带有时相标签，然后按不同时相分为多套 3D 图像，从而得到图像采集部位在一个呼吸周期的完整运动图像。

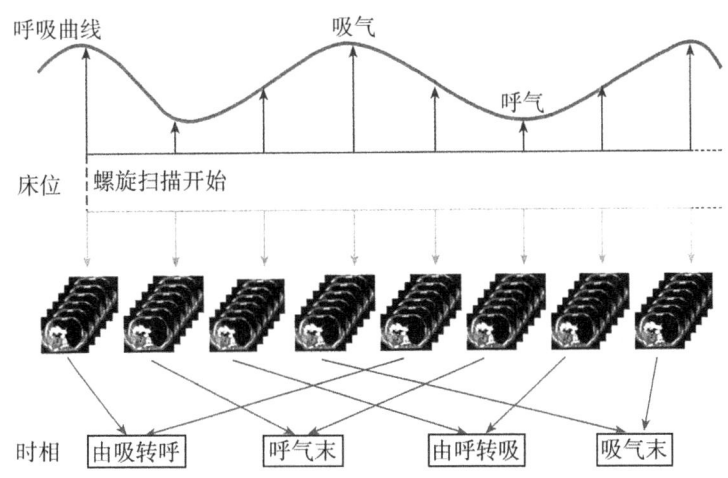

图 2-11 四维 CT 图像的采集过程

4D 计划设计是根据 4D 影像数据，优化确定一套带有时相标签的射野参数的过程。该过程包括以下步骤：

（1）输入 4D 图像数据，主要指 CT 图像，也可能包含其他模式的图像。

（2）以某个时相作为参考，建立不同时相的 3D 图像的空间坐标变换关系，由于呼吸引起的器官运动不是简单的刚体运动，需要采用变形匹配算法（deformable registration）。

（3）类似 3D 计划设计，在参考图像上定义靶区、危及器官等解剖结构。

（4）利用已建立的空间坐标转换关系，将已定义的解剖结构映射到其他时相的 3D 图像。

（5）设计参考时相的 3D 计划，并为所有其他时相设计类似计划，类似是指射野方向相同或接近，射野形状、权重／强度分布根据靶区、危及器官的变化作相应调整。

（6）为了评价靶区、危及器官等解剖结构在不同时相的累积受照剂量，需要将所有其他时相的剂量分布映射到参考时相。

（7）计算所有时相的合成剂量分布，采用与 3D 计划设计类似的方法评价合成剂量分布。

（8）如果第七步的评价满意，输出 4D 计划，包括输出不同时相的射野参数至治疗记录验证系统；如果评价不满意，回到第 4、5 步修改计划（图 2-12）。

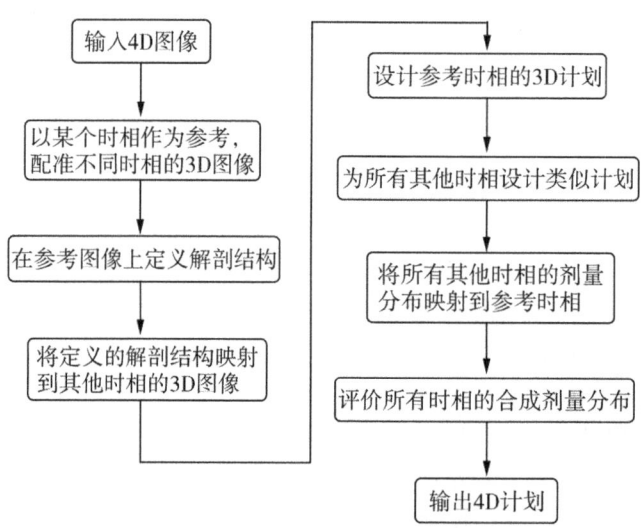

图 2-12 四维治疗计划设计过程

4D 治疗实施的基本设想是在患者治疗时，采用 4D 影像所用的相同的呼吸监测装置监测患者呼吸。当呼吸进行到某个呼吸时相时，治疗机即调用该时相的射野参数实施照射。因为从监测到呼吸时相的变化、到调用新的射野参数、到完成新参数的设置需要时间，也就是治疗实施对呼吸时相的变化有响应时间，所以需要预测软件以减少响应时间引入的误差。

目前，4D 影像技术已较为成熟，已商业化，而 4D 计划设计和 4D 治疗实施技术还处于研究阶段，因此开展 4D 治疗还有待后两者的发展成熟。

5. 实时跟踪治疗

尽管 4D 治疗技术可以完成运动靶区的不间断照射，但使用它有一个前提条件：治疗时靶区运动以及周围危及器官的运动完全与影像定位时它们各自的运动相同。这个前提只能近似成立，至少有两个原因。首先，人的呼吸运动并不是严格重复的，即使是连续的两个周期之间，也会有周期长度、呼吸幅度等差别。其次，由于治疗时间往往要比影像定位时间长，尤其是采用复杂技术（如 IMRT）或分次剂量高的技术（如立体定向放疗技术），患者难以保持固定不变的姿势，患者身体会发生不自主的运动。对于这些不能预先确定的运动，只能采用实时测量、实时跟踪（realtime tracking）的技术，即实时跟踪治疗技术。

目前最常用的实时测量方法是 X 射线摄影。由于不断地摄影可能会使患者接受过量照射，该方法往往与其他方法（如体表红外线监测装置）结合，以减少摄影频率，减少累积剂量。为了避免辐射剂量，其他方法（如 AC 电磁场和超声）也在积极研究之中。Calypso 4D 定位系统则是一个 AC 电磁场实时定位系统。该系统利用置于患者体外的 AC 电磁场阵列诱导植入靶区或靶区附近的转发器，并接收转发器发回的共振信号，从而确定转发器的位置，也就是靶区的位置。转发器大小为 1.8mm×8.0mm，通常植入三个，系统测量频率 10Hz，测量准确度达亚毫米级。

实时跟踪要求实时调整射线束或调整患者身体，以保证射线束与运动靶区相对不变的空间位置。射线束调整有三种方式：

（1）对于配备 MLC 的加速器，可以实时调整 MLC 叶片位置，改变照射野形状，保证照射野始终对准靶区照射。

（2）对于电磁场控制的扫描射线束，可以调整电磁场，改变射线束方向，保证照射野对准靶区照射。

（3）对于安装于机器手上的加速器（如 CyberKnife），可以调整整个治疗机，改变射线束的位置和方向，保证照射野始终对准靶区照射。比较三种方式，显然第一种最容易实现，用途也最广，后两种只适用于一些非常规的治疗机上。患者身体调整可以通过治疗床的调整实现，该方法只适用于缓慢的间断性的运动，不适用于呼吸引起的连续运动，因此其应用价值有限。

七、外照射靶区定文及处方剂量给定

（一）靶区及危及器官定义

根据国际辐射单位及测量委员会（The International Commission on Radiation Units and Measurements，ICRU）第83号报告，放射治疗中所涉及的靶区及危及器官主要作如下定义。

1. 肿瘤区（gross tumor volume，GTV）

指肿瘤的临床病灶，是通过各种诊断手段（如CT、MR、PET、DSA等）能够诊断出的、可见的或可证实的具有一定形状和大小的病变范围，包括原发灶（GTV－T）、转移淋巴结（GTV－N）和其他转移灶（GTV－M）。

2. 临床靶区（clinical target volume，CTV）

指包含CTV、亚临床灶、肿瘤可能侵犯的范围及区域淋巴结。CTV是在静态影像上确定的，没有考虑器官的运动和治疗方式。

3. 内靶区（internal target volume，ITV）

由于GTV和CTV没有考虑呼吸或器官运动等原因所导致的靶区变化，为了确保CTV的准确照射，在患者坐标中定义CTV外边界运动的范围为内靶区。ITV可由模拟机或CT/MR/PET的时序影像确定。

4. 计划靶区（planning target volume，PTV）

指包括CTV、ITV等由于摆位误差、治疗机误差及治疗间／治疗中靶区变化等因素而扩大照射的组织范围。为了确保CTV内的每一点都能真正得到处方剂量的照射，在设定PTV－CTV边界的时候需要考虑CTV的位置、形状、大小等内部因素，以及摆位、布野、照射技术等外部因素。

5. 治疗区（treated volume，TV）

由于治疗技术的限制造成处方剂量所包括的区域与PTV不同，因此定义某一等剂量线／面所包绕的范围为治疗区，该等剂量线／面主要由放疗医师来确定。

6. 危及器官（organ at risk，OAR）

指可能被照射区域所包括的正常组织或器官，它们的耐受剂量将显著影响治疗计划或处方剂量。理论上，所有的非靶区正常组织都是危及器官，但实际上根据GTV、CTV的位置及处方剂量的各异，危及器官亦有所不同。

7. 计划危及器官（planning organ at risk volume，PRV）

与PTV类似，PRV也是一个几何的概念，包括摆位误差及治疗间／治疗中OAR的移动范围。临床上对串行器官（如脊髓、脑干）的外扩较为常用。

8. 其他危及区（remaining volume at risk，RVR）

指放射治疗中靶区及危及器官以外未明确定义的区域。

（二）处方剂量给定

临床常用的处方剂量给定方式主要分为对参考点、参考等剂量线处方以及按剂量—体积限值处方等三种方式。

1. 对参考点（reference point）处方

即处方剂量给定在靶区内的特定点。ICRU 62号报告对参考点（ICRU Reference Point）的选择作了如下建议：

（1）参考点的剂量应与临床相关。

（2）参考点应能清晰明确地定义。

（3）参考点的位置应方便剂量精确给定。

（4）参考点应避开高剂量梯度区。在满足了上述建议的情况下，参考点一般应位于PTV的中心或附近，某些情况下也可能在射束交叉点上。

2. 对参考等剂量线处方

即处方剂量给定在包绕靶区的特定等剂量线上。一般情况下选定的等剂量线应能确保靶区所受剂量能够满足对肿瘤局部控制率的要求。

3. 剂量-体积限值处方

即对靶区要求满足处方剂量的体积达到一定的约束值，如要求 PTV 的平均剂量 D_{mean} 达到处方剂量，或 $D_{98\%}$、$D_{95\%}$ 达到处方剂量；对危及器官则要求受照剂量低于特定体积百分比，如胸部肿瘤要求正常肺的受照剂量大于20Gy部分的体积 V_{20} 应低于全肺体积的30%。上述处方方式常应用于调强放射治疗。

无论采用何种剂量处方方式时都应确保靶区剂量的均匀性，即对于较为均质分布的肿瘤要确保靶区剂量较为均匀，而针对异质分布的肿瘤则应确保每个子靶区的剂量均匀。

第四节 近距离放疗

近距离放射治疗是将封装好的放射源通过施源器或输源导管直接或间接放入或植入患者的肿瘤部位进行照射。其基本特性是放射源可以最大限度地贴近肿瘤组织，使肿瘤组织得到有效的杀伤剂量，周围的正常组织受量较低。近距离照射按施治技术主要分为以下几种照射方式：腔内照射、管内照射、组织间植入、敷贴照射和术中照射等。从放射源在人体置放时间长短划界，近距离放疗又可分为暂时性驻留和永久植入两类，后者常称为放射性粒子种植。

一、近距离照射的物理特点

近距离照射与外照射相比有四个基本区别：

1. 其放射源活度比较小，有几十个 MBq（几个 mCi，$1Ci = 3.7 \times 10^{10}Bq$）到大约 400GBq（10Ci），而且治疗距离短，约在 0.5～5cm 之间。

2. 射线能量大部分被组织吸收。

3. 放射源距离肿瘤很近或直接插入瘤内，肿瘤剂量远较正常组织的剂量高。

4. 由于距离平方反比定律的影响，离放射源近的组织剂量相当高，距放射源远的组织剂量较低，靶区剂量分布的均匀性远比外照射差，故在取出放射剂量归一点时必须慎重，防止部分组织剂量过高或部分组织剂量过低。

剂量率效应：剂量率的划分：低剂量率参考点的剂量率为 0.4～2Gy/h，高剂量率为参考点的剂量率 >12Gy/h。为了防止高剂量率治疗可能引起的治疗增益比的下降，目前可应用两种方式：①脉冲式剂量率治疗：其特点是在低剂量率连续照射总时间基本相同的时间内，以 1 小时为一时段，每时段患者之持续治疗很短时间，其余大部分时间处于无照射状态，以使高剂量率的生物学效应接近或等效于经典低剂量率连续照射。②高剂量率分次照射：其目的也是使其生物效应能尽量接近经典低剂量率连续照射的生物学效应。

二、近距离照射的临床应用

1. 腔内和管内照射

通过施源器将放射源放人体内自然管腔中进行照射的一种简单易行的方法。一般来讲，腔内和管内照射适用于较小且较表浅的腔内和管内病变。使用最为广泛的腔内放疗技术是插入官腔和阴道施源器来治疗宫颈癌。

2. 组织间植入

也称组织间照射或组织间插值近距离照射，即通过一定的方法将放射源直接插植到组织间进行照射。组织间插值在临床应用广泛，如头颈部肿瘤、乳腺癌、前列腺癌、软组织肿瘤等。包括暂时性插值和永久性植入。

3. 敷贴照射

模敷贴照射主要是将施源器按一定规律固定在适当的模上，敷贴在肿瘤表面进行照射的一种方法，主要用于治疗非常表浅的肿瘤，一般肿瘤浸润深度应小于 5mm 为宜。也可作为外照射后残存肿瘤或术腔内残存肿瘤的补充照射的手段。

三、放射性粒子植入

1. 放射性粒子植入的条件

永久性种植治疗是通过术中或 CT、B 超引导下，根据三维立体种植治疗计划，利用特殊的设备直接将放射性粒子种植到肿瘤区，放射性粒子永久留在体内。

粒子种植治疗一般需要三个基本条件：①放射性粒子；②粒子种植三维治疗计划系统和质量验证系统；③粒子种植治疗所需要的辅助设备。

（1）放射性粒子短暂种植治疗用粒子剂量率一般为 0.5～0.7Gy/h，核素包括 ^{192}Ir、^{60}Co 和 ^{125}I；永久性粒子剂量率一般为 0.05～0.1Gy/h，核素包括 ^{198}Au、^{103}Pd 和 ^{125}I。短暂种植治疗的放射性核素穿透能力强，不易防护，因此临床应用受到很大程度限制，而永久粒子种植治疗的核素穿透力弱、临床操作易于防护、对患者和医护人员损伤小，尤其是 ^{103}Pd 和 ^{125}I 两种粒子。

（2）三维治疗计划系统和质量验证系统粒子种植治疗有三种方式：模板种植；B 超和 CT 引导下种植；术中种植。由于粒子种植在三维空间上进行，而每种放射性粒子的物理特征又不相同，因此每一种核素均需要特殊的三维治疗计划系统。这一系统的原理是根据 B 超和 CT 扫描获得靶区图像，计算机及模拟出粒子种植的空间分布，同时决定粒子个数和了解靶区周围危及器官的剂量分布，指导临床粒子的种植治疗。

粒子治疗后由于人体活动和器官的相对运动，需要通过平片和(或)CT 扫描来验证粒子的种植质量，分析种植后的粒子空间分布是否与种植前的计划系统相吻合，剂量分布是否有变异和种植的粒子是否发生位移。

（3）粒子种植治疗的辅助设备根据不同部位的肿瘤选择粒子种植治疗的辅助设备，如脑瘤可利用 Leksell 头架辅助三维立体定向种植粒子。头颈和胸腹部肿瘤可利用粒子种植枪或粒子种植针进行术中种植。盆腔肿瘤科在 B 超或 CT 引导下利用模板引导种植粒子。其他的一些辅助设备包括粒子储存、消毒和运输装置等，确保放射性粒子的防护安全。

2. 放射性粒子植入的优点

如下所述。

（1）有三维治疗计划设计，可以精确重建肿瘤的三维形态，准确设计植入粒子的位置、数量及施入路径，满足靶区剂量具体化、个体化的优化设计要求。

（2）肿瘤接受的剂量明显增加，可以达到高剂量靶区适形。

（3）持续性低剂量率的照射，能够对进入不同分裂周期的肿瘤细胞进行不间断的照射，提高了放射敏感性，有较高的放射生物效应。

（4）由于粒子在组织内的穿射距离短，通过调整粒子源间距和活度，靶区外剂量可得到很好控制，周围正常组织可以得到有效保护。

（5）放射性粒子为钛合金封装的微型粒子，与人体有较好的组织相容性。

（6）操作简便，设备费用低。

（7）短半衰期、低能量、低活度的放射源始终包埋在专用容器内，手术者操作过程中始终不接触粒子，使防护更安全。

第五节　放射治疗的一般过程

整个放射治疗过程可划分为临床检查及诊断、确定治疗方针、模拟定位、计划设计、治疗验证、计划执行（即治疗）和随访共七个阶段。任何患者的放疗都需要依次经历这七个阶段。如果将整个放疗过程比喻为一个链条，那么每个阶段就是链条上的一个环节。这些环节环环相扣、有机配合是放射治疗取得成功的关键。任何一个环节出现差错，都会影响整个放射治疗的质量。

在治疗过程中的不同阶段有不同的工作任务，由放疗医师、物理师和技师以及其他医务人员共同承担，或他们中的一部分人承担。上述人员构成放疗团队，只有这个团队精诚合作、协调配合，才能顺利完成每个阶段的工作任务。主管医师是团队的领导者，是团队的核心，在整个治疗过程中负责患者的治疗，做出关系患者疗效的所有重要决定，如确定治疗方针、批准治疗计划。其他工作人员是团队的重要成员，往往在治疗的一个阶段或数个阶段承担工作任务，发挥重要作用，如物理师是治疗计划的设计者，技师是治疗计划的执行者。

在放疗过程的七个阶段中，重要且最能反映放疗特点的四个阶段是模拟定位、计划设计、治疗验证、计划执行（即治疗）。在这四个阶段，每种放疗技术可能有不同的工作内容、采用不同的放疗设备。比如说，传统2D放疗技术在模拟定位阶段需要用常规模拟机；计划设计阶段只需要用二维计划系统，甚至不需要计划系统；在治疗验证阶段只需要验证等中心位置和射野形状；在计划执行阶段，只需要常规加速器。而采用调强适形放疗技术，则在定位阶段要采用CT模拟机；在计划阶段要采用具备调强计划功能的三维计划系统；在治疗验证阶段不仅要验证等中心位置和射野形状，还需要模拟患者治疗条件做剂量验证；在计划执行阶段要使用具备调强放疗功能的加速器或常规加速器配合外接的调强装置。下面分别介绍这四个阶段的工作任务，尤其是医师在其中承担的任务。

一、模拟定位

定位是通过现实的或虚拟的方式模拟放射治疗，采集患者治疗部位的影像，确定照射野在体表的对应位置并做标记的过程。模拟定位阶段的工作任务有两个方面，分别是体位固定和靶区定位。体位固定就是为患者选择将来治疗时应采用的体位；有必要的话，采用体位固定装置，以保证在分次治疗时患者体位的重复性和一次治疗过程中体位的固定。选择体位的原则是：①应在靶区定位开始前确定；②应考虑治疗方案（布野）的要求；③应结合患者的身体状况考虑体位的可重复性。

靶区定位就是确定靶区的位置和范围，以及它（们）与危及器官、周围其他正常组织之间的空间位置关系，为下一阶段的计划设计采集必要的解剖数据。靶区定位有两种常用方式：常规模拟机定位和CT模拟机定位。

1. 常规模拟机（simulator）定位

常规模拟机定位是为常规放射治疗做准备。利用X射线透视成像原理，可以采集到在照射野方向上靶区、危及器官和周围其他正常组织的投影之间的关系。依据这种投影位置关系，可以为常规放疗确定靶区在体表的参考标记、照射野方向、照射野的大小和形状。常规模拟机室往往配备人体描器或人体曲面描迹尺。利用它们，可以画出若干横断面的人体外轮廓，可以标出体表参考标记在外轮廓上的位置。少数模拟定位机具备CT断层扫描功能。利用它可以采集治疗部位的若干层横断面图像。这些外轮廓图（或横断面图像）和射野参数以及射野定位片将用于下一步的两维治疗计划设计。

2. CT模拟机（CT simulator，CT－Sim）定位

CT模拟机定位是为适形放疗和调强放疗等先进的放疗技术做准备。CT模拟机有断层扫描和虚拟模拟两大功能。利用断层扫描功能，可以获得两种信息。第一种信息是人体外轮廓、靶区、危及器官和其他正常组织的空间位置关系。CT扫描的临床应用，以诊断颅脑病变效果最好，约占CT全部检查的75%，其他如腹、胸部检查占25%，CT发现颅内占位性病变的准确率可达98%。CT扫描具有较高的密度分辨率，在一些情况下，可不用造影剂能分辨腹部脏器里的小病变，特别对肝、胰、肾、脾以及腹膜

后间隙等实性病变诊断效果较好。CT扫描可同时显示出几个脏器的病变，例如胰腺癌，同时可显示出肝转移灶。CT对胸部疾病的诊断效果不像对颅脑和腹部的那样显著，胸部普通X射线摄影已经比较完善，而且显示的影像相当满意。但CT扫描因具有高分辨率，能够发现肺带胸膜下小的病灶。此外，对纵隔肿瘤的诊断特别是在鉴别实性、囊性或脂肪性方面有独到之处，但尚不能分辨肺内球性病灶的良、恶性。

CT断层扫描提供的第二种信息是不均匀性组织的密度，如肺和骨的密度。作放射治疗计划设计时，经常要遇到不均匀组织的剂量修正问题。该问题的关键在于要了解射线通过的途径上组织的范围和密度。CT机就是根据体内不同密度的组织对X射线的吸收差别来显示CT图像的，因此有可能将CT值（与组织密度成比例）变换成组织的密度值。在CT模拟机验收时，要利用CT值校准模体（其中含各种已知密度的材料）确定不断扫描条件下CT值与密度之间的转换关系，并定期予以检查。

利用CT模拟机的虚拟模拟功能，可以根据断层扫描图像重建治疗部位的3D图像（3D假体）；利用射野方向观（BEV）、数字重建透视（DRR）和Room's Eye View等工具实现类似常规模拟机的肿瘤定位和射野模拟。

CT模拟定位过程有7个步骤，分别是：①确定患者治疗体位；②有必要的话，选择体位固定装置（如采用热成型塑料固定膜，则制作固定膜；如采用真空袋，则抽真空成型）；③选择合适的条件，做断层扫描；④利用虚拟模拟软件，重建患者3D假体，重建正侧位DRR，确定等中心位置；⑤移床和激光灯确定等中心在膜（皮肤）上的位置并做标记，在皮肤上画出固定膜的轮廓；⑥将患者扫描图像和等中心位置等定位信息传至计划系统；⑦患者下床，整个定位过程结束。

二、治疗计划设计

无论是传统2D、3D CRT，还是IMRT技术，其计划设计的基本过程都是相同的。如图2-13所示，该过程有六个步骤，分别是输入患者一般信息和图像信息、登记和配准图像、定义解剖结构和给定临床处方剂量要求、确定射野参数、评价治疗计划、输出治疗计划报告和传输射野数据。

1. 输入患者一般信息和图像信息

一般信息是指姓名、病历号等。图像信息是指模拟定位获得的人体外轮廓图或CT断层图像，和其他影像学检查获得的图像（如核磁、超声和正电子扫描）。输入图像的方式有两类：①如果人体外轮廓和图像是以硬拷贝的方式保存，则使用胶片扫描仪或数字化输入；②如果人体外轮廓和图像是以电子数据的方式保存，则可以通过网络或磁带、光盘等输入。前一种方式可输入的数据量少、数据失真度高、输入效率低，只用于2D治疗计划，目前正逐步被淘汰。后一种方式可输入的数据量大、数据不失真、输入效率高。这种方式广泛用于3D计划系统，尤其是网络代表数据传输的发展方向。

2. 登记和配准图像

登记图像是建立一组图像中层与层之间的空间位置关系的过程，而配准图像是建立两组不同图像之间的空间位置关系的过程。配准可能在异机和同机两种模式下进行。异机模式是指需匹配（熔合）的两组图像是在不同的机器上采集的，如CT图像和MR图像。由于在不同的机器上采集图像，患者需要两次摆位，体位的变化可能比较大，配准只能人工或半自动完成，配准的准确度可能受影响。同机模式是指两组图像是在一个机器上采集的，两次采集之间患者躺在治疗床上没动。比如，在CT机上采集增强和未增强的两组图像，在PET/CT机采集CT图像和PET图像。由于采集过程患者体位没有发生变化，配准可以自动完成，匹配的准确度高。

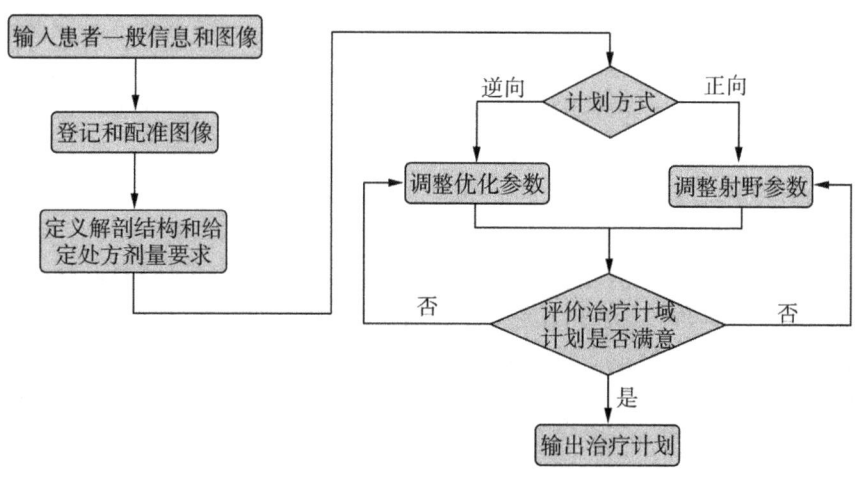

图 2-13 治疗计划设计过程

3. 定义解剖结构和给定临床处方剂量要求

需要定义的解剖结构一般有人体外轮廓、靶区、危及器官。根据 ICRU 50 号报告和 62 号报告，需要定义的靶区有肿瘤区（GTV）、临床靶区（CTV）和计划靶区（PTV）。GTV 和 CTV 由医师勾画。医师根据输入到计划系统的患者图像和其他检查诊断材料，结合特定肿瘤的临床表现，完成这项任务。PTV 一般是通过设定一个间距（Margin），由计算机根据临床靶区自动扩展产生。间距的大小取决于摆位误差大小和器官运动幅度。危及器官可由医师和（或）物理师勾画。

医师给定处方剂量要求，包括靶区的处方剂量和危及器官的耐受剂量。对于适形放疗和调强放疗，靶区处方剂量应给在 PTV 上，并至少包括 95% 的 PTV 体积。给定危及器官的耐受剂量时，应根据器官的功能单元联接方式。如果各功能单元串联（即串型器官），如脊髓、脑干，应给定最大剂量限值；如果各功能单元并联（即并联器官），如肺，应给定剂量体积约束；如果各功能单元混合联接（即混合型器官），如心脏，应同时给定最大剂量限值和剂量体积约束。

对于调强放疗的计划，物理师需要定义剂量成形结构（dose shaping structure），包括包围靶区的厚度 1～2cm 的壳层、定义在靶区凹陷部位的扇形区以及剂量热点和冷点。定义这些结构，并给予适当的剂量要求，可以引导计划系统的优化程序产生适合靶区形状的均匀的剂量分布。

4. 确定射野参数

不同的放疗技术需要确定的射野参数会有所不同。例如，经典适形放疗需要确定的射野参数有照射方向、射线能量、射野形状、射野权重、楔形板角度和方向；而 MLC 调强适形放疗需要确定照射方向、射线能量和子野序列（对静态调强）或叶片的运动轨迹（对动态调强）。确定参数有正向（forward planning）和逆向（inverse planning）两种方式。正向方式是指物理师根据经验和治疗常规，手工设定射野参数，然后评价计划系统计算得到的剂量分布。如果评价满意，射野参数就确定下来了；如果不满意，则调整射野参数。如此反复，直至计划满意。逆向方式是指物理师定义一个数学上的最优化问题，用问题的目标函数和（或）约束条件描述临床处方剂量要求（比如说，用目标函数描述靶区的处方剂量，用约束条件描述靶区剂量均匀度要求和正常组织的耐受剂量要求）。然后由计划系统求解最优化问题，给出一组最优的射野参数和相应的剂量分布。如果物理师评价满意，射野参数就确定下来了；如果不满意，则调整优化问题的参数（如正常组织的最大剂量限值或剂量体积限值以及相应的重要性系数）。如此反复，直至计划满意。两相比较，逆向方式的优点主要表现为计划质量的提高，因为逆向方式是从一个大得多的解空间搜索到最优解（即最优的一组射野参数）。但需要指出的是，逆向方式不一定能缩短时间。物理师仍然需要做许多手工调整，只是调整的参数发生了变化。

5. 评价治疗计划

可以从三个层次评价一个治疗计划。首先，也是最基本的，就是判断一个治疗计划是否可以顺利实施和实施效率。如果计划设置的射野参数值超出了机器的允许范围，比如说某个射野要求治疗床等中心旋转100°，而实际上该机器允许的旋转范围是95°，则这个计划将不能顺利实施。又如，如果治疗某个射野时机架会碰着患者或者床，则该计划也是不能实施的。对于这类计划，必须做修改。对于另一类计划，尽管可以执行，但实施起来很复杂，也需要考虑修改。其次，评价治疗计划需要看它是否满足临床的处方剂量要求。如果一个治疗计划不能满足临床处方剂量要求，如某个危及器官的受照剂量超过限值，则设计计划的物理师应反复多次调整射野参数（对于正向计划方式）或调整优化参数（对逆向计划方式），争取满足临床要求。如果多次调整失败，则应向主管医师解释失败原因，而主管医师应有针对性地调整处方剂量要求，比如说将一个疗程分为两段，在后一阶段视肿瘤缩小情况，缩小照射野。最后，对一个能实施、能满足临床要求的计划，还需要看是否有改进余地，也就是需要考虑一个最优化问题：在本部门现有设备条件下，该计划是否最优。

6. 输出治疗计划报告和传输射野数据

当医师和物理师确认一个计划后，物理师应打印一份完整的治疗计划，包括射野参数的详细列表、靶区剂量和分次方式、若干断层面的剂量分布、靶区和危及器官的剂量体积直方图、射野方向观（BEV）和（或）数字重建X线照相（DRR）。如果一台治疗机配备了治疗记录验证系统（R&V系统），则应通过网络、磁盘等电子方式将一套完整的射野数据传至R&V系统，供治疗时调用。如果一台加速器配备的多叶准直器（MLC）由一个独立的软件控制，则应输出一个MLC控制文件，用于治疗时控制MLC叶片的运动。有条件的话，可以将DRR图像输出到模拟定位机和（或）加速器的电子射野影像系统，供治疗验证时使用。如果计划时设定的等中心位置相对体表标记发生了移动，则需要患者回到CT模拟机或常规模拟机上重新定位，确定计划设定的等中心在体表的相应位置，并做标记。如果用整体挡铅形成适合靶区投影形状的射野，则模室技师需要根据BEV或DRR图制作挡块。

三、治疗计划验证

治疗验证是放射治疗质量保证体系的一项重要内容。它是为保证患者受照剂量的准确性，在患者治疗开始前和治疗过程中所做的，针对影响剂量准确性的各种因素所做的检查确认工作。验证内容可分为几何位置验证和剂量学验证。

1. 几何位置验证

几何位置验证就是验证患者的摆位和射野形状这些几何参数。验证患者摆位一般是这样做的：在疗程开始和疗程中每周一次拍摄正侧位射野片或用电子射野影像装置（EPID）获取正侧位射野影像，通过与模拟定位时拍摄的正侧位片或计划设计时产生的DRR进行比较，确定摆位误差。验证射野形状的主要方法也是拍射野片或获取射野影像。对光野是几何位置验证的辅助方法。运用时将计划系统打印的BEV图平放在治疗床上；将BEV图上显示的射野坐标系与光野十字线对齐；调整床的高度使源到BEV图的距离等于打印BEV图时输入的距离；设置射野形状，观察光野边缘是否与打印的射野边缘对齐。

2. 剂量学验证

剂量学验证就是验证患者实际受照剂量是否与计划系统计算剂量相同。验证方法有三种。首先是独立核对（independent check），即用一个独立于计划系统的程序重新计算每个射野的机器跳数或照射时间、若干个点的剂量（如等中心）、甚至剂量分布。其次是模体测量，即用患者计划"治疗"一个模体，通过验证模体受照剂量的准确性，间接验证患者受照剂量的准确性。最后是在体测量（in vivo dosimetry），即将剂量仪放置患者身体上射野的入射面或出射面测量。常用的剂量仪是热释光剂量仪和半导体剂量仪。这些剂量仪限于患者皮肤表面几个点的剂量验证。EPID正好可以克服这个缺点，它可以直接测量探测器平面的剂量分布，采用一些算法甚至可以重建患者体内三维剂量分布。但目前EPID做剂量验证的精确度还有待提高。三种方法中，独立核对目前常用于常规放疗和适形放疗的剂量学验证；模体测量常用于调强放疗；在体测量在我国一般只用于特殊照射技术的患者剂量监测，但在一些国家（如瑞典），法律规定必须对每一个患者的治疗坐在体测量。

四、治疗计划执行

当治疗前必要的验证工作完成，并且验证结果符合要求时，就可以开始治疗患者。放射治疗一般采用分次方式。一个分次的治疗过程有以下步骤：

1. 请患者进治疗室，向患者确认姓名和病案号。

2. 如果是第一次治疗，向患者描述治疗实施过程，包括照射野数目、每个照射野的方向、如何实现不同射野之间的切换，答案可能是技师在控制台操作按钮转动机架，或 R&V 系统自动转机架，或技师进治疗室转机架和（或）床、治疗的持续时间和其他可能发生并影响患者情绪的事情。告知患者如何在治疗实施过程与技师保持沟通。比如说，举手示意要求治疗暂停。

3. 治疗摆位：为了起到双重检查的作用，应有两名技师参加摆位。摆位前阅读治疗单上的摆位要求，并严格按要求进行；摆位过程中应与患者进行简单的交流，使患者身体放松、情绪稳定、积极配合摆位；摆位完成后，嘱咐患者保持身体不动。技师离开治疗室，回到操作室。

4. 拍摄射野片或采集射野影像：通常在患者第一次治疗前和疗程中至少每周一次执行这项治疗验证措施。在一些特殊情况，这样做的频率会更高。比如说，对于采用在线校正（on‑line correction）策略的患者，每次治疗前需要这样做，以便确定此次摆位的误差大小；有必要时，即时调整摆位。

5. 治疗实施：一位技师设置射野参数时，另一位应在旁边检查。检查无误时，方可实施治疗。在此过程中，技师应密切观察治疗参数的变化情况和患者身体。如因机器故障导致治疗中断，技师应记录中断时的各种射野参数，以便补照。如发现患者身体有移动迹象，应及时通过对讲系统提醒。如患者身体移动或患者示意要求中断治疗，技师应立即中断治疗，进治疗室与患者沟通。

6. 治疗结束：治疗实施全部完成后，技师做治疗记录；进治疗室，为患者解除固定装置，请患者下床。至此，一次治疗结束。

技师是治疗的实施者，每天与患者接触，每天操作治疗机和使用各种治疗附件，每天查看和记录治疗单，因此提高放疗技师的责任心和技术素质对保证治疗精度是极为重要的。由于每天治疗负荷很重，照射技术日趋复杂和精细，采用提高实施效率和减少人为差错的技术设备也是十分必要的。记录和验证系统（R&V 系统）就是这样一种设备，其核心功能是设置、验证、执行和记录治疗参数，其他功能有病案管理、图像管理、预约、收费、工作人员日程安排等。如果一台治疗机没有配备 R&V 系统，每次治疗时技师需要手工设置每个射野参数。这样做既费时费力，又容易出错，而且出错后也没有记录。相反，如果一台治疗机配备了 R&V 系统，每次治疗时技师只需要根据患者姓名和病案号将射野参数从系统调出；系统将可以自动设置并验证大部分参数，并提示技师完成其余部分参数设置，这样做既省时省力，又不容易出错。

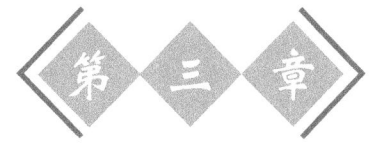

消化系统肿瘤的内科治疗

第一节 食管癌

食管癌（esophageal carcinoma）指来源于食管上皮（包括黏膜下腺体上皮）的恶性肿瘤。临床上以进行性吞咽困难为其最典型的症状，手术切除仍是主要治疗方法，预后取决于诊断治疗时的分期。

一、概述

全世界每年约40万人死于食管癌，几乎所有国家及民族均有发病，我国是食管癌发病大国，占半数以上。食管癌的流行病学有以下几个特点：①地域性分布：不同的地区发病率差别巨大。我国北部是食管癌的高发地区，河南省发病率达130/10万；②男性多于女性：低发区平均为2∶1，高发区约为1.5∶1；③年龄因素：食管癌的发病率随年龄增加而增加，35岁以前极少患食管癌，50岁后发病可占全部患者的80%以上；④种族差别：我国以新疆哈萨克族发病率最高，苗族最低。

食管癌的具体病因目前仍不清楚，但流行病学的研究表明，食管癌有高发区提示这些地区具有其发生的高危因素，如存在强致癌物、促癌物、缺乏一些食管癌的保护因素及该区域居民的遗传易感性等。关于吸烟与饮酒、亚硝胺类化合物、营养与微量元素、真菌感染、环境污染、遗传易感性等与其他肿瘤具有相似之处。

在食管癌的众多病因中，食管上皮的慢性物理损伤应引起重视。过烫、干硬、粗糙食物及进餐速度过快等是食管癌发病的重要危险因素之一。实验表明，70℃以上的烫食严重影响食管黏膜上皮细胞的增殖周期，并为细胞在有害代谢产物作用下产生癌变创造有利条件。

二、病理

与其他肿瘤类似，食管癌的发生也常经历一个长期演变过程，是一个漫长的过程，但在吞咽梗阻等临床症状出现后，病情发展即明显加快。研究发现从重度不典型增生发展到原位癌，可能需要5年甚至更长的时间，而从原位癌进展到出现明显临床症状，X线发现明显的食管黏膜中断、充盈缺损、管腔狭窄及溃疡等进展期癌，还需要3～5年的时间，而由进展期食管癌到最终死亡的自然病程一般不超过1年。因此认识食管癌的发展规律，及早发现治疗食管癌是提高生存率的关键。尽管癌前病变可以长期稳定不变，但仍应引起病理学家和临床医师的高度重视。

（一）食管癌的癌前病变

1. Barrett 食管及其不典型增生

正常食管下段鳞状上皮（粉红色）与胃黏膜柱状上皮（橘红色）交界形成齿状线。食管下端的鳞状上皮在长期反流性损伤及修复过程中逐渐化生为柱状上皮，称为 Barrett 食管。此时，齿状线形态变化，橘红色柱状上皮化生常向食管侧舌样或岛样伸展，也可在食管下段见孤立的橘红色柱状上皮化生岛。

Barrett 食管被公认为是食管腺癌的癌前病变，其患癌的危险性为正常人的 40～120 倍。在西方国家，近 30 年来食管腺癌的发病率迅速上升，目前已超过鳞癌，其演进过程可概括为：长期胃食管反流 – 反流性食管炎→Barrett 食管→不典型增生→原位癌→进展期腺癌。

2. 食管鳞状上皮异型增生

对早期食管癌的研究发现，食管中存在着单纯增生→不典型增生→癌多点病变，且各点独立，呈现一连续病变过程，原位癌处于不典型增生的包围中。食管癌的周围组织也常见不同程度的不典型增生的鳞状上皮。

（二）食管癌的大体病理

1. 早期食管癌

早期食管癌指原位癌（肿瘤局限于基底膜内）和无淋巴结转移的早期浸润癌（肿瘤局限于黏膜或黏膜下层），形态上大体分为四型：

（1）隐伏型：此为食管癌的最早期，食管黏膜仅有轻度充血或黏膜粗糙，内镜下不易辨认，需要特殊染色或内镜窄带光成像才能发现。

（2）糜烂型：黏膜可见浅的糜烂，形状大小不一，边界分界清楚，状如地图。原位癌与早期浸润癌约各占一半。

（3）斑块型：表面黏膜稍隆起，高低不平，病变范围大小不一，大约原位癌占 1/3，早期浸润癌占 2/3。

（4）乳头型：肿瘤呈乳头样向腔内突出，癌细胞分化较好，绝大多数是早期浸润癌，是早期癌最晚的类型。

2. 中晚期食管癌的大体病理

（1）肿块型：此型肿瘤最常见，约占 70%，肿瘤呈结节状或菜花状突出管腔，使管腔有不同程度的狭窄。

（2）溃疡型：约占 20%，病变呈大小、形状不一的溃疡，边缘不光滑，呈堤坎状隆起，溃疡底部凹凸不平，常有坏死组织覆盖。

（3）缩窄型：约占 10%，病变食管形成环状狭窄，表面粗糙不平，可有糜烂及结节，触之易出血，严重狭窄可致内镜无法通过。

（三）食管癌的组织病理

食管癌是来源于食管上皮包括黏膜下腺体上皮的恶性肿瘤，主要有以下四种组织学类型：

1. 鳞状细胞癌

简称鳞癌，为来自食管鳞状上皮的实体肿瘤，在我国是最常见的组织类型，占 90%～95%。镜检：分化好或较好，鳞癌镜下常见癌细胞呈不同程度的角化现象，形成癌株，也可见细胞间桥。

2. 腺癌

在我国，食管原发腺癌仅占 7%，但在西方国家，腺癌与鳞癌的发病率相当。食管腺癌多来源于 Barrett 食管的柱状上皮，故食管腺癌大多数（约 80%）位于食管下段。

3. 腺鳞癌

指腺癌与鳞癌两种成分共存于一个瘤体内，但其中任意一成分必须占瘤体的 20% 以上。否则只占瘤体成分 >80% 的细胞类型而不能称为腺鳞癌。因鳞状细胞更易化生，腺鳞癌的生物学行为近似于腺癌。

4. 神经内分泌癌

较罕见，分为小细胞癌与非小细胞癌。小细胞癌称为燕麦细胞癌，起源于神经内分泌细胞，可能来自鳞状上皮基底部的嗜银细胞。在结构和特征上与肺的小细胞癌相似，食管是除肺以外发生小细胞癌的最常见器官。

（四）食管癌的扩散

食管癌常见的转移方式包括直接浸润、淋巴和血行转移。

1. 直接浸润

癌肿随病期进展可逐渐侵犯黏膜下、食管肌层及外膜，穿透食管壁后可累及邻近的器官和组织，还可沿食管长轴及周径蔓延。颈段食管癌可累及喉、气管等。胸段食管癌可累及气管、支气管、肺门、胸主动脉、奇静脉、胸导管、下肺静脉、心包、左心房、膈肌等。腹段食管癌可累及贲门、胃、肝脏、胰腺等。

2. 淋巴转移

淋巴转移是食管癌的主要转移方式，手术标本约40%可查到淋巴结转移。主要是沿食管纵轴向上或向下进行，上段者多向上，下段者多向下。向上转移可达纵隔和颈部，向下可至腹部。

3. 血行转移

肿瘤经血行转移较淋巴转移的发生率低，但如果出现，提示为晚期食管癌征象，可转移至肺、胸膜、肝、脑、骨、肾和肾上腺等。

三、临床表现

患者症状的严重程度并不完全反映食管癌的病期，比如缩窄型食管癌很早就可出现吞咽困难症状，而溃疡型食管癌、腔内型食管癌可以在很晚才出现吞咽困难。

（一）早期症状

多数早期食管癌患者可无明显症状，常见的症状有：①进食时，尤其是大口进食或进干硬食物时，出现轻微的哽噎感；②胸骨后不适感，闷胀、疼痛或烧灼感；③吞咽异物感，进食时感觉到食管有异物存留，或进食食物挂在食管上不能咽下；④胸骨后疼痛，吞咽时胸骨后食管内刺痛或隐痛感。上述症状常常间歇出现，持续数年，但总体是缓慢、进行性加重。

（二）进展期症状

1. 进行性吞咽困难

这是进展期食管癌最常见、最典型的临床表现，绝大多数（大于90%）的进展期食管癌患者出现此症状。特点为，短时间（数月）内，患者呈现持续性、进行性加重的吞咽困难，即先咽下干硬食物困难，继之为半流质，最后连进食流质食物也困难，并伴有进食呕吐。值得注意的是，患者的吞咽困难可因肿瘤坏死脱落而一时缓解，也可因食物阻塞食管腔而突然加重到滴水不入。

2. 吞咽疼痛

患者在吞咽困难的同时，可发生咽部、胸骨后、剑突下或上腹部的烧灼痛、刺痛或钝痛等，其发生原因可能与肿瘤和炎症刺激引起食管肌肉的痉挛、食物潴留食管诱发的食管肌肉强力收缩试图将食物推送下行，或食物的物理因素（温度、pH、渗透压、硬度）刺激肿瘤溃疡面或肿瘤邻近食管黏膜的炎症面有关，因此患者服用解痉药、黏膜保护剂，改变饮食习惯等可能缓解。

3. 食物反流

可在吞咽困难早期出现，但最多发生于吞咽困难明显时，原因为食管癌病变引起病理性唾液和食管黏液分泌增多，受食管梗阻所限而滞留于食管内并刺激食管发生逆蠕动而吐出。呕吐成分以黏液和泡沫为主，呈蛋清样，有时混入血迹或食物残渣，偶尔有脱落坏死的肿瘤组织。呕吐量可达每日数百毫升甚至数千毫升，如果在呕吐时发生误吸，可致呛咳和吸入性肺炎。

4. 胸背疼痛

表现为胸骨后、背部持续性隐痛、钝痛、烧灼痛或沉重不适感，尤以溃疡性或髓质型伴有表面溃疡患者多见，为肿瘤溃疡面受刺激或肿瘤生长累及食管及周围感觉神经所致，如出现剧烈疼痛，或伴有呕血、发热者，多为肿瘤侵犯椎体或行将穿孔破溃的表现。

5. 消瘦或体重下降

也是食管癌的一个常见表现，食管癌患者的体重减轻较其他癌症患者更严重，因为食管癌直接影响患者进食，由营养下降及肿瘤消耗双重原因所致。

6. 其他症状

由于肿瘤坏死及表面溃疡破坏血管，可发生呕血；肿瘤明显外侵，压迫喉返神经引起声音嘶哑；肿瘤明显增大压迫纵隔器官，尤其是气管，可引起通气功能障碍，患者出现呼吸困难，如发生肿瘤溃烂穿通气管、支气管，可发生进食饮水呛咳。长期摄食不足导致明显慢性脱水、营养不良、消瘦及恶病质，伴有肝转移出现黄疸、腹腔积液等。

四、诊断与鉴别诊断

（一）食管癌的诊断

40岁以上、来自食管癌高发区的患者因吞咽困难就诊时，应首先考虑食管癌的可能性，注意了解吞咽困难的进展情况、体重变化、有无声音嘶哑、呛咳、呕血或黑便，体格检查应注意触诊锁骨上淋巴结。

1. 内镜检查

只要患者没有内镜检查的禁忌，应首选内镜检查，尽早获得病理学依据。内镜是直视食管癌大体病理的最好方法，通过内镜可取组织活检，从而明确组织病理诊断，明显优于食管吞钡造影、CT等影像学检查。

2. 食管吞钡造影

当患者不适宜行内镜检查时，可选用此方法。中晚期食管癌典型的X线表现为管腔狭窄、充盈缺损、龛影，病变段食管僵硬，蠕动中断，近端食管扩张（图3-1）。

3. 胸部CT检查

食管癌的CT表现为食管腔内软组织肿块，管壁增厚，管腔呈不规则或偏心性狭窄，并可显示纵隔淋巴结肿大以及有无肺部转移。通过注射造影剂的增强CT扫描，有助于判断食管癌对邻近脏器的侵犯情况，了解肿瘤分期，判断肿块能否切除，对合理制订食管癌的治疗方案有一定帮助。

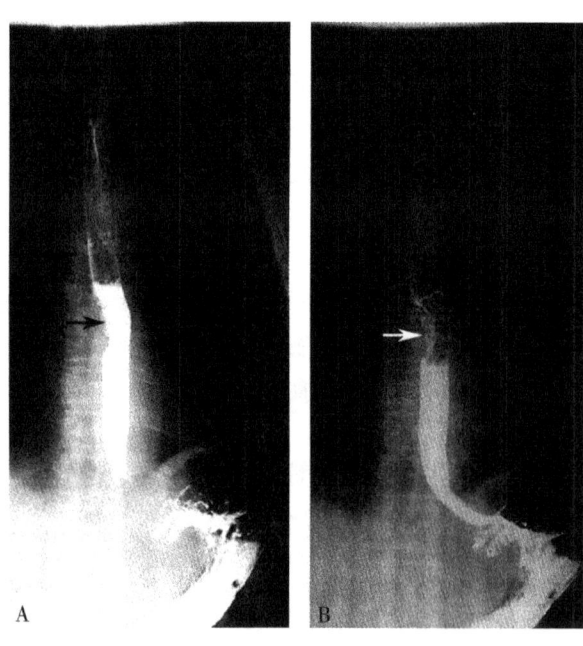

图3-1 食管吞钡造影显示食管癌

（二）食管癌的鉴别诊断

1. 早期食管癌的鉴别诊断

（1）慢性咽炎：慢性咽炎为咽部黏膜、黏膜下组织的慢性炎症及淋巴滤泡增生，表现为咽部干燥、异物感、灼痛感等，常伴有咽喉部黏稠分泌物，急性发作时甚至可因咽部组织水肿引起吞咽困难，甚至呼吸困难。一般慢性咽炎症状病程时间长、不会随吞咽动作加重。咽喉镜检查可见咽部黏膜充血、肿胀及淋巴滤泡增生等。但有时仍需行内镜及黏膜染色活检以除外早期食管癌变。

（2）反流性食管炎。

（3）食管静脉曲张。

（4）癔症球：多见于青年女性，时有咽部球样异物感，无吞咽梗阻，症状受心理状态影响较大，内镜检查无器质性食管病变证据。

2. 中晚期食管癌的鉴别诊断

（1）贲门失弛缓症：贲门失弛缓症是指由于食管下段肌层的神经节细胞变性、减少，妨碍了正常神经冲动的传递，而致食管下端贲门部不能松弛，且食管体部失去正常蠕动功能。贲门管的功能性狭窄常继发狭窄近端食管病理性扩张。本病多见于20～50岁的青壮年，主要症状为间歇性吞咽梗阻，呕吐食物无酸味，胸骨后饱胀不适，症状时轻时重，多数病程较长。发作常与精神紧张有关，过冷或过热的食物可使症状加重。诊断应先行内镜检查，可见食管扩张，贲门部闭合，但胃镜通过无阻力。然后再行食管吞钡造影，特征性表现为食管体部蠕动消失，食管下端及贲门部呈鸟嘴状（图3-2），边缘整齐，上段食管常明显扩张。

（2）食管良性肿瘤：较少见，平滑肌瘤是最常见的食管良性肿瘤。其临床表现主要取决于肿瘤的部位和大小，可有不同程度的吞吐困难、呕吐、消瘦、咳嗽和胸骨后压迫感。内镜可见突向食管腔内的肿瘤，表面覆盖正常食管黏膜，发现时多在2～8cm大小（图3-3A）。超声内镜显示肿瘤（图3-3B，白色箭头所示）起源于食管固有肌层。食管钡餐造影可见食管平滑肌瘤导致的钡剂充盈缺损（图3-3C，黑色箭头所示）。

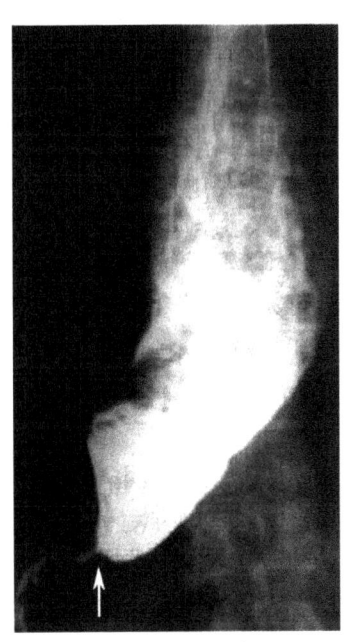

图3-2 贲门失弛缓症

食管下端及贲门部呈鸟嘴状（箭头所示），边缘整齐，上段食管明显扩张

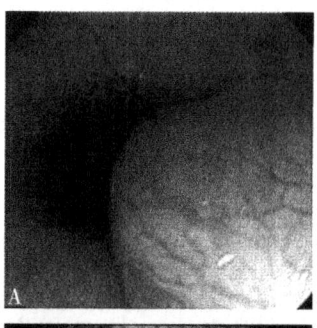
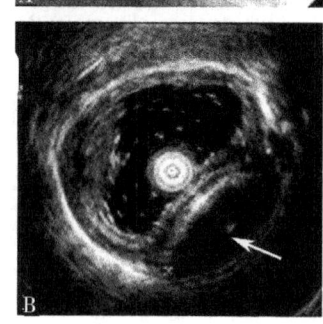
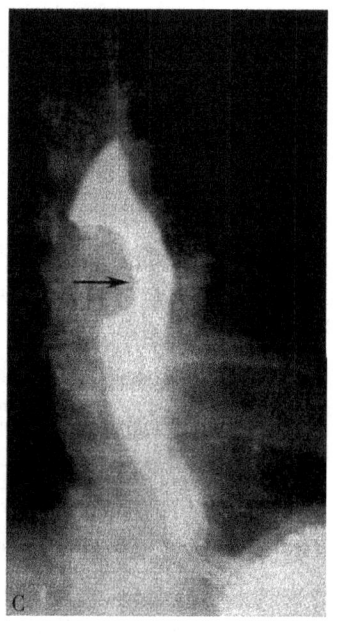

图 3-3 食管平滑肌瘤

（3）食管良性狭窄：一般有吞服强酸、强碱史，或有长期反酸、胃灼热史，吞咽困难病史长，进展缓慢。内镜见食管腔内可有慢性炎症、瘢痕等改变，应行黏膜活检以除外癌变。食管钡餐造影呈食管狭窄、黏膜皱襞消失、管壁僵硬、光滑，管腔狭窄与正常食管逐渐过渡。

（4）食管结核：比较少见，以食管周围淋巴结结核累及食管壁常见，患者可有进食哽噎及吞咽疼痛。患者发病年龄早于食管癌患者，钡餐造影呈食管腔狭窄、管壁僵硬、可有较大溃疡，但充盈缺损及黏膜破坏较轻。确诊需内镜取活检，抗酸染色明确诊断。

（5）食管外压性狭窄：某些疾病如肺癌纵隔、肺门淋巴结转移，纵隔肿瘤、纵隔淋巴结增生以及先天性血管畸形等，均可压迫食管造成管腔狭窄，严重者引起吞咽困难症状，可误诊为食管癌。通过CT检查及胃镜检查，可以发现病变在食管腔外，尤其是腔内超声胃镜检查，可见受累部食管管壁结构完整，可排除食管癌诊断。对于异常走行的异位迷走血管，增强CT检查可明确血管发出部位、走行情况及与食管的关系。

五、治 疗

（一）手术治疗

对 Tis 或 $T_{1\sim 2}N_0$ 期的食管癌，手术切除能达到根治效果，应属首选治疗方法。随着外科、麻醉技术的不断发展，高位食管癌和高龄有并存疾病的食管癌手术切除比例增加，手术范围扩大，近年手术切除率已达 90% 以上，并发症发生率下降，死亡率降至 1%～3%。不幸的是，大部分患者在诊断时已进入中晚期，即使提高手术切除率，远期效果仍不令人满意。

（二）放射治疗

1. 术前放疗

术前给予适当剂量的放疗，目的是要使瘤体缩小，外侵的瘤组织退变软化，与相邻器官的癌性粘连转变为纤维性粘连而便于手术切除。对于术前检查病变位置较高、瘤体较大、外侵较多、估计手术切除困难的患者均可行术前放疗。至于放疗剂量，目前认为以 30～40Gy 为好，手术时间一般以放疗后间隔 2～3 周为佳。

2. 术后放疗

对术中发现癌组织已侵及邻近器官而不能彻底切除或术中发现食管旁纵隔有淋巴结行清扫可能不彻

底者应行术后放疗。一般认为术后放疗可提高局部控制率，但在改善远期生存率上无意义，术后放疗不宜作为根治性食管鳞癌的辅助治疗手段。

3. 单纯放疗

多用于颈段、胸上段食管癌，因手术难度大，手术并发症多，疗效常不满意，也可用于有手术禁忌证而病变不长，尚可耐受放疗者。

（三）化学治疗

1. 术前化疗

对于预防和治疗肿瘤全身转移，化疗是目前唯一确切有效的方法。近年来，化疗已逐步成为食管癌综合治疗的重要组成部分。食管癌术前化疗的目的，首先是控制食管原发灶，使肿瘤体积缩小，临床分期降低，以利于手术切除；第二是提高对微小转移灶的控制，以减少术后复发和播散。

2. 术后化疗

术后辅助性化疗又称保驾化疗，是指食管癌经根治性切除术后，为了进一步消灭体内可能存在的微小转移灶而加用的化疗。目前认为化疗时机越早越好，一般要求在术后2周内进行，最迟不超过4周。

放疗、手术、化疗三者联用，是目前治疗食管癌的流行趋势。目的是更彻底地治疗食管癌，以求得更好的局部控制率、无病生存期和远期生存率。

（四）食管癌的微创治疗

1. 内镜下黏膜切除术及剥离术

内镜下黏膜切除术（endoscopic mucosal resection，EMR）及内镜下黏膜剥离术（endoscopic submucosal dissection，ESD）适合于0～ⅠA级黏膜内病灶的治疗，其T分期在术前依靠超声内镜明确肿瘤侵犯深度，术后病检再次确定其肿瘤分期，若发现癌症病变超过黏膜肌层时，应追加手术治疗。基于正确肿瘤分期基础上的这种微创治疗，其5年生存率可达91.5%，与外科手术治疗肿瘤的效果相同。由于微创治疗保留了食管的结构，因此，从保护食管功能、减少术后并发症等方面优于传统外科手术。

2. 内镜局部注射化疗药物

是一种微创的姑息治疗，内镜下对肿瘤注射化疗药物可提高肿瘤局部药物浓度，药物可以通过淋巴引流到相应淋巴结起治疗作用，全身不良反应小。这种治疗方式常与放疗联合应用，具有放射增效作用。

3. 食管支架置入

当患者失去手术机会，吞咽梗阻严重时，可通过内镜在狭窄的食管部位置入记忆合金支架（图3-4），术后即可解除吞咽困难症状，改善生活质量，这种微创的症状姑息治疗对癌细胞没有杀伤作用，因此必须配合放疗及化疗。近年应用于临床的^{125}I离子支架，由于在支架表面覆有一层^{125}I，起到局部放疗作用，具有缓解吞咽梗阻和抑制肿瘤细胞的双重作用。

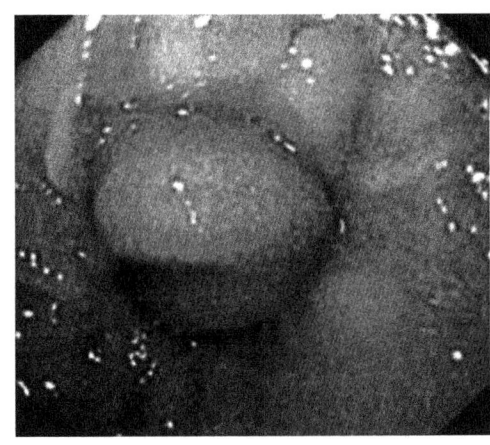 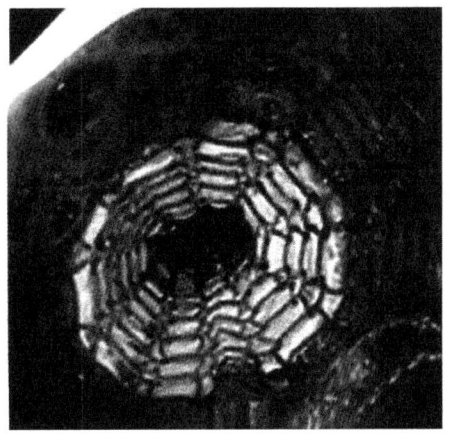

图3-4 食管癌支架置入术前（左）后（右）

4. 光动力学疗法

是利用光敏剂对肿瘤组织特殊的亲和力,经激光或普通光源照射肿瘤组织后产生生物化学反应,即光敏效应,杀灭肿瘤细胞。食管癌的光动力治疗对晚期患者也只有姑息性疗效。

第二节 胃 癌

胃癌(gastric cancer)系指源于胃黏膜上皮细胞的恶性肿瘤,主要是胃腺癌。占胃部恶性肿瘤的95%。

一、流行病学

2000年全世界有88万胃癌新发病例,67万人死亡。近年来我国的胃癌发病率平稳或下降,如上海市区胃癌发病率男性为62.0/10万,女性为23.9/10万;至2000年,男性为36.8/10万,女性为18.1/10万。但由于人口基数大,胃癌的发病人数仍为数不少。每年约有近20万新发胃癌,占全部恶性肿瘤发病的17.2%,仍居首位。多数国家胃癌病死率下降40%以上。我国除局部地区近年来有下降迹象外,就总体而言,尚无明显的下降趋势,胃癌的病死率仍约占全部肿瘤病死率的1/5。我国胃癌高发区比较集中在辽东半岛、华东沿海以及内陆地区宁夏、甘肃、山西和陕西。南方各省为低发区。

二、分子生物学

有关胃癌的分子生物学研究非常多,尤其集中在胃癌的发生、发展、浸润和转移以及多药耐药等问题中。

(一)癌基因的异常表达

癌基因并非肿瘤所特有的,这类基因广泛存在于生物界中,从酵母到人的细胞里都存在着原癌基因。在正常细胞中癌基因可以有低水平的表达,是细胞生长、分化和信息传递的正常基因。只有在其发生突变或异常表达时,才会导致肿瘤发生。10多年来的研究表明,胃癌的发生涉及ras、c-myc、met、c-erb-2、Bcl-2、k-sam等多种癌基因,而且在不同阶段具有不同基因表达的改变,这些癌基因表达的改变影响着胃癌的生物学和临床特点。

(二)抑癌基因的失活

胃黏膜正常上皮转化成癌是一个多步骤的过程,涉及多种癌基因、抑癌基因、生长因子及其受体、细胞黏附分子及DNA修复基因等的异常和积累。而抑癌基因是与癌基因的作用完全相反的一组基因,由于抑癌基因的失活或缺失,正常细胞就向恶性方向发展。因此,可以说肿瘤的形成和发展总是伴随着癌基因的激活和抑癌基因的失活这两种相关但又截然不同的变化。所以对于抑癌基因的研究,对于探索肿瘤的发病机制,寻找预防肿瘤和治疗肿瘤的新措施都具有重要的意义。胃癌是人类常见的肿瘤之一,研究抑癌基因与胃癌的关系已逐渐引起人们的广泛关注。现已发现与胃癌的发生发展有一定关系的抑癌基因有P53、APC、MCC、DCC、P21 WAFI、P16 INK4A和P15INK4B等。

(三)胃癌相关基因表达的表观遗传修饰异常

表观遗传改变是指在细胞分裂过程中进行、非基因序列改变所致基因表达水平的变化,如DNA甲基化、组蛋白修饰以及染色质重建等,在基因表达调控中起重要作用。DNA甲基化是研究最多最深入的一种表观遗传机制,不仅在胚胎发育和细胞分化过程中起关键作用,而且在癌变过程中扮演重要角色。DNA甲基化通常发生在胞嘧啶和鸟嘌呤CpG二核苷酸的胞嘧啶残基上,多种基因的启动子区和第一外显子富含CpG,而CpG相对集中的区域称为CpG岛,生理情况下,CpG岛多为非甲基化。DNA甲基化参与细胞基因表达的调控,并与DNA构象的稳定、基因突变或缺失有关。基因组整体低甲基化以及特定区域(如启动子区)过甲基化,都将破坏基因组的正常甲基化模式,从而影响基因正常表达,最终导致癌变发生。

虽然有关癌基因低甲基化的研究开始较早，但近年来有关抑癌基因高甲基化的研究却发展更为迅速。而随着在不同肿瘤中发现更多的沉默基因，已认识到许多基因启动子区的CpG岛存在甲基化，且只有一部分是抑癌基因。较为极端的例子就是一个胃癌细胞系拥有421个沉默基因，其中大多数不是抑癌基因。

1. 癌基因的低甲基化

DNA甲基化是维持细胞遗传稳定性的重要因素之一，某些癌基因的甲基化水平降低或模式改变与癌基因的激活及细胞恶变有关。近年来关于癌基因低甲基化的研究相对较少。c-myc是一个多功能的癌基因，有转录因子活性，可启动细胞增殖、抑制细胞分化、调节细胞周期并参与细胞凋亡的调控。我们就胃癌组织中c-myc癌基因的甲基化状态进行了分析，结果表明c-myc启动子区低甲基化导致该基因过度表达，从而参与胃癌的发生。

2. 抑癌基因的高甲基化

研究表明，CpG岛甲基化致抑癌基因失活是细胞恶性转化的重要步骤。其机制可能为：①直接干扰特异转录因子和各种启动子识别位点的结合；②甲基化的DNA结合转录抑制因子引起基因沉默；③通过影响核小体的位置或与其染色体蛋白质相互作用而改变染色体的结构，介导转录抑制。已经证明胃癌发生和发展中，以下抑癌基因的失活与其启动子区的高甲基化有关：P16基因、APC基因、RUNX3基因、E-cad-herin基因、hMLH1基因[导致微卫星不稳定（MSI）]。另外，CpG岛甲基化表型（CpG island methylator phenotype，CIMP）可能是胃癌发展的早期分子事件之一。

（四）细胞凋亡和胃癌

近年来，随着对胃肠上皮细胞凋亡的深入研究，人们发现细胞凋亡是胃肠道上皮细胞丢失的主要途径。胃肠道上皮细胞凋亡异常，便会导致胃肠疾病的发生。在正常状态下，胃黏膜上皮细胞增殖缓慢，凋亡也缓慢，两者保持着动态平衡。胃黏膜上皮细胞的增殖与凋亡之间的动态平衡，维持着胃黏膜的正常生理功能，两者之间的平衡失调在胃癌的发展中起着重要的作用。因此，在研究胃癌的发生与发展时，应综合考虑细胞凋亡与增殖这一并存的矛盾。

三、病因与发病机制

胃癌的病因和发病机制远远未明了，但肯定与多种因素相关。

（一）环境因素

不同种族和民族的胃癌发生率病死率明显不同。在夏威夷，来自日本等胃癌高发区的第一代移民与其本土居民相近，但第二代即有明显下降，第三代甚至与当地居民相差无几，说明胃癌的发病与环境因素密切相关，且其中重要的是饮食因素。

1. 亚硝胺致病说

胃癌的发病学说中最经典和最传统的是亚硝胺致病说。研究证实，胃液中亚硝胺前提物质亚硝酸盐的含量与胃癌的患病率明显相关。流调亦提示饮用水中该物质含量高的地区，胃癌发生率显著高于其他地区。天然存在的亚硝基化合物量甚微，腌制的鱼、肉和蔬菜含有大量硝酸盐和亚硝酸盐。但是，在食品加工过程中往往产生的亚硝基化合物，并非人类暴露于亚硝基化合物的主要来源。人类可以在胃内合成内源性亚硝基化合物。当慢性萎缩性胃炎出现胃酸分泌过低时，胃内细菌繁殖，后者加速硝酸盐还原为亚硝酸盐并催化亚硝化反应，生成较多的亚硝基化合物。

2. 多环芳烃化合物

熏鱼、熏肉等食物中含有较严重的包括3、4-苯并芘在内的多环芳烃化合物的污染。过去冰岛居民和我国福建沿海一带有食用熏鱼等习惯，其胃癌发病率较高。

3. 其他饮食相关因素

胃癌与高盐饮食、吸烟、低蛋白饮食和较少进食新鲜蔬菜、水果有关。一些抗氧化维生素和叶酸及茶多酚等摄入较少也与胃癌的发生有一定关系。

（二）感染因素

1. 幽门螺杆菌（Hp）感染

Hp 感染与胃癌发生相关，已经被 WHO 列为 I 类致癌物。然而，Hp 致癌的机制较复杂，主要是该菌在慢性非萎缩性胃炎向萎缩性胃炎伴肠上皮化生的起始阶段，使胃壁细胞泌酸减少，利于胃内细菌繁殖和亚硝基化合物形成。另外，Hp 可释放细胞毒素和各种炎症因子和氧自由基及 NO 等，使 DNA 损伤和基因突变。当然，也有学者认为 Hp 可引起胃黏膜上皮细胞凋亡与增殖失衡。cagA$^+$ 菌属感染可能与胃癌的关系更密切。

2. EB 病毒感染

部分胃癌患者的癌细胞中 EB 病毒感染或在癌旁组织中检出 EB 病毒基因组。

（三）遗传因素

胃癌的发生有一定的家族聚集性。胃癌患者一级亲属中胃癌发生率比者高于对照 2.9 倍，尤其是女性亲属竟高达 4 倍，弥漫型胃癌具有更明显的家族聚集性，相对危险度为 7.0，而肠型仅为 1.4。

关于血型与胃癌发生率关系，有研究称 A 型血胃癌危险度高于其他血型 20%～30%。

尽管如此，迄今为止尚未发现遗传与胃癌有关的分子学依据。况且，遗传因素与共同生活环境因素相互交错，难以将上述结果完全归咎于遗传因素。

肠型胃癌多伴萎缩性胃炎和肠上皮化生，发病与环境及饮食等因素关系密切。而弥漫型胃癌发病年龄较轻，女性较多见，癌旁黏膜一般没有萎缩性胃炎和肠上皮化生，或程度很轻，术后预后比肠型差。与环境及饮食因素关系不明显，遗传因素可能起主要作用。

（四）胃癌前变化

即指某些具有恶变倾向的病变，又分为临床概念癌前期状态（precancerous conditions，又称癌前疾病）和病理学概念癌前病变（precancerous lesions）。

1. 胃癌前疾病

（1）慢性萎缩性胃炎（chronic atrophic gastritis，CAG）：正如在慢性胃炎中谈到的那样，该病是最重要的胃癌前疾病。肠型胃癌的发病与 CAG 进而发展为伴有肠化和异型增生直至胃癌直接相关。Correa 教授在 1988 年总结了胃癌流行病学研究的结果，提出了胃癌发病和预防模式并在 1992 年对这一模式加以完善。

胃黏膜的慢性炎症和固有腺体的萎缩。由于壁细胞萎缩而导致泌酸量减少，患者常有胃酸低下或缺乏，使胃内硝酸盐还原酶阳性菌的检出率较正常人高 2 倍，促进了胃内亚硝胺类化合物的合成。此外，此类患者的胃排空时间延长，增加了胃黏膜与致癌物质的接触时间。值得注意的是，弥漫型胃癌的发病过程就可能不同于此肠型。从生物学角度上看，这一病变过程也绝非单一方向的循序渐进过程，这取决于致病与拮抗因素的组合以及宿主的易感性。病变可停留在一个阶段甚至逆转，即使出现 DYS 也可在 5～10 年内不进展到癌。从上看出，一些胃慢性疾患，如 CAG，IM 和 DYS 与胃癌有发病学的联系。

（2）胃溃疡：迄今多数学者认为胃溃疡有一定的癌变可能性。有趣的是，动物实验和临床随访提示溃疡恶变危险性不在于胃溃疡本身而在于溃疡周围的慢性萎缩性胃炎、肠上皮化生和异型增生。文献报道胃溃疡癌变率在 0.4%～3.2%，一般不超过 3.0%。

（3）胃息肉：由病理组织学，胃息肉分为增生性息肉和腺瘤性息肉两类。前者发生在胃黏膜慢性炎症基础上，约占胃良性息肉的 80%，癌变率低，约 1%。部分增生性息肉逐渐长大，可发生局部异型增生（腺瘤性变）而恶变。后者是真性肿瘤，占 10%～25%。根据病理形态，可分为腺瘤性（癌变率约 10%）、绒毛状（乳头状）腺瘤性（癌变率可高达 50%～70%）和混合型腺瘤性。结合息肉的病理学及形态学表现，一般认为直径 > 2cm、多发性、广基者癌变率高。

（4）残胃：残胃癌是指因良性疾患切除后，于残胃上发生的癌。一般认为残胃癌应是前次良性病变切除术后 5 年以上（有的指 10 年以上）在残胃所发生的原发性癌肿，但也有人将胃恶性肿瘤术后 20 年以上再发生的癌列为残胃癌。残胃癌变的机制尚未完全阐明，目前认为主要与十二指肠液反流、胃内细菌过度生长及 N- 亚硝基化合物作用有关。残胃癌的发病率一般为 0.3% ~ 10%。

（5）巨大胃黏膜肥厚症（Menetrier 病）：是一种罕见病，病理学表现为胃表面和小凹的黏液细胞弥漫增生，以至胃小凹明显伸长和纤曲，使胃黏膜皱襞粗大而隆起呈脑回状。病变主要见于胃体部，也可累及胃窦。临床特征是低胃酸和低蛋白血症。本病癌变率为 10% ~ 13%。

（6）疣状胃炎（verrucous gastritis，VG）：与胃癌的发生有一定关系。

2. 胃癌前病变主要系指异型增生（dysplasia），其也称不典型增生（atypical hyperplasia）或上皮内瘤变（intraepithelial neoplasia），后者是 WHO 国际癌症研究协会推荐使用的术语。病理表现为胃固有腺或化生的肠上皮在不断衰亡和增殖过程中所出现的不正常分化和增殖。根据胃腺上皮细胞的异型程度和累及范围，可分为轻度和重度。

肠上皮化生（简称肠化生）是指胃固有黏膜上皮包括幽门、胃底和贲门腺出现类似小肠黏膜上皮的现象。肠化生有相对不成熟性，具有向胃黏膜和肠黏膜双向分化的特点。

四、病理组织学

（一）发生部位

胃窦癌发生率较高，其次为贲门癌。近几年贲门癌发生率有增长趋势。

（二）大体形态

1. 早期胃癌

病变仅限于黏膜和黏膜下层者为早期胃癌，其中黏膜层者为黏膜内癌，包括未突破固有膜的原位癌。包括隆起型（息肉型，Ⅰ型）、表浅型（胃炎型，Ⅱ型）和凹陷型（溃疡型，Ⅲ型），其中Ⅱ型又分为Ⅱa（隆起表浅型）、Ⅱb（平坦表浅型）及Ⅱc（凹陷表浅型）三亚型。另外，经常存在上述各型的不同组合。

2. 进展期胃癌

胃癌突破黏膜下层累及肌层者即为进展期胃癌，也称为中晚期胃癌。按照 Bor-rmann 分类，其可分为以下 4 个类型。

Ⅰ型（息肉样型或蕈伞型）：少见。向胃腔内生长形如菜花样隆起，中央可有糜烂与溃疡，呈息肉状，基底较宽，境界较清楚。

Ⅱ型（溃疡型）：较多见，肿瘤有较大溃疡形成，边缘隆起明显而清楚，向周围浸润不明显。

Ⅲ型（溃疡浸润型）：最多见。中心有较大溃疡，其边缘隆起，部分被浸润破坏，境界不清，癌组织在黏膜下的浸润范围超过肉眼所见的肿瘤边界，较早侵及浆膜或淋巴结转移。

Ⅳ型（弥漫浸润型）：约占 10%。弥漫性浸润生长，边界模糊。因夹杂纤维组织增生，致胃壁增厚而僵硬，又称"皮革胃"。

另外，同时并存 2 种或以上类型者为混合型。

（三）组织病理学

1. 组织学分类而其中 WHO 分类方法为我国采用。

（1）腺癌：包括乳头状腺癌、管状腺癌（由分化程度分为高分化和中分化两亚类）、低分化腺癌（基本无腺管结构，胞质内含有黏液）。

（2）黏液腺癌：瘤组织含大量细胞外黏液，癌细胞"漂浮"在黏液中。

（3）印戒细胞癌：即黏液癌。

（4）特殊类型癌：包括腺鳞癌、鳞癌和类癌等。

2. Lauren 分型

根据组织结构、生物学行为及流行病等特征，胃癌可大致分为肠型及弥漫型。

肠型胃癌一般具有明显的腺管结构，类似于肠癌结构。产生的黏液与类似于肠型黏液。弥漫型胃癌的癌细胞分化较差，弥漫性生长，缺乏细胞连接，多数低分化腺癌及印戒细胞癌属于此。其实，还有

10%~20%胃癌兼有肠型和弥漫型的特征，难以归入其中的任何一型。

（四）扩散与转移

1. 直接浸润蔓延

胃窦癌主要是通过浆膜下浸润的癌细胞越过幽门环或黏膜下的癌细胞通过淋巴管蔓延侵及十二指肠。贲门癌等近端癌则可直接扩展侵犯食管下端。胃癌也可直接蔓延至网膜、横结肠及肝和胰腺等。

2. 淋巴结转移

70%左右的胃癌转移（尤其是弥漫型胃癌更多）由淋巴结途径进行。癌细胞经过胃黏膜和黏膜下淋巴丛，转移至胃周淋巴结、主动脉旁淋巴结及腹腔动脉旁淋巴结。癌细胞也通过胸导管转移至左锁骨上淋巴结。当然，也有所谓"跳跃式"转移。

3. 血行转移

最容易受累的是肝和肺，另外是胰腺和骨骼及脑等。

（五）临床病理分期

胃癌分期的演变。

UICC对胃癌TNM分期进行了第五次修改，具体标准如下：

原发肿瘤T（肿瘤浸润深度）：

T_{is}：限于黏膜层而未累及黏膜固有层

T_1：浸润至黏膜或黏膜下层

T_2：浸润至肌层或浆膜下

T_3：穿透浆膜层，但未累及邻近器官

T_4：侵及邻近组织、器官

淋巴结累及情况N：

N_0：切除标本中全部淋巴结（须≥15个）经病理证实无转移

N_1：区域淋巴结转移达1~6个

N_2：区域淋巴结转移达7~15个

N_3：区域淋巴结转移≥16个

M：远处转移状况

M_0：无远处转移

M_1：有远处转移，包括胰腺后、肠系膜或腹主动脉旁淋巴结转移

根据上述的定义，各期的划分如图（图3-5）。

		M_0				M_1
		N_0	N_1	N_2	N_3	
M_0	T_1	Ia	Ib	II	IV	IV
	T_2	Ib	II	IIIa	IV	IV
	T_3	II	IIIa	IIIb	IV	IV
	T_4	IIIa	IV	IV	IV	IV
M_1		IV	IV	IV	IV	IV

图3-5 TMN分期

五、临床表现

（一）症状

胃癌的早期多无症状或无特异性症状。甚至发展至一定时期，则出现的症状亦无特征性，包括上腹

不适、嗳气、吞酸等。

进展期胃癌可出现如下症状。

1. 上腹疼痛

最常见，但因无特异性也常常被忽视。疼痛性质可有隐痛、钝痛。多与饮食关系不定，有的可有类似消化性溃疡症状，应用抗酸或抑酸治疗有效。当肿瘤发生转移时（尤其是侵及胰腺时），则有后背等放射痛无关。肿瘤穿孔时，则可出现剧烈腹痛等急腹症症状。应当注意，老年人感觉迟钝，不一定出现腹痛而往往以腹胀为主。

2. 食欲缺乏、消瘦及乏力

尽管是非特异症状，但出现率较高且呈进行性加重趋势。可伴有发热、贫血和水肿等全身症状。晚期可出现恶病质。

3. 恶心与呕吐

在较早期即可出现，以餐后饱胀及恶心为主。中晚期则可因肿瘤致梗阻或胃功能紊乱所致。对于贲门癌，则可较早进食时梗阻感乃至进展成吞咽困难和食物反流，或者有反复打嗝和呃逆。胃远端癌引起的幽门梗阻时可致呕吐腐败臭气味的隔夜宿食。

4. 出血和黑便

早癌者约20%有出血或黑粪等上消化道出血征象，中晚期者则比例更高。可仅仅是大便隐血阳性，也可有较大量呕血及黑粪。老年患者有时甚至出现无明显其他症状的黑粪。

5. 肿瘤转移致症状

包括腹腔积液、肝大、黄疸及其他脏器转移的相应症状。临床上有时遇到首发症状为转移灶的症状，如卵巢肿块、脐部肿块等。

（二）体征

早期胃癌常无明显体征，中晚期者可出现上腹深压痛，或伴轻度肌抵抗感。上腹部肿块约出现在1/3进展期胃癌患者，多质地较硬和不规则及压痛。另外，可出现一些肿瘤转移后体征，如肝大、黄疸、腹腔积液、左锁骨上等处淋巴结肿大。其他当有胃癌伴癌综合征时，可有血栓性静脉炎和皮肌炎及黑棘皮病等相应体征。

（三）并发症

胃癌的主要并发症包括出血、穿孔、梗阻、胃肠癌瘘管和周围脓肿及粘连。

（四）伴癌综合征

某些胃癌可分泌激素和具有一定生理功能的物质，而引起一系列临床表现，此机伴癌综合征。表现为皮肤改变、神经综合征和血栓-栓塞、类白血病表现、类癌综合征。

六、辅助检查

（一）内镜检查

内镜结合病理是最重要的辅助检查。

1. 早期胃癌

癌组织浸润深度限于黏膜层或黏膜下层，且无论淋巴结转移与否，也不论癌灶表面积大小。对于癌灶面积为 5.1~10mm 者为小胃癌（small gastric carcinoma，SGC），而 <5mm 者为微小胃癌（micro gastric carcinoma，MGC）。原位癌系指癌灶仅限于腺管内，未突破腺管基底膜者。如内镜活检证实为胃癌无误，但手术切除病理连续切片未发现癌者称为"一点癌"。

Ⅰ型即隆起型（protruded type）表现为局部黏膜隆起呈息肉状，可有蒂或广基，表面粗糙或伴糜烂。

Ⅱ型即表浅型（superficial type）界限不明，可略隆起或略凹陷，表面粗糙。可分为3亚型。Ⅱa型（浅表隆起型），表面不规则，凹凸不平，伴有出血、糜烂、附有白苔、色泽红或苍白。易与某些局灶性异型增生混淆。Ⅱb型（浅表平坦型），病灶既无隆起亦无凹陷，仅见黏膜色泽不一或欠光泽，粗糙不平，境界不明。有时与局灶性萎缩或溃疡瘢痕鉴别困难。Ⅱc型（浅表凹陷型），最常见。黏膜凹陷糜烂，底部细小颗粒，附白苔或发红，可有岛状黏膜残存，边缘不规则。

Ⅲ型即凹陷型（excavated type），病灶明显凹陷或有溃疡，底部可见坏死组织之白苔或污秽苔，间或伴有细小颗粒或小结节，有岛状黏膜残存，易出血。

混合型即以上两种形态共存一个癌灶中者。

2. 进展期胃癌

癌组织已侵入胃壁肌层、浆膜层或浆膜外，不论癌灶大小或有无转移均称为进展期胃癌。内镜下分型多沿用Borrmann分类方法。

隆起为主病变较大，不规则可呈菜花或菊花状，表面可有溃疡和出血。凹陷主的病变则以肿块中间溃疡为突出表现，基地粗糙和渗出与坏死。边缘可呈结节样不规则。

（二）病理组织学检查

活组织检查对于胃癌尤其是早期胃癌的诊断至关重要，其确诊率高达90%～95%。注意取材部位是凹陷病变边缘的内侧四周以及凹陷的基底，隆起病变应在顶部与基底部取材。

（三）影像学检查

1. X线检查

（1）早期胃癌：气钡双重对比造影可发现小充盈缺损，提示隆起型早期胃癌可能，其特点是表面不规整、基底部宽。而对于浅表型者，可发现颗粒状增生或部分见小片钡剂积聚胃壁可较僵硬。凹陷型者可见浅龛影，底部毛糙不平。

（2）进行期胃癌

① BorrmannⅠ型：充盈缺损为主，薄层对比法可观察隆起灶基底部的形态和估计隆起的高度方面有较大的作用。

② BorrmannⅡ型：当癌肿较小时，癌性溃疡与环堤都相对较为规则。随着癌肿的生长，环堤增宽，溃疡加深，环堤的内缘呈结节状，龛影的形态变得不规则，形成了所谓的"指压迹"和"裂隙征"。溃疡底多呈不规则的结节状，凹凸不平。环堤的外缘多清晰锐利，与周围胃壁分界清楚。

③ BorrmannⅢ型：本型充盈像为主要表现。胃腔狭窄、胃角变形、边缘异常和小弯缩短。胃窦部者显示胃窦僵硬、胃腔狭窄；位于胃体小弯者则表现为大弯侧的切迹、B字形胃或砂钟胃等；位于贲门部的癌，除贲门狭窄变形外，还可表现为胃底穹隆部的缩窄。当癌肿累及胃角部时，可出现胃角的轻度变形、胃角开大甚或胃角消失，常伴有胃壁边缘的不光滑或充盈缺损。小弯与大弯胃壁边缘的异常，可由癌肿直接侵袭或间接牵拉所致，主要表现为胃壁的僵直、边缘不光滑以及充盈缺损。

④ BorrmannⅣ型：胃腔狭窄、胃壁僵硬可呈直线状、阶梯状或不规则状、蠕动消失、黏膜异常。

2. CT诊断

（1）胃癌的基本征象：主要表现为胃壁增厚（可为局限性或弥漫性）、腔内肿块[可为孤立隆起、溃疡（胃癌形成腔内溃疡）、环堤（外缘可锐利或不清楚）]和胃腔狭窄。

（2）胃癌的转移征象：观察胃癌腹腔或肺部转移是CT的主要作用之一，可分析淋巴结大小、形态，也可研究浆膜及邻近器官受侵情况。

3. 磁共振成像检查

部分作用类似CT。

4. 实验室检查

常规检查可表现为缺铁性贫血和粪便隐血阳性甚至伴肝转移时可出现肝功能异常。一些肿瘤标志物包括CEA、CA19-9、CA72-4、CA125、CA50、AFP、组织多肽抗原（tissue polypep-tide antigen，TPA）及涎酸化Tn抗原（sialyl Tn antigen，STn）等检查可能对于病情进展、复发监测和预后评估有一定帮助，但它们的灵敏度和特异性均有待于提高。

七、诊 断

主要是如何早期诊断。

(一) 普查与高危人群的筛查

日本自 1968 年起在胃癌高发地区开展气钡双重造影和胃镜检查筛查胃癌，能检出早期胃癌病例，对早期胃癌行手术或内镜黏膜切除术 (endoscopic mucosal resection, EMR)，是早期胃癌的首选治疗方法。尤其是 EMR 术后患者恢复迅速。在日本，早期胃癌占胃癌的 40% ~ 50%，大大改观了胃癌患者的预后。但日本的普查经验很难在其他国家推广。我国曾有在胃癌高发地区应用吞服隐血珠做隐血试验的方法，阳性者进一步以胃镜筛查胃癌。此外，亦有应用问卷计分进行胃癌筛查，计分高者做胃镜检查。上述方法均可检出早期胃癌患者。近来还有取胃液做荧光光谱分析以鉴别良恶性病变。

目前对早期胃癌的诊断仍依靠内镜和组织病理学检查。要提高早期胃癌的诊断率，还需对癌前状态，如胃腺瘤、胃溃疡、残胃、萎缩性胃炎和肠化生等进行定期随访和胃镜检查。对中、重度异型增生病变者，更应密切观察，以免遗漏胃癌的诊断。对有胃癌家族史者，亦应警惕胃癌的发病。现已证实有胃癌家族史和幽门螺杆菌阳性者，如伴有白细胞介素 –1 (IL –1) 基因变异和低胃酸分泌，则为胃癌易感者，应定期做检查和随访。

(二) 特殊内镜检查在早期胃癌诊断中的应用

近年来，内镜技术进展较快，弥补了传统内镜检查的一些不足，提高了早期胃癌的检出率。除放大内镜外，还有色素内镜、荧光光谱成像内镜和超声内镜等。

1. 放大内镜 (magnifying endoscopy)

放大内镜能使消化道黏膜图像放大 80 倍以上，主要用于观察黏膜腺管开口或小凹和绒毛的改变；与组织学对比，胃黏膜粗糙、不规整见于隆起型早期胃癌，凹陷型早期胃癌的小凹更细，黏膜微细结构破坏或消失，可出现异常毛细血管。与常规内镜检查相比，放大内镜对小胃癌的诊断率明显为高，敏感性和特异性分别为 96.0% 和 95.5%。

2. 色素内镜 (chromoendscopy)

20 世纪 80 年代以来，色素内镜用以诊断浅表型或胃炎样早期胃癌 (Ⅱb 型) 颇有成效，而常规内镜检查对此常难以确诊。应用 0.1% 靛胭脂喷洒于疑似病变处，可清晰显示黏膜是否不规整，83% 的胃炎样 Ⅱb 型早期胃癌可赖以作出诊断。

3. 荧光光谱成像内镜 (fluorescence endoscopy)

近年来，蓝光诱发荧光内镜在胃肠道早期恶性肿瘤和癌前病变的诊断中取得了较高的诊断率。蓝光、紫光或紫外光照射胃肠道黏膜，能激发组织产生较激发光波长更长的荧光，即自体荧光。正常组织的荧光波长与癌肿的荧光波长有所不同，在内镜图像中以假彩色显示自体荧光，可鉴别正常组织、癌肿或异型增生 (如红色或暗红色提示癌肿，蓝色提示良性病灶)。荧光光谱成像内镜对早期胃癌的诊断具有重要价值。

4. 超声内镜 (endoscopic ultrasonography, EUS)

超声内镜可分辨胃壁的 5 层结构及其与肿瘤的关系，从客观图像上判断胃癌的浸润深度，发现胃周淋巴结肿大和周围重要脏器受侵情况。超声内镜能清晰显示各层胃壁，有利于早期胃癌的诊断。

此外，还有其他特殊内镜检查有助于胃癌的诊断，如共聚焦内镜 (confocal endoscopy)、反射与散射分光内镜 (reflectance and light – scattering spectroscopy)、三维分光镜 (trinodal spectroscopy)、红外分光镜 (infrared spectrometry) 和窄带内镜 (narrow band imaging, NBI) 等，现仍处于临床应用的初步阶段或实验研究阶段。鉴于其有一定的技术要求和费用较昂贵，恐难以很快地在我国临床普及应用。

(三) 组织病理学

一些被日本病理学家认为是癌症的黏膜内新生物，在西方国家却被诊断为异型增生。在欧美国家，部分异型增生甚至分化良好的腺瘤被归类为炎症和再生变化。而实际上随访研究证实，75% 的重度异型增生可在 8 个月内演变为癌症。东西方国家对胃黏膜病变病理学分级标准的差异，部分决定了其对早期胃癌的判断和诊断，同时影响早期治疗。正确地使用 Vienna 胃肠道上皮性肿瘤分类标准，将有助于减少东西方国家对异型增生和早期胃癌定义的差异。

（四）分子生物学研究

胃癌发生早期的某些分子学事件具有重要意义，如一些生长因子及其受体相关的癌基因的活化或突变（c-myc、c-met、K-sam 和 cox-2 过表达）、抑癌基因的失活（如 P53 突变，P16INK4A、DAP 激酶、THBS1、hMIH1 和 Runx3 以及 VHL 启动子区的高甲基化）、端粒酶的活化和微卫星不稳定等，但多数均缺乏器官特异性。来自日本的报道认为血清可溶性 IL-2R 水平升高提示早期胃癌患者有淋巴结转移的可能。新近 cDNA 和组织芯片的结合，分别针对肠型和弥漫型胃癌揭示了部分新的分子生物学标志物，但未能分析早期胃癌或癌前病变的相应变化。寻找到血清胃癌生物标志物将有助于早期胃癌的诊断，这是今后肿瘤学家肩负的科研重任。

八、鉴别诊断

不同分型的胃癌分别须与胃溃疡、胃息肉、胃的其他恶性肿瘤（淋巴瘤等）、良性肿瘤甚至炎症伴糜烂等相鉴别。这些主要靠胃镜和病理组织学。对于胃癌晚期出现其他脏器转移者，则要与该器官其他疾病鉴别。当出现腹腔积液时，则要与常见的肝硬化腹腔积液等鉴别。

内镜下发现广基息肉 <0.5cm、亚蒂息肉 <1.0cm 和有蒂息肉 <2cm 者良性情况多见。注意，某些良性溃疡在强力 PPI 治疗后可能有愈合情况，故一定要反复多次在溃疡边缘或基底部活检较为妥当。

九、治 疗

（一）外科治疗

外科手术是治疗胃癌的主要手段。根据肿瘤是否转移、患者自身体质情况决定手术方式。但无论是根治术还是姑息手术，总的手术原则是尽量切除肿瘤组织和解除肿瘤造成的梗阻症状等。

（二）非手术治疗

1. 化学疗法

包括外科手术前的新辅助化疗以缩小原发灶增加根治切除的可能性；术后辅助化疗用于清除隐匿性转移灶以防止复发；对于肿瘤已经播散不能手术者，则由此控制症状延长生存期。另外，腹腔内化疗（IP）效果不能确定，而腹腔内温热灌注化疗（IHCP）对病期较晚已切除的胃癌，可能有提高疗效作用。

有效的化疗药物包括丝裂霉素（MMC）、氟尿嘧啶（FU）、多柔比星（ADM）、表柔比星（Epi-ADM）、顺铂（CDDP）依托泊苷（VP-16）等为主。近几年，紫杉醇类、草酸铂、羟喜树碱及口服 FU 衍生物替加氟（FT207）、优氟啶（UFD）和去氧氟尿苷（氟铁龙，5'-DFUR）的问世为化疗药行列增加了新的生力军。另外，亚叶酸钙（calcium folinate，CF）又称甲酰四氢叶酸钙（leucovorin calcium，LV）是叶酸在体内的活化形式，为四氢叶酸的甲酰衍生物。具有对抗叶酸拮抗药（如甲氨蝶呤、乙胺嘧啶和甲氧苄氨嘧啶等药）毒性的作用，并可增加 FU 疗效。常常与 FU 配伍应用。

各种常用的胃癌化疗方案很多，两药以上联合的有效率可高于 30%，而三联方案甚至高达 40%。常用的化疗方案包括以下几种。

（1）LV/UFT 方案：UFT 360mg/（m²·d），分 3 次口服；LV 25mg/（m²·d），分 3 次与 UFT 同服。服 21d，休 7d，为 1 个疗程。新一代 TS-1 单药优于 UFT，尚未进入国内 UFTM。

（2）LV/FP 方案：LV 20mg/m² I.V.d1~5；5-FU 1 000mg/m² CIV，12h，d1~5；CDDP 20mg/m² I.V.d1~5。

（3）FAM 方案：FU 600mg/m² I.V.d1，8，29，36；ADM 30mg/m² I.V.d1，29；MMC 10mg/m² I.V.d1。6 周 1 个疗程，重复使用。

（4）EAP 方案：VP-16 120mg/m² I.V.d4~6；ADM 20mg/m² I.V.d1，7；CDDP 40mg/m² I.V.d2~8。每 4 周重复，3 周期为 1 个疗程。

（5）ELF方案：LV 200mg/m² I.V.10min，d1～3；FU 500mg/m² I.V.10min.d1～3；VP-16 120mg/m² I.V.50min，d1～3。4周1次。

多数化疗药物有各种不良反应，包括消化道反应、心血管和造血系统及肝肾功能影响、脱发和皮肤反应等。应采取相应的及时检测。另外，除全身用药外，通过血管介入给药可能有更佳疗效和更小的不良反应。

2. 内镜下治疗

胃镜下手术切除早期癌，包括胃黏膜切除术、黏膜下剥离术、激光治疗、光动力治疗、微波治疗、局部注药治疗。

（1）黏膜切除术（EMR）：不超过2cm的黏膜内癌可用EMR治疗。但在临床实践中胃癌内镜下黏膜切除术存在诸如术前如何区别黏膜内或黏膜下癌、原发病灶切除不完全、淋巴结内残余病灶以及尚缺乏长期随访资料。

（2）黏膜下剥离术（ESD）：是在EMR基础上发展而来的新技术，完全切除的标本应每个切片边缘均未见癌细胞；任何一个切片之长度应大于相邻切片中癌肿的长度；癌灶边缘距切除标本断端的水平方向距离：在高分化管状腺癌应>1.4mm，中分化管状腺癌则应>2.0mm。

（3）Nd：YAG激光：主要适应证为早期癌直径小于2cm，局限于黏膜层的边缘清晰之隆起型；另外，局部进展期胃癌及胃-食管连接部癌发生梗阻者，可以此缓解梗阻狭窄等，改善症状。

（4）光动力治疗：最普遍使用的光敏剂是HpD（血卟啉衍生物），早期癌是最佳治疗对象，治疗局部进展期胃癌只要光可以照到的范围内均有治疗作用。

（5）微波凝固治疗：早期可达到根治效果，晚期为姑息治疗。本法操作简便，发生并发症少，较为安全。

3. 放射治疗

总之效果欠佳。未分化癌、低分化癌、管状腺癌、乳头状腺癌均对放疗有一定的敏感性；如癌灶小而浅在，无溃疡者可能效果最好。

4. 生物治疗

通过生物制剂的直接作用或调节机体的免疫系统。包括免疫刺激药的应用、肿瘤疫苗、过继性免疫治疗、细胞因子治疗和以抗体为基础的靶向治疗及其基因治疗等。有一定前景，但目前尚缺乏循证医学的依据。

5. 其他治疗

胃癌的治疗还包括中医中药治疗、营养支持治疗和对证处理等。

十、并发症的诊断、治疗和预防

主要是出血、梗阻及转移。依靠病史、体检和大便隐血试验和腹部平片等影像检查可诊断。

出血治疗包括内镜下止血、应用补液止血和支持治疗。当系器质性梗阻，必要时可考虑姑息手术治疗。

十一、预　后

未经治疗的进展期胃癌，自出现症状后的平均生存期约1年，90%的患者在1年内死亡。国内胃癌根治术后的5年生存率一般在20%～30%。而早期胃癌中黏膜内癌的5年生存率为96.4%，10年生存率94.2%，黏膜下癌的5年生存率93.9%，10年生存率87.8%。早期胃癌的平均5年生存率为95.2%，10年生存率为90.9%。

影响胃癌预后的因素中，60岁以上的胃癌患者预后也较好，青年患者则因未分化癌多而预后也较差。多因素分析证明，肿瘤的浸润深度（RR：4.76）对胃癌的预后影响最大，其次为淋巴结转移（RR：4.39），后依次为远处转移（RR：2.33）、淋巴清除（RR：2.06）、年龄（RR：1.94）及癌的组织类型（RR：1.55）与肿瘤的大小（RR：1.40）。

第三节 胃肠间质瘤

1983年Mazur和Clark首次提出胃肠道间质瘤（gastrointestinal stromal tumors，GIST）概念，它是起源于胃肠道壁内包绕肌丛的间质细胞（intestitial cell of cajal，ICC）的缺乏分化或未定向分化的非上皮性肿瘤，具有多分化潜能的消化道独立的一类间质性肿瘤，亦可发生于肠系膜以及腹膜后组织，以梭形肿瘤细胞CD117免疫组化阳性为特征。GIST不是既往所指的平滑肌肿瘤和神经鞘瘤。

一、流行病学

90% GIST好发于40～79岁，中位发病年龄60岁，发病率男性较女性稍高，也有报道认为性别上无差异。由于既往对该病认识不足，故难有准确的发病率统计，在欧洲（1～2）/10万，据估计美国每年新发病例为5 000～6 000例。多数GIST为散发型，其中95%的患者为孤立性病灶。偶见家族性GIST报道中，其病灶为多发性，且伴有胃肠黏膜及皮肤色素的沉着。GIST多发生于胃（70%），其次为小肠（20%～25%），较少见于结肠、食管及直肠，偶可见于网膜、肠系膜和腹膜。

二、病因和分子生物学

对GIST的较早研究表明，60%～70%的GIST高表达CD34。CD34是细胞分化抗原，编码基因位于人染色体1q32，编码产物蛋白分子量为105～115kD。虽然CD34表达谱广，特异性较低，但真正的平滑肌瘤和神经鞘瘤不表达CD34，以此首先可将消化道平滑肌瘤、神经鞘瘤和GIST相鉴别。

1998年Hirota等首次报道GIST中存在c-kit变异，c-kit基因位于人染色体4q11-21，编码产物为CD117，分子量为145kD，是跨膜酪氨酸激酶受体，其配体为造血干细胞生长因子（SCF），CD117与配体结合后激活酪氨酸激酶，通过信号转导活化细胞内转录因子从而调节细胞生长、分化、增生。c-kit基因突变导致酪氨酸激酶非配体激活，使细胞异常生长。目前研究发现CD117的功能获得性突变在GIST中可达到90%，最常见的是在c-kit基因外显子11的突变（57%～71%）。在4%～17%的GIST患者中发现外显子13和9的突变。亦有报道发现外显子17的突变。可见CD117信号转导异常是GIST发病机制的核心环节。c-kit基因突变预示肿瘤的恶性程度高，预后不佳。最近发现有部分患者存在PDGFRα基因的第18和12外显子突变。此外，不少研究还发现恶性GIST的DNA拷贝数和高水平扩增大于良性GIST，14、15、22号染色体长臂频繁丢失，提示GIST涉及多基因病变。

PDGFRα基因突变的发现是GIST病因和发病机制研究上继c-kit基因之后的又一重要研究进展。PDGFRα基因定位于人染色体4q11-21，与C-kit基因紧密连锁、结构相似、功能相近。PDGFRα基因突变常见于外显子12和9，突变率可达7.1%～72%。PDGFRα基因突变可见于野生型无c-kit基因突变的GIST，对c-kit野生型GIST的发生和发展起着重要作用。因此，GIST从分子水平上可分三型：c-kit基因突变型、PDGFRα基因突变型和c-kit/PDGFRα野生型。

三、病理学

（一）大体标本

大部分肿瘤源于胃肠道壁，表现为膨胀性生长，多显孤立的圆形或椭圆形肿块，境界清楚。其生长方式表现为：①腔内型：肿瘤向消化道腔内突出，显息肉状，表面可有溃疡；②壁内型：在胃肠道壁内显膨胀性生长；③腔外型：肿瘤向消化道腔外突出；④腔内-腔外亚铃型，肿瘤既向消化道腔内突出，又向腔外膨胀性生长；⑤胃肠道外肿块型，肿瘤源于肠系膜或大网膜。

（二）组织学

1. 光镜

GIST有两种基本的组织学结构，梭形（60%～70%）和上皮样（30%～40%）细胞型，两种细胞常出现在一个肿瘤中。上皮细胞型瘤细胞圆形或多边形，嗜酸性，部分细胞体积较大，核深染，形态多样，可见糖原沉积或核周空泡样改变。梭形细胞呈梭形或短梭形，胞质红染，核为杆状，两端稍钝圆，漩涡状，呈束状和栅栏状分布。间质可见以淋巴细胞和浆细胞为主的炎性细胞浸润，可见间质黏液变性、透明变性、坏死、出血及钙化。不同部位的GIST所含的细胞型不同。胃间质瘤有70%~80%为梭形细胞型，20%~30%为上皮样细胞型，即以往诊断的上皮样平滑肌瘤或平滑肌母细胞瘤或肉瘤。小肠间质瘤通常为梭形细胞型。食管和直肠的间质瘤多为梭形细胞型，瘤细胞排列结构多样。肝脏是恶性GIST最常见的远处转移部位，肿瘤较少转移至区域淋巴结、骨和肺。

2. 超微结构特征

电镜下，GIST显示出不同的分化特点：有的呈现平滑肌分化的特点，如灶状胞质密度增加伴有致密小体的胞质内微丝、胞饮小泡、扩张的粗面内质网、丰富的高尔基复合体和细胞外基底膜物质灶状沉积，此类肿瘤占绝大部分。有的呈现神经样分化特点，如复杂的细胞质延伸和神经样突起、微管、神经轴突样结构以及致密核心的神经内分泌颗粒等。还有小部分为无特异性分化特点的间叶细胞。

3. 免疫组织化学特征

作为酪氨酸激酶的跨膜型受体，CD117存在于造血干细胞、肥大细胞、黑色素细胞、Cajal细胞（interstitial cells of cajal，ICC）是分布在消化道，自主神经末梢与平滑肌细胞之间一类特殊细胞，目前认为ICC是胃肠道运动的起搏细胞），被认为是诊断GIST的主要标记物之一，几乎所有的GIST均阳性表达CD117，CD117阴性需要进行kit和PDGFRα（血小板源生长因子）基因突变的检测。另一主要标记物CD34是骨髓造血干细胞抗原，功能不明，但特异性较CD117差，恶性GIST患者CD34表达率略低于良性GIST。故CD34常与CD117联合使用。另SMA（α-平滑肌肌动蛋白）、结蛋白、S-100和NSE（神经元特异性烯醇化酶）、神经巢蛋白、波形蛋白等在GIST中均有较高阳性率，其中S-100和NSE有助于神经源性肿瘤的辅助鉴别，SMA和结蛋白有助于肌源性肿瘤的辅助鉴别，波形蛋白可用于肿瘤良恶性程度的判断。随着免疫组化和电镜技术的发展，可将GIST分为4种类型：①向平滑肌方向分化；②向神经方向分化；③向平滑肌和神经双向分化；④缺乏分化特征。

四、临床表现

GIST可发生于消化道自食管至直肠的任何部位，胃GIST最多见（60%~70%），其次为小肠（20%~30%），较少见于结肠、食管及直肠，偶可见于网膜、肠系膜和腹膜。

GIST的临床表现与肿瘤大小、部位、生长方式有关，一般症状隐匿，多在体检或腹腔手术中被发现。常见的临床表现为消化道出血、腹痛和腹部肿块。

（一）消化道出血

由于肿瘤表面黏膜缺血和溃疡形成，血管破裂所致；其次为肿瘤中心坏死或囊性变向胃或肠腔内破溃的结果。肿瘤多生长在腔内，临床为间歇性出血，出血量不等，可有导致出血性休克者。

（二）腹痛

出现不同部位的腹痛，为胀痛、隐痛或钝痛性质。由于肿瘤向腔内生长形成溃疡，或腔向外生长并向周围组织浸润，可引起穿孔或破溃而形成急腹症的临床表现，如急性腹膜炎、肠梗阻等，这些并发症的出现往往可为本病的首发症状。

（三）腹部肿块

以肿瘤向腔外生长多见。

（四）发生于不同部位的相应临床表现

原发于食管约半数无症状，主要表现有不同程度的胸骨后钝痛，压迫感和间歇性吞咽困难，而吞咽困难的程度与瘤体大小无明显关系。少数可有恶心、呕吐、呃逆和瘤体表面黏膜糜烂、坏死，形成溃疡出血。

胃GIST以消化道出血最为常见，表现为黑粪、呕血。其次为疼痛，腹部包块、消瘦、乏力、恶心、呕吐等，腹痛性质与消化性溃疡相似，如肿瘤位于胃窦、幽门部可出现梗阻症状，不少患者无症状。

小肠GIST多数为恶性肿瘤，向腔外生长，无症状者多见。以消化道出血为主要症状，表现为呕血、便血或仅隐血试验阳性，尤其是十二指肠肿瘤易形成溃疡，可发生大出血。也可因肿瘤膨胀性生长或肠套叠导致小肠梗阻。少数患者因肿瘤中心坏死，可引起肠穿孔。

结肠、直肠和肛门 GIST 腹痛、腹部包块为主要症状，可有出血、消瘦、便秘等。直肠和肛门处，以排便习惯改变、扪及包块为主要表现，出血也常见。个别直肠 GIST 患者可见尿频、尿少。

胃肠道外 GIST 多因肿瘤发生于网膜、肠系膜或腹膜，主要表现为腹部肿块，可有消瘦、乏力、腹胀等不适。

（五）其他

可伴有食欲缺乏、发热和体重减轻。有报道称个别病例以肿瘤自发性破裂合并弥漫性腹膜炎为首发表现。

五、辅助检查

（一）内镜检查

随着消化内镜的普及，内镜检查已成为发现和诊断 GIST 的主要方法，特别是对于腔内生长型 GIST。内镜下可见胃肠壁黏膜下肿块呈球形或半球形隆起，边界清晰，表面光滑，表面黏膜色泽正常，可有顶部中心呈溃疡样凹陷，覆白苔及血痂，触之易出血，基底宽，部分可形成桥形皱襞。用活检钳推碰提示肿块质硬，可见肿块在黏膜下移动。肿块表面有正常黏膜覆盖时，普通活检常难以获得肿瘤组织，此时需借助穿刺活检。对于肿块表面顶部中心有溃疡样凹陷的肿瘤，在溃疡边缘取活检测 GIST 检出的阳性率高。

对于小肠 GIST，目前主要可运用推进式小肠镜、双气囊小肠镜、胶囊内镜作出诊断，超声内镜（EUS）可较准确地判断其性质，并可鉴别黏膜下病变，肠外压迫，血管病变及实质肿瘤。GIST 镜下表现为胃肠壁固有肌层的低回声团块，肌层完整。直径 > 4cm 的肿瘤，边界不规则，肿瘤内部囊性间隙，引流区见淋巴结肿大等则是恶性和交界性 GIST 的特点；而良性 GIST 的特点为直径 <3cm、边界规则、回声均匀。EUS 对 GIST 敏感，可检测出直径 <2cm 的肿瘤。由于 GIST 为黏膜下肿块，内镜下活检取材不易取到。目前除了通过手术获得标本以外，还可通过超声内镜指导下的细针抽吸活检（EUS - FNA）取得足够的标本，诊断准确。

（二）钡剂或钡灌肠双重造影

内生长表现为球形或卵圆形、轮廓光滑的局限性充盈缺损，周围黏膜正常，如肿瘤表面有溃疡，可见龛影；向腔外生长的 GIST 表现为外压性病变或肿瘤的顶端可见溃疡并有窦道与肿瘤相通。胃间质瘤表现为局部黏膜皱襞变平或消失，小肠间质瘤有不同程度的肠黏膜局限性消失、破坏，仅累及一侧肠壁，并沿肠腔长轴发展，造成肠腔偏侧性狭窄。

（三）CT 和 MRI 检查

影像学技术可发现无症状 GIST，但通常用于对肿瘤的定位、特征、分期和术后监测。无论是原发性还是转移性肿瘤，CT 在检测和描述肿瘤方面较传统的 X 线和钡剂检测更有用。影像学技术通常能在鉴别肿瘤是来自淋巴的间叶细胞组织还是来自胃肠道上皮间叶细胞组织方面提供有价值的信息，但不能用于判断肿瘤的恶性程度。随着针对 GIST 靶向药物治疗的进展，CT 和 MRI 越来越多地用于观察肿瘤对药物的反应和是否复发。PET 也被引进用于检测肿瘤早期肉眼未见改变时的功能性改变。

CT 可直接观察肿瘤的大小、形态、密度、内部结构、边界，对邻近脏器的侵犯也能清楚显示，同时还可以观察其他部位的转移灶。CT 检查可以弥补胃肠造影及内镜对部分小肠肿瘤及向腔外生长的肿瘤诊断的不确定性，无论良恶性均表现为黏膜下、浆膜下或腔内的境界清楚的团块。良性或低度恶性 GIST 主要表现为压迫和推移，偶见钙化，增强扫描为均匀中度或明显强化；恶性或高度恶性 GIST 可表现为浸润和远处转移，可见坏死、囊变形成的多灶性低密度区，与管腔相通后可出现碘水和（或）气体充填影，增强扫描常表现为肿瘤周边实体部分强化明显。肝脏是恶性 GIST 最常见的远处转移部位，肿瘤较少转移至区域淋巴结、骨和肺。

MRI 检查中，GIST 信号表现复杂，良性实体瘤 T_1 加权像的信号与肌肉相似，T_2 加权像呈均匀等信号或稍高信号，这与周围组织分界清晰。恶性者，无论 T_1WI 或 T_2WI 信号表现均不一致，这主要是因瘤体内坏死、囊变和出血。近年来开展的小肠 CT 检查对于 GIST 的诊断具有一定的价值。

PET 检测是运用一种近似葡萄糖的造影剂 PDF，可观测到肿瘤的功能活动，从而可分辨良性肿瘤还是恶性肿瘤；活动性肿瘤组织还是坏死组织；复发肿瘤还是瘢痕组织。其对小肠肿瘤的敏感性较高，多用于观测药物治疗的效果。PET 可提高对治疗反应的判断率，并为这种新药的临床随访和治疗措施提供了依据。

（四）超声

腹部超声可描述出原发和转移肿瘤的内部特征，通常显示与胃肠道紧密相连的均匀低回声团块。在大型肿块中不同程度的不均匀密度可能预示着肿块的坏死、囊状改变和出血。良性间质瘤超声表现为黏膜下、肌壁间或浆膜下低回声肿物，多呈球形，也可呈分叶状不规则形，黏膜面、浆膜面较光滑，伴有不同程度的向腔内或壁外突起。但由于 GIST 肿瘤往往较大，超声视野中不能观其全貌，无法获知肿瘤与周围组织的关系。

（五）选择性血管造影

多数 GIST 具有较丰富的血管，因此，GIST 的血管造影主要表现为血管异常区小血管增粗、纡曲、紊乱，毛细血管相呈结节状、圆形血管团、血管纤细较均匀，中心可见造影剂外溢的出血灶，周围为充盈缺损。瘤内造影剂池明显者常提示恶性。采用肠系膜上动脉造影有助于确定出血部位和早期诊断，故对原因不明消化道出血的患者，X 线钡剂和内镜检查均为阴性者，是腹腔血管造影的适应证。

（六）免疫组织化学检测

绝大多数 GIST 显示弥漫强表达 CD117，CD117 阳性率为 85%～100%，因此，GIST 最终仍有赖于 CD117 染色的确诊。GIST 的 CD117 阳性特点是普遍的高表达，一般为胞质染色为主，可显示斑点样的"高尔基体"形式，上皮型 GIST 有膜染色，其他许多 GIST 则有核旁染色，梭形细胞肿瘤则胞质全染色。但是，不是所有的 GIST 均 CD117 阳性，而 CD117 阳性的肿瘤并非都是 GIST。目前多用 CD117 与 GIST 的另一种抗原 CD34 联合检测。CD34 在 GIST 中的阳性率为 60%～70%，平滑肌瘤和神经鞘瘤不表达 CD34。

六、诊　断

1. 症状

一般症状隐匿，多在体检或腹腔手术中被发现。最常见的症状是腹部隐痛不适，浸润到消化道内表现为溃疡或出血。其他症状有：食欲和体重下降、肠梗阻等。

2. 辅助检查

内镜检查是目前发现和诊断 GIST 的主要方法，肿瘤位于黏膜下、肌壁间或浆膜下，内镜下活检如取材表浅，则难以确诊，超声内镜指导下的肿块细针穿刺不失为一种术前提高确诊率的手段，但穿刺的技术水平、组织的多少均影响病理检查结果，同时也存在肿瘤播散的问题。光镜下细胞形态多样，以梭形细胞多见，异型性可大可小。可分为梭形细胞为主型、上皮样细胞为主型以及混合细胞型。电镜下超微结构与 ICC 相似。免疫组化对 GIST 诊断具有重要作用，免疫组化阳性率 CD117（85%～100%）、CD34（50%～80%）、Vim（100%）、S-100（－/灶性＋）。免疫组化 CD117 的意义为大部分 GIST 的 CD117 阳性。但是，不是所有的 GIST 均 CD117 阳性，而 CD117 阳性的肿瘤并非都是 GIST；CD117 阳性的肿瘤适合用酪氨酸激酶抑制药甲磺酸伊马替尼治疗。无论如何，GIST 的确诊仍需组织学与免疫组化检测。

3. 良、恶性判断

主要依据病理学标准：肿瘤的大小、核分裂象数目、肿瘤细胞密集程度、有无邻近器官的侵犯及远处转移、有无出血坏死或黏膜侵犯等。现认为：没有 GIST 是真正良性的，"良性的"和"恶性的"分类应该被描述为"低度恶性"和"高度恶性"更加确切。DNA 复制量的变化是新的基因参数，它也可能提示 GIST 的预后。

GIST 的恶性程度在许多情况下很难评估，目前国际上缺乏共识，众多指标中较经典的是肿瘤大小和有丝分裂指数（MI）。根据这两个指标可将 GIST 恶性度分为四级。①良性：肿瘤直径 <2cm，MI<5/50 高倍镜视野（HPF）；②低度恶性：肿瘤直径 >2～5cm，MI<5/50HPF；③中度恶性：肿瘤直径 <5cm，MI 6～10/50HPF 或者肿瘤直径 5～10cm，MI<5/50 HPF；④高度恶性：肿瘤直径 >5cm，MI>5/50HPF。

Jewi 等将 GIST 的恶性指标分为肯定恶性和潜在恶性，进而将 GIST 分为良性、潜在恶性和恶性。肯定恶性指标：①远处转移（需组织学证实）；②浸润邻近器官（大肠肿瘤侵犯肠壁肌层）。潜在恶性指标：①胃间质瘤 >5.5cm，肠间质瘤 >4cm；②胃间质瘤核分裂象 >5/50 HPF，肠间质瘤见核分裂象；③肿瘤坏死明显；④核异型大；⑤细胞密度大；⑥镜下可见黏膜固有层或血管浸润；⑦上皮样间质瘤中出现腺泡状结构或细胞球结构。良性为无恶性指标，潜在恶性为仅具备一项潜在恶性指标，恶性为具备一项肯定恶性指标或 2 项以上潜在恶性指标。

Saul suster 提出 GIST 形态学恶性指标：①肿瘤 >5cm 浸润邻近器官；②瘤体内出现坏死；③核浆比增高；④核分裂象 >1/10HPF；⑤肿瘤浸润被覆盖的黏膜。具有两项以上者为恶性，具有一项者为潜在恶性。

估计 GIST 的复发和转移的危险性高低来代替良恶性，肿瘤 >5cm，核分裂象 >2/10HPF，表明有复发和转移的高危险性；而肿瘤 <5cm，核分裂象 <2/10HPF，表明其复发和转移的低危险性；大多数致命的 GIST 常常显示核分裂象 >5/10HPF。总的来说，恶性 GIST 表现为肿瘤大、分裂象易见、细胞密度高、侵犯黏膜及邻近组织和结构、肿瘤内坏死、局部复发和远处转移等。GIST 的预后好坏与肿瘤的大小、有丝分裂指数和完全切除率直接相关。

七、鉴别诊断

1. 平滑肌瘤与平滑肌肉瘤

平滑肌肿瘤又分普通型平滑肌瘤、上皮样型、多形性、血管型、黏液型及伴破骨样巨细胞型等多亚型。平滑肌瘤多见于食管、贲门、胃、小肠，结直肠少见。过去诊断为平滑肌肿瘤的，实质上大多数是 GIST。平滑肌瘤组织学形态：瘤细胞稀疏，呈长梭形，胞质明显嗜酸性。平滑肌肉瘤肿瘤细胞形态变化很大，从类似平滑肌细胞的高分化肉瘤到多形性恶性纤维组织细胞瘤的多种形态均可见到。平滑肌瘤及平滑肌肉瘤免疫组化绝大多数都为 CD117、CD34 阴性，SMA、actin、MSA 强阳性，表现为胞质阳性。desmin 部分阳性。

2. 神经鞘瘤、神经纤维瘤、恶性周围神经鞘瘤

消化道神经源性肿瘤极少见。神经鞘瘤镜下见瘤细胞呈梭形或上皮样，瘤细胞排列成栅栏状，核常有轻度异型，瘤组织内可见一些淋巴细胞、肥大细胞和吞噬脂质细胞，较多的淋巴细胞浸润肿瘤边缘，有时伴生发中心形成。免疫组化 S-100 蛋白、Leu-7 弥漫强阳性，而 CD117、CD34、desmin、SMA 及 actin 均为阴性。

3. 胃肠道自主神经瘤（gastrointestinal autonomic nerve tumor, GANT）少见。瘤细胞为梭形或上皮样，免疫表型 CD117、CD34、SMA、desmin 和 S-100 均为阴性。

4. 腹腔内纤维瘤病 IAF

该瘤通常发生在肠系膜和腹膜后，偶尔可以从肠壁发生。虽可表现为局部侵袭性，但不发生转移。瘤细胞形态较单一梭形束状排列，不见出血、坏死和黏液样变。免疫表型尽管 CD117 可为阳性，但表现为胞浆阳性、膜阴性。CD34 为阴性。

5. 立性纤维瘤 SFT

起源于表达 CD34 抗原的树突状间质细胞肿瘤，间质细胞具有纤维母/肌纤维母细胞性分化。肿瘤由梭形细胞和不等量的胶原纤维组成，细胞异型不明显。可以有黏液变。很少有出血、坏死、钙化。尽管 CD34、Bcl-2 阳性，但 CD117 为阴性或灶状阳性。

6. 其他

与良性肿瘤、胃肠道癌、淋巴瘤、异位胰腺和消化道外肿瘤压迫管腔相鉴别。

总之，在诊断与鉴别诊断时，应重点观察瘤细胞的形态及丰富程度、胞质的染色和细胞的排列方式等方面，特别是当细胞团巢形成时，应首先考虑GIST，并使用免疫组化试剂证明。CD117、CD34联合使用效果好。

八、治　疗

处理原则：争取手术彻底切除，或姑息切除原发灶。复发转移不能切除采取甲磺酸伊马替尼（imatinib mesylate，glivec，格列卫）治疗，放化疗几乎无效。

（一）手术治疗

目前，手术切除仍是GIST的首选治疗方法。过去的放化疗方案对GIST肿瘤无效果。对肿块体积较小的倾向为良性的GIST，可考虑行内镜下或腹腔镜下切除，但须考虑到所有GIST均具有恶性潜能，切除不充分有复发和转移的危险。

首次完整彻底地切除肿瘤是提高疗效的关键。GIST的手术切除方案中整体切除比部分切除的治疗效果好，5年存活率高。De Matte等报道200例GIST，完全切除的80例中，5年生存率为54%，中位生存期66个月，而不完全切除者术后中位生存期仅22个月。因GIST极少有淋巴结转移，故手术一般不进行淋巴结的清扫。对倾向为良性的GIST，通常的手术切缘距肿瘤边缘2cm已足够；但对倾向为高度恶性的GIST，应行根治性切除术，为避免术中肿瘤破裂和术中播散，应强调术中无瘤操作的重要性。

（二）药物治疗

完整彻底地切除肿瘤并不能彻底治愈倾向为高度恶性的GIST，因为其复发和转移相当常见。GIST对常规放、化疗不敏感。近年来甲磺酸伊马替尼，已成为治疗不可切除或转移的GIST患者最佳选择。

格列卫是一种小分子复合物，具水溶性，可用于口服，口服后吸收迅速，生物利用度高，血液中半衰期13～16h，每日口服1次。格列卫可作为酪氨酸激酶的选择性抑制药，能明显抑制c-kit酪氨酸激酶的活性，阻断c-kit向下信号传导，从而抑制GIST细胞增生和促进细胞凋亡和（或）细胞死亡。有报道治疗147例进展期GIST，有效率53.7%，疾病稳定占27.9%。2003年5月ASCO会议报道，格列卫现在不仅用于治疗晚期GIST，而且还用于GIST的术前和术后辅助治疗。2002年2月美国FDA批准可用于治疗非手术和（或）转移的c-kit突变阳性的GIST，其最佳剂量为400～800mg/d。尽管它能够有效地治疗GIST，但仍有部分患者对其耐药或者部分患者不能耐受该药的不良反应（包括水肿、体液潴留、恶心、呕吐、腹泻、肌痛、皮疹、骨髓抑制、肝功能异常等），很少有转移性的晚期患者获得完全缓解。而且，部分患者对该药会在服药6个月内发生原发性耐药或6个月后继发性耐药。

对格列卫产生原发性耐药或继发性耐药的GIST患者，可采用二线小分子多靶点作用药物靶向治疗，如舒尼替尼（Sunitinib）、尼罗替尼（Nilotinib）、索拉非尼（Sorafenib）、达沙替尼（Dasatinib）等。

九、预　后

GIST生物学行为难以预测。现已知的与预后有关的因素有：①年龄及性别：年轻患者预后差，男性GIST患者预后差；②部位：食管GIST预后最好，其次是胃GIST、肠道GIST、网膜GIST、肠系膜GIST预后最差；③肿瘤大小与核分裂象：肿瘤越大，核分裂象越多，预后越差；④基因突变：有c-kit基因突变的GIST比无突变者预后差；⑤免疫组化表达：波形蛋白阳性表达的GIST预后较差，血管内皮生长因子、增殖标记PCNA、IG-67表达率高者预后差；⑥恶性度：低度恶性的GIST有50%复发，60%转移，高度恶性GIST有83%复发，全部发生转移；⑦DNA含量与核异型性密切相关并与预后相关：MF在1～5个/10HP的5年生存率在非整倍体DNA者为40%，二倍体DNA者达88%；MF >5个/10HP时5年生存率在非整倍体DNA者为17%，二倍体DNA者达33%。

第四节　原发性肝癌

一、流行病学

原发性肝癌（hepatocellular carcinoma，HCC）是常见的消化系统恶性肿瘤之一，因其病死率很高，故严重影响人类健康。据世界卫生组织统计，世界各地原发性肝癌的发病率总体上呈上升趋势。2002年全球的肝癌发病数为62.6万，死亡59.8万，其中55%在中国。2006年我国各项肿瘤的发病情况及死亡率等调查数据报道显示，男性肝癌发病率占第3位，女性占第4位；男性肝癌病死率位居中国各种肿瘤病死率的第3位，女性占第3位。在我国，肝细胞癌占原发性肝癌的绝大多数，而胆管细胞癌则不足5%。

二、病因学

不同地区肝癌的病因不尽相同。我国HCC的主要致病因素为HBV感染，其他致病因素包括食物中的黄曲霉毒素B（AFB）污染及饮水污染等；吸烟、饮酒、遗传因素等也起一定作用。

（一）病毒性肝炎

1. HBV与肝癌的关系

世界卫生组织肝癌预防会议指出，HBV与肝癌有密切、特定的因果关系，两者相关率高达80%。在全球范围内HBV感染和HCC流行率地理分布相吻合，HBsAg携带者HCC发病率是阴性患者的100倍。我国为HBV高度流行地区，多项研究显示：我国肝癌患者中HBV总感染率达90%左右，并且最常见的感染模式是HBsAg、HBeAb、HBcAb三项同时阳性。男性患者乙肝相关性肝癌的发生率及病死率均明显高于女性。

HBV除通过形成肝硬化而导致HCC外，还有直接致癌作用。动物实验和分子生物学研究表明：感染HBV的土拨鼠和树䶊可发生HCC；HBV-DNA整合到人基因组中可激活一些癌基因（如N-ras），并使一些抑癌基因发生突变；HBV的X蛋白能与p53基因结合，使后者失去抑癌功能。

2. HCV与肝癌的关系

HCV感染是西方国家及日本终末期肝病的首位原因，也是HCC的首要病因；HCV所致HCC绝大多数发生在肝硬化的基础上。无论在HBV感染率高或低的国家，病例对照研究和队列研究均显示HCV与HCC有关；HCC患者癌组织及癌周肝组织中可检出HCV复制的中间体（HCV-RNA负链）；感染HCV的黑猩猩在7年之后可以发生肝癌。

（二）黄曲霉毒素

以下证据提示黄曲霉毒素（AFT）尤其是黄曲霉毒素B_1（AFB_1）是人类HCC的病因：流行病学研究人群的AFB_1摄入量（主要为霉变的玉米或花生）与其HCC病死率呈正相关，AFB_1可使HBV携带者患HCC的风险提高3倍；动物实验证实AFT可导致肝损害并诱发肝癌；分子生物学研究

发现AFB_1可导致p53突变（249密码子）而使后者失去抑癌活性。

（三）饮水污染

流行病学研究提示肝癌病死率与饮水污染程度呈正相关，且饮水污染是一个独立于HBV与AFT以外的另一个肝癌危险因素。动物实验提示，给大鼠饮用污染水（沟宅水、塘水）较饮用井水更易促进黄曲霉毒素诱癌的发生。改变饮水类型后肝癌病死率有下降趋势。饮水中的致癌物质目前尚未完全明了，蓝绿藻污染可能是其重要因素之一。

三、病理学分类

1. 大体分类

传统病理分类把肝癌分为巨块型、结节型与弥漫型，本方案简单实用，临床医生较易掌握。

2. 组织学分型

①肝细胞癌：约占90%，多合并肝硬化，易侵犯血管致门静脉和肝静脉癌栓；②胆管细胞癌：约占5%，多不并发肝硬化；③混合型：约占5%。

3. 其他

纤维板层型肝癌（fibrolamellar HCC）是HCC的一种特殊类型，由于癌细胞巢被平行的板层状排列的胶原纤维隔开而得名。其临床特点为：多见于青年，HBV多阴性且很少伴肝硬化；肿瘤常单发，生长较慢，AFP多阴性；手术切除率高，且不论切除与否预后均较好。

四、临床表现

（一）症状

早期肝癌多无症状；中晚期肝癌症状多，但无特异性，且全身情况迅速恶化，一般治疗难以缓解。

1. 消化系症状

常见纳差、恶心、腹胀及腹泻等，以纳差和腹胀最常见。肝区疼痛可为肝癌的首发症状，可能是因为肿瘤迅速增大使肝包膜张力增加、癌结节包膜下破裂或癌结节破裂出血等所致。

2. 乏力、消瘦和发热

常是中晚期肝癌的主要临床表现。乏力和消瘦可因肿瘤的代谢产物及进食少等引起，严重者可出现恶病质。发热多因肿瘤坏死、合并感染及肿瘤代谢产物引起，多为不规则低热，一般不伴寒战。

（二）体征

1. 肝大与肝区肿块

进行性肝大和肝脏包块是肝癌最常见的体征。

2. 黄疸

为肝癌常见体征之一，因癌肿压迫或侵入胆管、肝门区转移的肿大淋巴结压迫胆管、胆总管癌栓形成或肝功能障碍等所致。通常一旦出现黄疸，多属晚期，但肝门区肝癌及合并胆管癌栓者可较早出现黄疸。

3. 腹腔积液

门静脉主干癌栓引起者常迅速增长为张力较大的腹腔积液，而有肝静脉或下腔静脉癌栓者腹腔积液更为严重，且常伴下肢水肿、腹痛。另外，癌结节破裂可引起血性腹腔积液，癌浸润腹膜可引起癌性腹腔积液。

4. 其他

如脾大、下肢水肿、右侧胸腔积液等。

（三）旁癌综合征

旁癌综合征（paraneoplastic syndrome）是指由于癌组织分泌影响机体代谢的异位激素或生理活性物质所引起的一组特殊综合征，有时可出现于肝癌症状之前，成为首发症状。常见者包括：低血糖、高钙血症、高胆固醇血症、高纤维蛋白原血症、红细胞增多症、血小板增多症。罕见者包括：高血压病、高血糖、皮肤卟啉症、肥大性骨关节炎、甲状腺病变、性早熟、类癌综合征、多发性神经病变等。

（四）转移

肝细胞癌多通过血行转移，其次为淋巴转移，亦有直接蔓延、浸润或种植者。胆管细胞癌常以淋巴转移居多。肝外转移以肺部最常见，其次为骨、肾上腺、横膈、腹膜、胃、肾、脑、脾以及纵隔。

（五）并发症

常见上消化道出血、肝癌破裂出血、肝性脑病、肝肾功能衰竭、胸腔积液、感染及肺梗死等。

五、辅助检查

（一）肝癌诊断标记物

1. 甲胎蛋白（alpha fetoprotein，AFP）至今，AFP仍为诊断肝癌的最好标记物。我国有60%~70%

肝癌患者的 AFP 高于正常。AFP 检测为目前最好的早期诊断方法之一，可在症状出现前 6～12 个月作出诊断。凡无肝病活动证据、AFP 超出正常范围者，应高度怀疑肝癌。应注意鉴别引起 AFP 升高的其他疾病。大量肝细胞坏死时的肝细胞再生及慢性肝病活动均可引起 AFP 升高，但 AFP 持续 >400μg/L 者，或 ALT 下降而 AFP 上升者则应考虑肝癌。另外，泌尿生殖系统肿瘤，特别是畸胎瘤也可引起 AFP 升高。

2. 其他肿瘤标记物

AFP 异质体、异常凝血酶原（des-γ-carboxyl prothrombin，DCP）、岩藻糖苷酶（a-L-fucosidase，AFU）、γ-谷氨酰转移酶同工酶Ⅰ等对肝癌具有一定的诊断价值，可作为 AFP 的补充手段。

（二）影像学检查

1. 超声

超声检查是肝癌最常用的定位及定性诊断方法。超声显像的优点在于其非侵入性，无放射性损害，且价格较低廉，因而易于重复应用。近年来超声造影技术的出现提高了超声对 HCC 的诊断价值。但其不足之处是有检查盲区，检查结果受操作者经验与操作细致程度的影响。

2. 电子计算机断层扫描（computed tomography，CT）

目前三期或多期快速扫描 CT 已成为肝癌诊断的常规检查，对于直径 >2cm 者比较容易做出正确的诊断。HCC 的典型 CT 表现为：平扫低密度灶、注入造影剂后在动脉期快速强化、门脉期快速消退，即表现为"快进快出"。CT-动脉碘油造影（CTA，亦称碘油 CT）可能显示 0.5cm 的肝癌，即经肝动脉注入碘油后 7～14d 再做 CT，则常可见肝癌结节呈明显填充，既有诊断价值，又有一定的治疗作用。

3. 磁共振显像（magnetic resonance imaging，MRI）

MRI 对于鉴别肝脏占位的性质有较大优势，尤其是近年特殊造影剂的应用更进一步提高了其对 HCC 的诊断价值。HCC 的 MRI 表现为：①在 T_1 加权像上病灶呈高低混合信号区，反映病变的坏死或局部脂肪变；亦有不少癌结节在 T_1 示等信号强度，少数呈高信号强度。②在 T_2 加权像上呈不规则、不均匀的高信号。③病灶周围可见低于肿瘤及正常肝组织的线条状低信号影（"假包膜"）。④肿瘤内间隔比假包膜薄，为低信号强度。⑤肝内外血管癌栓形成，在 T_1 加权像中为中等信号，在 T_2 加权像中为高信号。

4. 肝动脉造影

肝动脉造影对肝癌的分辨率为 1～2cm，确诊率为 74%～94%，如做低压灌注造影、碘油造影和延迟摄片，其分辨率及确诊率可进一步提高。由于超声、CT、MRI 等技术的发展，单纯做肝动脉造影已相对减少，但碘油 CT（即经肝动脉注入碘油后 7～14d 再做 CT）技术在微小肝癌及肝癌术后亚临床复发转移的诊疗中仍具有特殊的地位。

5. 正电子发射断层显像（PET-CT）

PET-CT 是影像与生化检查技术结合的新技术，能反映该病灶局部生化代谢情况，可用于全身扫描发现病灶及判定病变部位的代谢活性，在肝癌诊断中有一定作用。

（三）细针穿刺活检

对于无肝硬化基础者，病理学检查是诊断 HCC 的必要条件。对于有肝硬化基础，但病变较小（1～2cm）、且影像学表现不典型者，诊断 HCC 亦需要有病理学证据。

六、肝癌诊断程序和诊断标准

（一）美国肝病学会 2005 版指南提出的 HCC 诊断标准

1. 细胞学-组织学标准（适用于 <2cm 的病灶）。
2. 非创伤性标准（仅适用于有肝硬化的患者）。

放射学标准：两种影像学技术（B 超、CT、MRI 或血管造影）均发现 >2cm 的动脉性多血管性病灶。

联合标准：一种影像学技术（B 超、CT、MRI 或血管造影）发现 >2cm 的动脉性多血管性病灶，同时 AFP>400μg/L。

(二）美国肝病学会及欧洲肝病学提出的肝癌诊断程序要点

1. 小于1cm的结节，诊断肝癌的可能性较低，如影像学检查无动脉期强化则其可能性更低。应每3～6个月行超声随访。如发现其增大，则提示恶变可能。如随访1～2年以上，病灶无明显增大，则不是肝癌。但仍应随访，因仍有变化可能。

2. 1～2cm的结节很可能是肝癌，如CT、MRI或超声造影中两项动态扫描均表现为特征性的肝癌血管强化，即动脉期快速不均质强化、静脉期快速退去（washout），应诊断为肝癌；如果无此特征性血管强化，或两种检查不一致，应进行穿刺活检。但阴性结果并不能作为排除依据。对于影像学特征不典型的患者进行穿刺活检是非常重要的。如穿刺活检结果为阴性，仍应加强随访。

3. 在肝硬化基础上发现2cm以上的结节应高度怀疑为肝癌。如AFP> 200μg/L，且影像学表现为血供丰富；或两种影像学检查发现有特征性动脉增强，则可确诊，不须进行穿刺活检。如果动态影像学检查血管增强特征不典型，且AFP< 200μg/L，建议进行穿刺活检。如果病变表现为动脉期强化，静脉期表现为特征性"快速退去"，则仅需一种影像学检查即可诊断。螺旋CT、增强MRI以及超声造影均可用于无创诊断。

4. 小病灶的穿刺活检阴性者，应每3～6个月随访超声或CT，直至诊断明确；如病灶增大，但仍表现为不典型肝癌，建议重复穿刺活检。

（三）早期发现与早期诊断

对高危人群的筛查是肝癌早期发现的主要途径。高危人群的标准为：35～65岁，有肝炎史5年以上和（或）HBsAg阳性者。一般建议每6个月进行1次AFP联合超声检查，有助于发现早期肝癌、提高生存率。

七、肝癌的鉴别诊断

（一）AFP阳性肝占位病变的鉴别诊断

AFP阳性肝癌需要排除妊娠、新生儿、生殖腺胚胎性肿瘤、急慢性肝炎、肝硬化、肝内胆管结石、胃癌、胰腺癌或伴肝转移、前列腺癌等。另外，罕见有良性家族性AFP增高，应注意鉴别。

（二）AFP阴性肝占位病变的鉴别诊断

如AFP阴性或低浓度时需要与下列疾病鉴别：肝海绵状血管瘤、继发性肝癌、肝囊肿、肝包虫、肝脓肿及肝脏其他肿瘤与瘤样病变如肝腺瘤、中胚叶恶性肿瘤、炎性假瘤、局灶性结节样增生等。

八、治　疗

（一）常用治疗方法

1. 手术切除治疗

手术治疗仍是治疗可切除HCC的首选方法，文献报道其5年存活率多在31%～41%，个别文献报道可达52%。以下是美国国家综合癌症网（NCCN）肝癌指南推荐的手术切除指征。

（1）Child - PughA，仅有轻至中度门脉高压。

（2）单个肿瘤，且无大血管侵犯。

（3）切除肿瘤后有足够的存留肝体积（无肝硬化者至少为20%，肝硬化Child - PughA级者为30%～40%），而且主要血管和主要肝管的流入/流出不受影响。

（4）多发病灶或有大血管侵犯者是否可行切除术尚有争议。

2. 原位肝移植治疗

原位肝移植是治疗不可切除的小肝癌或肝功能Child - PughC级HCC的最有效方法，其5年存活率可达75%。美国肝病学会（AASLD）2005年版HCC指南和美国国家综合癌症网（NCCN）指南仍要求符合米兰标准才可进行肝移植，但最近报道认为适当放宽标准（如UCSF标准）仍可取得较好效果（详见有关肝移植适应证章节）。

3. 局部消融治疗

局部消融治疗包括射频、微波、冷冻、乙醇注射等方法，国外多用于不可切除或全身情况不能耐受手术的 HCC 患者，而国内应用范围和适应证较宽。以下是美国国家综合癌症网（NCCN）肝癌指南仍推荐的适应证。

（1）肿瘤部位可及（经皮或术中）。

（2）肿瘤直径≤3cm 者效果最佳，肿瘤直径为 3～5cm 者可采用局部消融＋放射介入 [经肝动脉化疗栓塞（TACE）/单纯栓塞（TAE）]，肿瘤直径≥5cm 者应采用动脉栓塞治疗。

（3）对肿瘤紧邻大血管、胆管及腹腔其他脏器者进行消融时应特别小心。高强度聚焦超声消融（high intensity focused ultrasound，HIFU）是我国研发的一种非侵入性的体外适形治疗肿瘤的新技术，文献报道有疗效。中国原发性肝癌规范化诊治共识认为 HIFU 存在以下问题：通过超声发现肿瘤存在盲区；治疗中存在照射通道被肋骨遮挡的问题，甚至需要切除肋骨，违背微创的初衷；疗效受呼吸运动的影响。因此认为，HIFU 还不能作为 HCC 单独治疗模式，但可以考虑作为 TA-CE 后进行补充治疗，或作为姑息治疗手段。

4. 介入放射治疗

包括经肝动脉化疗栓塞（TACE）、单纯栓塞（TAE）、放射性核素栓塞，一般不主张单纯经肝动脉化疗。以下是美国国家综合癌症网（NCCN）肝癌指南仍推荐的适应证和禁忌证。

（1）任何部位的肿瘤，只要血管条件能满足仅栓塞肿瘤而不误栓正常肝组织者。

（2）总胆红素＞51mmol/L（3mg/dl）是经肝动脉化疗栓塞、单纯栓塞的相对禁忌证，但仍可进行肝段栓塞术。

（3）Child – PughC 级或门脉主干有癌栓者是放射介入治疗的禁忌证。

5. 放射治疗

随着三维适形放疗（3 – dimensional conformal radiation therapy，3DCRT）和调强适形放疗（intensity modulated radiation therapy，IMRT）等技术逐渐成熟，为放疗在肝癌治疗中的应用提供了新的机会。国内外学者报道采用 3DCRT 和 IMRT 放疗技术治疗不能手术切除但局限于肝内的肝癌患者，放疗结合介入治疗的 3 年生存率可达到 25%～30%。

对下述患者可考虑放疗：肿瘤局限，因肝功能不佳不能进行手术切除，或肿瘤位于重要解剖结构，在技术上无法切除或拒绝手术；手术后有残留病灶者；要求一般情况好，如 KPS≥70 分。对已经发生远处转移的患者进行姑息治疗以减轻患者的症状，改善生活质量。

6. 分子靶向治疗

HCC 分子靶向治疗研究较多的多靶点药物有索拉非尼和舒尼替尼，单靶点药物有埃罗替尼和吉非替尼，单克隆抗体有贝伐单抗、西妥昔单抗等。欧美及亚太地区的随机、双盲多中心临床研究证实，索拉非尼可延缓 HCC 的进展，延长患者的生存期。因此，NCCN 指南推荐索拉非尼为晚期患者的一线治疗药物，并且获得美国 FDA 和欧洲 EMEA 批准，中国 SFDA 也已正式批准用于治疗不能手术切除和远处转移的 HCC。索拉非尼与其他治疗方法（介入、放疗）联合使用是否能使患者进一步受益尚需临床研究证实。

7. 生物导向疗法

生物治疗包括免疫治疗（细胞因子、过继性细胞免疫、单克隆抗体、肿瘤疫苗）、基因治疗、内分泌治疗、干细胞治疗等多个方面。目前大多数生物治疗技术尚处于研发和临床试验阶段，仅部分已应用于临床。目前用于肝癌过继性细胞免疫治疗的免疫活性细胞主要是细胞因子诱导的杀伤细胞（CIK）和特异杀伤性 T 淋巴细胞（CTL）。CIK 细胞治疗对于清除残癌、降低抗肿瘤不良反应、改善生活质量有较好疗效。放射免疫靶向治疗具有一定疗效，目前已批准用于肝癌治疗的 ^{131}I– 美妥昔单抗注射液，须继续扩大临床试验范围，获得更确切的证据，目前暂不推荐作为常规治疗。

8. 中医中药治疗

中医中药治疗可作为中晚期肝癌患者的主要治疗方法，也可作为肝癌手术、放疗、化疗的辅助疗法。如果运用得当，可得到改善症状、改善生活质量的良效。

（二）美国国家综合癌症网（NCCN）肝癌指南推荐的治疗选择程序

1. 全身情况适合手术的患者

（1）如果患者肝功能为 Child-PughA 或 B 级，无门脉高压，肿瘤位置合适，有足够的剩余肝体积，可行 HCC 切除术或局部消融治疗。

（2）对其中符合米兰标准，且有条件进行肝移植者，可行肝移植。

2. 肿瘤无法切除的患者

（1）如因肿瘤部位或剩余肝体积不足等因素导致不可切除，但仍符合米兰标准者，可行肝移植。

（2）如果也不符合米兰标准，或肝脏肿瘤广泛者，则行以下治疗：索拉非尼（Child-PughA 或 B 级）；局部治疗（射频、微波、冷冻、乙醇注射）或 TACE/TAE；定向或立体放疗；参加放疗+化疗的临床试验；参加全身或动脉内化疗的临床试验；参加其他临床试验；支持疗法。

3. 肿瘤局限但全身情况及其他合并疾病导致不能耐受手术的患者

索拉非尼（Child-PughA 或 B 级）；局部消融（射频、微波、冷冻、乙醇注射）或 TACE/TAE；适形或立体放疗；参加其他临床试验；支持疗法。

4. 有肿瘤转移者

索拉非尼（Child-PughA 或 B 级）；参加其他临床试验；支持疗法。

（三）多学科治疗决策模式

HCC 的治疗手段很多，发展也很快，主要包括外科手术切除、肝移植、局部消融、放射介入、新的分子靶向药物治疗以及姑息性对症支持治疗等，它们都有各自的适应证、禁忌证、独特的疗效和不良反应，因而并不适合所有的患者。

医生在选择治疗方法时，不仅要考虑某种手术或操作的熟练度和完美度，而且要考虑其实际治疗效果；不仅要考虑对局部肿瘤的效果，而且要考虑对患者全身状态的影响，特别是对生存期和生存质量的影响；同时也要考虑到卫生经济学及医疗资源公平分配及合理应用问题。从某种意义上来说，决定采取什么样的治疗方法，至少和各种治疗方法的具体实施与操作同样重要。

对于 HCC 来说，治疗手段的选择应该根据肿瘤情况（部位、大小、数目、有无肝内外转移等）、肝功能储备（Child-Pugh 分级）及全身情况（体力分级）全面考虑。最理想的工作模式是由肝脏内科、外科、肿瘤、介入、影像、病理等多专业的医生集体讨论，为每一个 HCC 患者制订出系统、合理的治疗方案。这一治疗决策过程应该遵照循证医学的基本原则和国内外有关指南或共识，结合患者的具体病情、当地的医疗资源和技术条件，并充分考虑患者个人的意愿，在权衡各种治疗方法的利弊后，选择对改善患者病情、生存期及生活质量最有益处的方案。

第五节　转移性肝癌

转移性肝癌又称继发性肝癌，是指人体其他器官的恶性肿瘤转移到肝脏后形成的肝脏恶性肿瘤。几乎所有实体肿瘤均可以转移到肝脏，其中最多见来源于结直肠癌，腹腔其他脏器恶性肿瘤肝转移也比较常见，如胃癌、胰腺癌等。其他多见的还有肺癌、乳腺癌等，肝转移是肺癌最常见的肺外转移部位，而乳腺癌肝转移排在肺、骨转移之后，居第 3 位。

一、发病机制

转移性肝癌的发生机制主要有：①肝脏接受门静脉及肝动脉的双重血供，许多重要腹部脏器血液均向门静脉汇流，而且肝脏 Disse 间隙的滤过液可以提供丰富的营养物质，这是转移性肝癌高发的主要因素。②肿瘤还可以通过肝动脉、下腔静脉以及肝静脉转移至肝脏。③淋巴转移也是转移性肝癌的另一种重要的发病途径。④肝脏邻近器官的恶性肿瘤可以通过直接浸润途径累及肝脏。上述转移机制中以血行转移最为常见。

二、病理学

转移性肝癌数目可以为1个，也可以是多个，以多发转移瘤常见，并且同一患者的转移灶大小多相似。大部分病理类型为腺癌，最常见来源于结直肠。转移癌肉眼观通常呈白色，界限清楚，中央出血坏死，在肝表面形成特征性的脐状凹陷。

大部分转移癌的组织学特征与原发病灶相同或相似，但有小部分组织学特征与原发灶明显不同，以至于有些患者临床上仅仅有转移性肝癌的表现而找不到原发病灶。转移性肝癌的肝动脉血供较原发性肝癌少可作为两者的鉴别。

三、临床表现

转移性肝癌的病程发展较缓和，通常不伴有肝炎以及肝硬化等肝病基础，早期仅表现为原发肿瘤症状而无肝脏受累症状。当发生广泛肝转移时，可出现肝区疼痛、腹胀、食欲缺乏以及上腹部扪及肿块等肝脏受累症状，部分原发疾病症状轻微的患者以肝脏转移癌主诉首诊。晚期患者，因累及胆管或肝功能受损而出现黄疸，由于门脉高压或低蛋白血症而出现大量腹腔积液，预后不良。

四、诊断与鉴别诊断

若同时存在肝脏占位和合并其他脏器恶性肿瘤时，AFP阴性者应首先考虑为转移性肝癌；但部分消化系统肿瘤特别是胃癌和胰腺癌伴肝转移时可出现AFP升高，但通常是低浓度的AFP升高。若AFP为阴性，既往无基础肝病背景，HBV和HCV均为阴性，肝癌结节多发、散在、形态较规则且大小相似，虽未发现肝外器官恶性肿瘤也应该首先考虑转移性肝癌的可能，必要时可通过细针穿刺病理学检查以帮助寻找原发灶。其他器官恶性肿瘤术后出现肝脏结节，特别是伴有CEA、CA19-9升高，应首先考虑转移性肝癌可能。仔细询问病史、进行体格检查及必要的胃肠X线钡剂造影、超声或CT检查能发现原发灶的存在，可明确诊断。

五、治疗

多数转移性肝癌对各种治疗的反应不理想。转移性肝癌不经任何治疗的5年生存率<2%；非手术治疗5年生存率<5%；单纯支持疗法预后更差，生存时间为3~24个月。手术切除是目前唯一可获得治愈及长期生存的治疗手段。

目前，转移性肝癌的治疗方案很多，包括手术、化疗（全身静脉化疗和介入治疗）、基因治疗和肝转移灶的局部治疗（射频消融、激光消融、无水乙醇注射和冷冻切除术）等。尤其对于结直肠癌肝转移，手术是目前最重要的治愈手段。目前临床研究最多、治疗效果最显著、预后最好的也是结直肠癌肝转移的治疗。回顾性对照研究证实，对于可切除的结直肠癌肝转移瘤，肝转移灶切除术可以明显延长5年存活率。

第六节 胆囊癌

一、概述

胆囊癌（gallbladder carcinoma，GBC）是指发生在胆囊（包括胆囊管）的癌肿，由于胆囊管特异的解剖结构和生物学行为，部分学者认为将胆囊管癌列为一种独立的疾病更为合理。尽管目前对胆囊管癌的定义存在争议，但国内外主要文献和著作仍将胆囊管癌定义为胆囊癌。

胆囊癌是最常见的胆管恶性肿瘤，在消化道肿瘤中仅次于胃、结肠、直肠、食管、胰腺占第6位，占胆囊手术的1%～2%，尸检检出率0.55%～1.00%。胆囊癌好发于50～70岁的老年人，约3/4以上的胆囊癌患者年龄超过65岁。女性患者约为男性患者的2～3倍，其中部分原因是女性的胆囊结石病发病率高于男性。近年来国内外的流行病学资料显示，胆囊癌的发病率有逐年上升的趋势，上海市肿瘤研究所流行病学调查资料显示，上海市胆管癌（胆囊癌、胆管癌）的发病率以约5%逐年递增。不同地区和种族的人群发病率有明显差异，以欧裔犹太人及美国的印第安人发病率最高，女性中胆囊癌的发病率以智利（27/100 000）和波兰（14/100 000）最高。在美国每年有6 000～7 000例新增胆囊癌确诊病例，尽管总的发病率不到2/100 000，但新墨西哥州的土著女性的发病率高达14.5/100 000。美国墨西哥裔、西班牙裔和印第安人的发病率高于平均水平的6倍以上，黑人的发病率最低。在我国则以西北部较高，且胆囊癌的发病率低于胆管癌的发病率。我国胆囊癌占同期胆管疾病的构成比为0.14%～3.18%，平均为1.153%。中华外科学会胆管外科学组对全国1 098例胆管癌手术病例的分析，其中胆囊癌272例（24.8%），肝外胆管癌826例（占75.2%）。

胆囊癌恶性程度高，早期缺乏特异性症状而不易诊断，癌肿极易向肝等邻近器官浸润和出现远处淋巴结转移而不能根治性切除，预后极差。西方国家的文献报道胆囊癌总的5年生存率仅为5%～38%，出现淋巴结转移或远处转移的患者5年生存率更低，平均生存时间不足6个月。除少数患者因胆囊结石病等症状就医而获得早期诊断外，绝大多数患者出现明显的临床症状时，已属晚期。因此，改善胆囊癌预后的关键是早期诊断、早期治疗，以及合理的综合治疗方案，有效控制胆囊癌的浸润和转移。近年来，随着对胆囊癌分子生物学特性以及对肿瘤耐药、放化疗增敏、新一代化疗药物、生物治疗和靶向治疗等方面研究的深入，为从根本上改善中晚期胆囊癌预后指明治疗方向，同时也必将会改变以往对胆囊癌综合治疗不佳的固有观念，更加重视胆囊癌的综合治疗。

二、病因学

胆囊癌的确切原因尚不明确，但以下危险因素可能与之相关。

（一）胆石症

胆石症是与胆囊癌相关的最主要危险因素：75%～95%的胆囊癌合并胆囊结石；胆囊结石患者胆囊癌的发生率比无结石者高7倍；结石直径>3cm比<1cm患胆囊癌的危险性高10倍；症状性胆囊结石患者（特别是有反复发作的胆囊炎）患胆囊癌的风险明显高于无症状性胆囊结石患者；胆囊结石患者发生胆囊癌的比例约为0.4%，未经治疗的胆囊结石患者20年内发生胆囊癌的危险性为0.2%～0.4%；约1%的因胆石症行胆囊切除术的胆囊标本可发现隐灶癌。

胆囊结石致癌机制是综合作用的结果，包括结石的机械刺激、炎症、胆固醇的代谢异常、胆汁刺激和致癌物质的作用等。慢性黏液损伤是胆囊新生物恶性转化的重要促发因素。结石可引起胆囊黏膜慢性损伤或炎症，进而导致黏膜上皮发育异常，后者具有癌变倾向。胆石长期机械刺激胆囊黏膜-胆汁排空障碍、胆汁淤滞与感染→不典型增生或肠上皮化生→癌变。胆汁中的厌氧菌（梭状芽孢杆菌）使胆胺+核脱氢反应→去氧胆酸、石胆酸（致癌物质）。

（二）胆胰管连接异常（anomalous pancreatobiliaryduct junction，APBDJ）

APBDJ易发生包括胆囊癌在内的胆管恶性肿瘤。胆总管囊肿患者患胆管肿瘤的风险均增加，其中胆囊癌的发生率约为12%。可能的机制是：胆汁成分的改变、基因突变和上皮细胞增生。胰液反流→胆汁中的卵磷脂被胰液中的磷酸肽酶Aa水解→产生脱脂酶卵磷脂→被胆囊吸收→积聚在胆囊壁内→胆囊上皮细胞变性和化生→癌变；慢性炎症→胆囊黏液损伤→再生修复→不典型增生或上皮异形化→癌变。

（三）细菌感染

有文献报道，伤寒和副伤寒杆菌的慢性感染和携带者患胆囊癌的危险性比正常人高100倍以上，印度最近的临床对照研究发现，伤寒杆菌携带者的发病率是非携带者的8倍以上，具体机制不明。最近的研究发现，胆汁和胆囊癌组织中可检测到幽门螺旋杆菌，其是否与胆囊癌的发生相关值得进一步研究。

（四）胆囊腺瘤

胆囊腺瘤是癌前病变，癌变率为 6%～36%；单发、无蒂、直径＞1cm 的胆囊息肉恶变的危险性增高，如合并结石则更增加了癌变的危险性。癌变机制可能为：腺瘤→腺癌的顺序性病变（adenoma - adenocarcinoma sequence）。

（五）胆囊腺肌瘤

又称胆囊腺肌增生症，是以胆囊黏液和肌纤维肥厚、罗－阿氏窦（R - Asinuses）数目增多、窦腔扩大并穿入肌层为特征的一种增生性疾病。病变通常位于胆囊底部，形成结节，癌变率为 5%～15%。其发病机制可能与胆囊内长期高压有关。病变区 R-A 窦扩大、增多并形成假憩室，可深达黏液下层和肌层，窦隙内衬以柱状上皮，呈腺样结构，周围为增厚的平滑肌纤维所包绕。扩大、增多的 R-A 窦形成假憩室，内含黏液或胆砂、胆石，有管道与胆囊相连，故亦有胆囊憩室之称。病变分为弥漫型、节段型和局限型，以局限型最为常见。

（六）溃疡性结肠炎

胆囊癌的发病率为一般人群的 10 倍，发病机制不明，可能为：胃肠道中的梭状芽孢杆菌使肠肝循环中的胆汁酸→还原→3-甲基胆蒽；胆管梗阻感染→胆汁中的胆酸→去氧胆酸、石胆酸（致癌物质）。

（七）瓷性胆囊

慢性胆囊炎合并胆囊壁钙化，即"瓷胆囊"，恶变率为 12.5%～61.0%。

（八）Mirizzi 综合征

大多数学者认为，胆囊结石可以引起胆囊黏膜持续性损害，并可导致胆囊壁溃疡和纤维化，上皮细胞对致癌物质的防御能力降低，加上胆汁长期淤积，有利于胆汁酸向增生性物质转化，可能是胆囊癌发生的原因，而 Mirizzi 综合征包含了上述所有的病理变化。

（九）肥胖

体重指数＞30 的年龄在 20～44 岁的女性，患胆囊癌的风险是 2.53 倍。

（十）其他因素

原发性硬化性胆管炎，雌激素，以及致癌物质如：偶氮甲苯、亚硝胺、甲基胆蒽、二氧化钍等。

（十一）与胆囊癌发生相关的分子机制

文献报道与胆囊癌关系比较密切的基因有 p53, K-ras, CDKN2（9p21），Bcl-2, Cmyc 和 COX-2。Bcl-2 基因是被发现的第一个凋亡抑制基因，Bcl-2 表达可抑制细胞凋亡、延长细胞寿命、增加细胞其他突变机会或使突变基因在细胞内聚积，导致细胞恶性转化。研究发现，Bcl-2 表达增加是抑制胆囊病变组织中细胞凋亡的机制之一，与胆囊癌的分化程度有密切关系。C-myc 基因可能通过促进 survivin 的表达来抑制胆囊癌细胞凋亡，有待进一步的实验证实。最近有文献报道环氧化酶-2（COX-2）在血管内皮生长因子介导的肿瘤发展中具有重要作用。

三、病理学

（一）大体分型

胆囊癌多发生在胆囊底部，其次为胆囊壶腹和颈部。通常表现为胆囊内的肿块，也可表现为局部胆囊壁增厚或息肉样新生物。根据大体外观可分为乳头状和非乳头状。日本胆管外科协会将 GBC 分为隆起型和扁平型。隆起型可以为乳头状或结节状。也可分为浅表型和浸润型。

（二）组织学分型

分为 5 种：腺癌（90%）、未分化癌（4%）、鳞癌（3%）、混合型（1%）、其他少见肿瘤如腺鳞癌、燕麦细胞癌、癌肉瘤等（2%）。

90% 以上为腺癌，可分为：①硬癌（60%）：纤维组织丰富、质地硬，早期表现为胆囊壁的局限性硬结或增厚；常早期侵犯肝，淋巴转移率较高；晚期整个胆囊壁可增厚、胆囊腔闭塞成为较大硬块；胆囊管阻塞时，胆囊可积液、肿大。②乳头状癌（25%）：肿瘤软而呈胶状，细胞内含有较多假黏液蛋白，可长至较大，充满胆囊内腔；较少直接侵犯肝，淋巴转移率低。③黏液腺癌（15%）：质软、突入胆囊腔内，可生长至较大的体积，肿瘤常发生坏死及出血（图3-6）。

其余5%~20%为分化不良或未分化癌：未分化癌恶性程度高，转移早，预后极差。按癌细胞分化程度的差异，可分为高、中、低和未分化腺癌，分化程度高则预后较好，分化差或未分化癌预后最差。

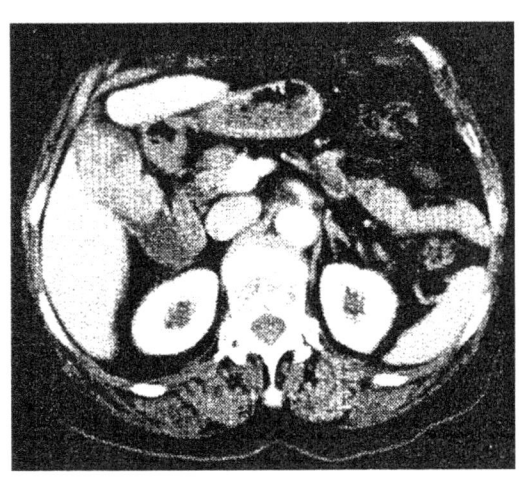

图3-6　胆囊癌（CT）：肿块型；肿块向胆囊腔内生长，增强后可强化

（三）转移途径

胆囊癌可多种途径播散，包括直接侵犯、淋巴、血行、沿神经血管丛播散、腹腔内种植、胆管腔内播散等。直接侵犯（肝脏及周围脏器）和淋巴转移是胆囊癌的主要转移方式。在确诊的胆囊癌病例中，癌肿局限在胆囊壁仅约为25%，出现局部淋巴结转移或侵犯肝脏等邻近脏器35%，40%存在远处淋巴结或脏器转移。

1. 直接侵犯

占65%~90%，因胆囊床一侧的胆囊壁没有浆膜层，胆囊癌通过胆囊床直接侵犯肝（第Ⅳ和Ⅴ肝段）比较多见。同时由于胆囊静脉丛直接回流入附近的肝，癌肿既可沿血管神经丛直接侵犯肝实质，晚期也可经血行途径引起肝内远处转移或远处脏器转移。癌肿可直接侵犯胆囊周围邻近脏器（胆总管、胃窦、十二指肠、胰腺和横结肠等），或经血管神经丛沿肝十二指肠韧带上下蔓延，直接侵犯肝外胆管或肝门周围淋巴结转移压迫胆总管而致梗阻性黄疸。

2. 淋巴转移

占40%~85%。当胆囊肌层受犯时，即可出现淋巴结转移，胆囊癌淋巴结转移的模式和范围与胆囊的淋巴引流途径是一致的：淋巴结转移绝大多数首先发生在胆囊管淋巴结，其次是胆总管周围淋巴结和肝门淋巴结，最后转移至其他区域淋巴结：胰腺周围、十二指肠旁、门静脉周围、腹腔干、肠系膜上动脉周围淋巴结等；少数可逆行向上转移至沿肝门部。

3. 血行转移

占20%~25%，经胆囊深静脉回流至肝方叶，表现为近原发灶处肝内局部肿块，伴或不伴卫星结节；肺转移较少见。

4. 沿神经蔓延

少见，占10%~15%。可沿胆囊壁内或肝十二指肠韧带内神经丛蔓延。

5. 胆管内播散

少见，肿瘤沿胆囊颈管下行至胆总管，在颈部和胆总管内壁种植，癌组织也可脱落进入胆总管，造成梗阻性黄疸。

6. 腹腔种植

少见，胆囊癌破溃或穿孔致腹腔广泛种植。

四、诊断

胆囊癌的诊治流程见图 3-7。

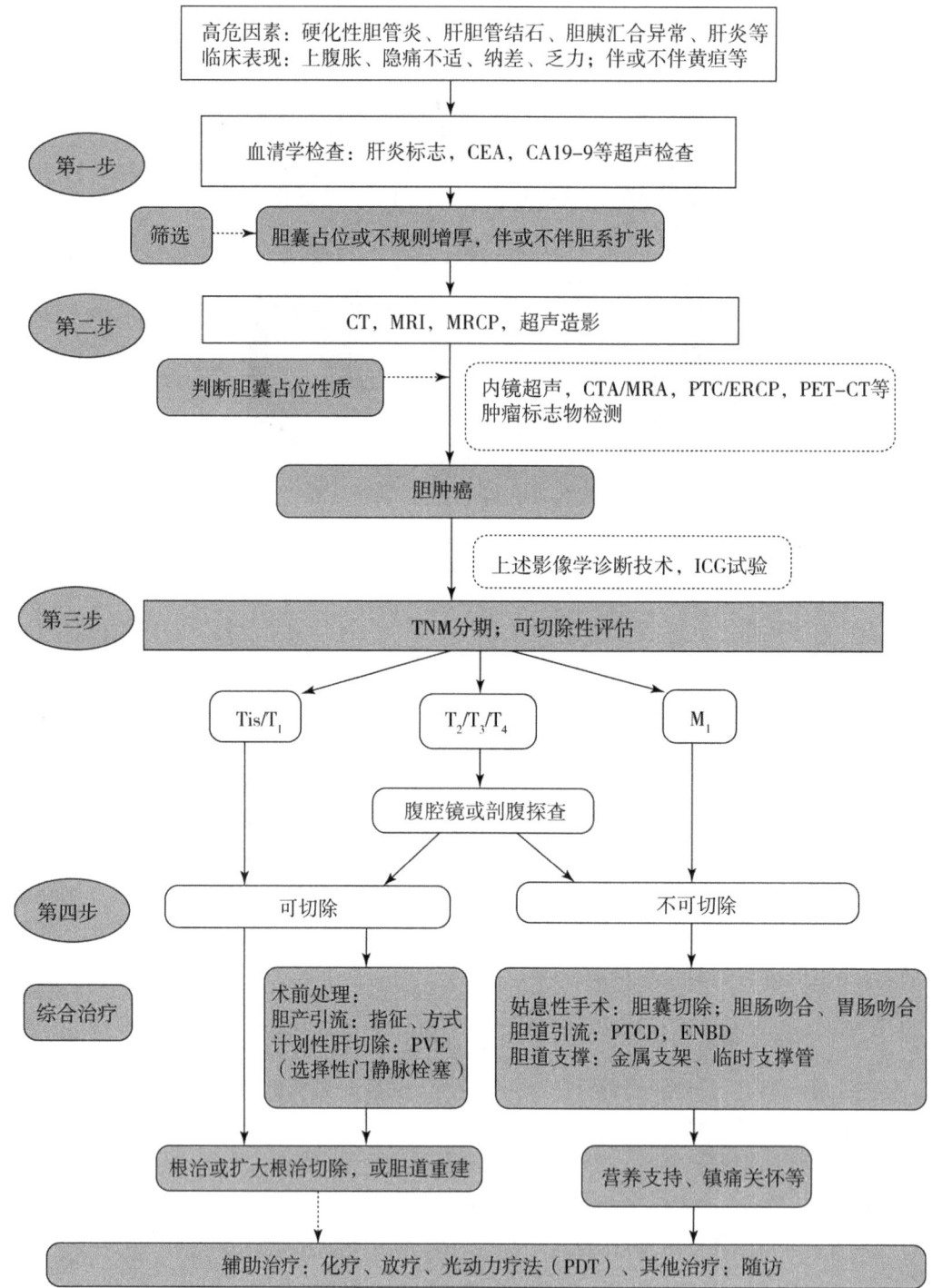

图 3-7　胆囊癌诊治流程图

五、临床表现

（一）症状

胆囊癌早期因缺乏特异性症状而不易被察觉，当出现明显的临床症状时，多已属晚期并已有转移而无法根治性切除，预后极差。胆囊癌早期可出现一些类似于良性胆管疾病（急性或慢性胆囊炎、胆石症等）的症状，如上腹部隐痛、胀痛不适、恶心、呕吐、乏力、纳差等。

1. 右上腹痛不适

是胆囊癌最常见的症状（60%～87%），40%的胆囊癌患者可出现腹痛症状加重、发作频率增多或持续时间变长。

2. 恶心、呕吐

占30%～40%，与急慢性胆囊炎有关，少数因肿瘤侵犯十二指肠致幽门梗阻。

3. 黄疸

约30%患者因肿瘤直接侵犯或肝门淋巴结转移压迫肝外胆管或胆管内播散均可导致梗阻性黄疸。

4. 其他

少数患者因并发感染或肿瘤性发热，而出现低热。一旦出现上腹部肿块、黄疸、腹腔积液、明显消瘦、贫血和邻近脏器压迫症状，提示已属晚期。

（二）体征

早期胆囊癌无特异性体征。合并急性胆囊炎时可有右上腹压痛；胆总管受到侵犯或压迫时，可出现阻塞性黄疸；胆囊管阻塞致胆囊肿大、肿瘤累及肝或邻近器官时可扪及腹部肿块；晚期还可出现肝大、腹腔积液、下肢水肿等。

六、实验室检查

迄今尚未发现对诊断胆囊癌具有重要诊断价值的特异性肿瘤标志物。血清和胆汁中CEA（癌胚抗原）及CA19-9（糖链抗原）测定对早期诊断有一定的帮助，特别是后者的阳性率较高，可用作辅助诊断和根治术后的疗效观察。有研究表明，CA19-9及CEA平行法联合检测可将灵敏度提高到84.4%，系列法联合检测可将特异度提高到90.7%。迄今未发现对胆管癌具有特异性诊断价值的基因标志和诊断方法，文献报道与胆囊癌关系比较密切的基因有p53，K-ras和CDKN2（9p21）。细针穿刺细胞学检查特异性高，但敏感性差、假阴性率高，且有一定并发症，临床很少应用。

七、医学影像学检查

（一）超声检查

超声具有简便、无创、费用低、可反复检查等优点。为首选的检查方法。超声对胆囊癌的诊断敏感性为85%，诊断符合率80%。对胆囊微小隆起性病变以及早期胆囊癌的诊断价值优于CT，可作为胆囊癌的筛选检查方法，因此，定期行超声检查对早期诊断胆囊癌具有重要价值。

1. B超

B超下诊断胆囊癌有4种类型：Ⅰ型为隆起型，乳头状结节从胆囊壁突入腔内，胆囊腔存在；Ⅱ型为壁厚型，胆囊壁局限或弥漫不规则增厚；Ⅲ型为实块型，因胆囊壁被肿瘤广泛浸润、增厚，加之腔内癌块充填形成实质性肿块；Ⅳ型为混合型。超声能清晰显示病变的大小、部位、数目、内部结构以及胆囊壁的厚度和肝受犯范围。其不足是：易受胃肠道气体干扰，对同时患有胆囊结石的微小胆囊黏液隆起性病变检出率低。

2. 彩色多普勒超声

彩色多普勒超声能测及肿块内血流，可与胆囊胆固醇性息肉和结石鉴别。对胆囊隆起性病变的鉴别诊断具有重要价值。同时能无创地精确显示胆管和肝受犯范围和程度，以及肝门区主要血管（肝动脉、门静脉等）的受犯情况，与CT和MRI血管成像价值相近，甚至可替代血管造影。对胆囊癌的精确分期和手术可切除性评估有较高价值。此外，近来开展的超声造影检查对胆囊癌诊断准确率更高。

3. 实时谐波超声造影（CEUS）

通过周围静脉注射六氟化硫微泡造影剂，随后用CnTI谐波技术在低声压下对病灶进行观察，可以实时观察肿块增强的方式及回声强度变化，并且与周围肝实质进行对比，有利于对病灶范围作出判断。

4. 内镜超声（EUS）

EUS 是近年来发展起来的一项技术，采用高频探头隔着胃或十二指肠对胆囊进行扫描，避免了肠道气体的干扰，不仅能检出 < 5mm 的病变，并可清晰地显示出胆囊壁的 3 层结构，能精确判定胆囊壁各层结构受犯深度和范围、周围血管受犯情况以及区域淋巴结有无转移，因而对胆囊癌早期诊断、精确分期及手术可切除性评估具有更高价值，可作为超声和彩超检查的补充手段。

（二）动态增强 CT

1. CT 的优势

CT 具有较高的软组织分辨率，对胆囊癌的诊断、分期、评估手术切除可能性均有帮助，是术前不可缺少的检查，对治疗方案的决定、术式的选择和预后判断具有很高价值，在这方面 CT 明显优于超声检查。增强 CT 能够精确显示肿瘤直接侵犯肝或肝门部、是否有肝转移、淋巴结及邻近脏器转移情况。

2. CT 的典型表现

①胆囊壁局限或整体增厚，多超过 0.5cm，不规则，厚薄不一，增强扫描有明显强化。②胆囊腔内有软组织块影，基底多较宽，增强扫描有强化，密度较肝实质低而较胆汁高。③合并慢性胆囊炎和胆囊结石时有相应征象。厚壁型胆囊癌需与慢性胆囊炎鉴别，后者多为均匀性增厚；腔内肿块型需与胆囊息肉和腺瘤等鉴别，后者基底部多较窄。薄层和增强 CT 扫描可精确显示胆囊壁厚度及胆囊壁的浸润深度、肝及邻近器官和组织的受犯范围和程度、有无区域淋巴转移和肝内转移等。

3. 螺旋 CT 血管成像（CTA）

CTA 能对门静脉、肝动脉等周围血管受犯情况可作出精确判断，对术前可切除性评估具有重要价值。CT 对判断胆囊癌可切除和不可切除的准确率分别为 80% 和 89%。

（三）磁共振（MRI）

1. MRI 的优势

与 CT 相比，MRI 具有更高的对软组织分辨率，在对腔内小结节型早期胆囊癌的显示优于 CT。磁共振胆管成像（MRCP）可无创地获取整个肝内外胆管树的影像，对胆管受犯范围和程度可作出精确判断；磁共振血管成像（MRA）能精确地显示肝门区血管的受犯情况，与 CTA 价值相近。MRI 对胆囊癌的术前分期、可切除性评估、手术方式的选择及评估预后等具有较高价值。

2. 胆囊癌的 MRI 典型表现

Ⅰ期：胆囊壁局限性或弥漫性不规则增厚，胆囊内壁毛糙不光整或凹凸不平，可伴有突向腔内的菜花状或结节状肿块。T_1W_1 呈低信号，T_2W_1 呈等偏高信号，MRCP 可见胆囊内充盈缺损影，但胆囊壁的浆膜面光整。

Ⅱ期：胆囊窝内不规则异常软组织肿块，与胆囊壁分界不清，胆囊壁外层即浆膜面毛糙，胆囊窝脂肪间隙模糊不清，但与胆囊窝邻近肝组织分界尚清晰。

Ⅲ期：胆囊窝脂肪间隙消失，胆囊区见不规则软组织肿块，T_1W_1 呈等偏低信号，T_2W_1 呈等偏高信号，肿块占据胆囊大部分囊腔，胆囊基本形态不同程度消失，MRCP 表现为胆囊不显影或胆囊显示不清。胆囊窝周围邻近肝实质内出现异常信号，T_1W_1 呈偏低信号，T_2W_1 呈高信号，边缘不规则，与胆囊分界不清。

Ⅳ期：胆囊癌的 MRI 和 MRCP 表现除了上述Ⅲ期的表现外，还可有直接侵犯胃窦部、十二指肠，侵犯邻近腹膜、肝十二指肠韧带的表现，侵犯肝内外胆管和结肠等，以及腹腔肝门淋巴结转移、胰腺及胰头周围淋巴结转移、后腹膜淋巴结转移等的相应 MRI 征象。

MRA 能精确地显示肝门区血管的受犯情况，同时 MRCP 还能精确显示肝内外胆管受犯范围和程度。Kim 等报道 MRI 结合 MRA 和 MRCP 可以用于检查血管侵犯情况（灵敏度 100%，特异度 87%）、胆管受犯（灵敏度 100%，特异度 89%）、肝受犯（灵敏度 67%，特异度 89%）和淋巴结转移（灵敏度 56%，特异度 89%）。但由于存在运动伪影，缺乏脂肪和部分容积效应，MRI 往往难以评估胆囊癌对十二指肠的侵犯，且 MRI 也难以显示网膜转移。磁共振 B-TFE（balanced-turbo field echo）序列是近年来采用的一种新的成像序列，属于梯度回波序列中的真稳态进动快速成像序列，具有扫描速度快、运动伪影少等特点，目前在临床中主要用于心脏、大血管的检查。有研究说明该技术能够清楚地显示增厚的胆囊壁、胆囊内的肿块及胆囊腔的改变，对于病变的检出率明显高于 MRI 常规序列。该序列除了能显示胆囊本身的改变外，还能清晰地显示病变对邻近肝、胆管等有无侵犯。而且在该序列中血液亦呈现为高信号，故也可以清楚显示病变对血管的包绕、侵犯及血管内有无癌栓，也有利于血管与淋巴结的鉴别。B-TFE 能够提供较多的胆囊癌的术前分期信息，对临床客观地评价患者术前情况、确定手术方式、评估预后提供了很大帮助。

（四）正电子发射-断层扫描（PET-OT）

PETCT 是目前判断胆囊占的良恶性、胆囊癌根治术后的有无复发和转移的最精确的检查方法，同时能精确显示意外胆囊癌行胆囊切除术后的肿瘤残余情况以及远处淋巴结和脏器的转移情况。一项研究对 16 例临床症状、影像学检查均提示良性胆囊病变的患者行 FDG-PET，诊断胆囊癌灵敏度为 80%，特异度为 82%。目前，FDG-PET 在诊断胆囊癌中的作用仍在研究，其不足是检查费用昂贵，应根据患者个体情况来选择。

（五）内镜逆行胰胆管造影（ERCP）

ERCP 对胆囊癌常规影像学诊断意义不大，仅有一半左右的病例可显示胆囊，早期诊断价值不高，适用于鉴别肝总管或胆总管的占位病变或采集胆汁行细胞学检查。

八、鉴别诊断

胆囊癌的鉴别诊断根据肿瘤的病程而不同：早期的胆囊癌主要与胆囊息肉、胆囊炎和胆囊结石鉴别。对老年女性、长期患有胆囊结石、胆囊萎缩或充满型结石、腹痛症状加重、发作频率增多或持续时间变长时，应警惕胆囊癌的可能，宜做深入检查。晚期胆囊癌需要与原发性肝癌侵犯胆囊鉴别，肝癌侵犯胆囊后可在胆囊区和肝门部形成较大肿块，类似晚期胆囊癌侵犯肝门胆管或淋巴结转移。胆囊颈管癌可直接侵犯或通过淋巴转移发生高位的胆管阻塞，临床表现类似肝门部胆管癌。胆囊癌常需与以下疾病鉴别。

1. 胆囊腺瘤性息肉

与早期胆囊癌鉴别困难，年龄 > 50 岁；单发息肉，直径 >1.2cm；蒂宽、胆囊壁厚者，应高度怀疑恶变，尽早手术。

2. 胆囊胆固醇沉着症

常多发，超声为等回声团，无声影，直径多 < 10mm；彩超不能测及血流。

3. 胆囊结石

B 超为强光团回声伴声影，可多发，位置可随体位变化。

4. 黄色肉芽肿性胆囊炎

患者一般情况好；常有反复胆囊炎发作病史；胆囊壁明显增厚但形态较光整、内壁光滑。

5. 原发性肝癌侵犯胆囊

多有肝病史，AFP 明显升高，肿块较大、多位于胆囊窝区或肝门部。

九、临床分期

目前胆囊癌的主要分期有 3 种：Nevin 分期、美国抗癌联盟（AJCC）分期和日本胆管外科学会分期（淋巴结分站）。其中 AJCC 的 TNM 分期是目前被广泛接受的分期方法，正确的分期是选择合理治疗方案和判断预后的主要依据。

（一）Nevin 分期

根据肿瘤侵犯胆囊壁的深度分期。Ⅰ期：肿瘤位于黏液内；Ⅱ期：肿瘤侵犯黏液下层和肌层；Ⅲ期：肿瘤侵犯胆囊壁全层，无淋巴结转移；Ⅳ期：肿瘤侵犯全层伴胆囊周围淋巴结转移；Ⅴ期：肿瘤直接侵犯肝或邻近脏器或远处转移。

（二）AJCC 分期

美国癌症联合委员会（AJCC）推出了肿瘤 TNM 分期。其中胆囊癌 TNM 分期发生了较大变化。

1. 胆囊管癌

现并入胆囊癌范畴。

2. 淋巴结

分为两站，N_1，肝门淋巴结：胆囊管淋巴结，胆总管、肝动脉、门静脉旁淋巴结；N_2，其他区域淋巴结：腹腔干、十二指肠旁、胰腺周围、肠系膜上动脉周围淋巴结等。

3. 胆囊癌

分期的改变可对肿瘤的可切除性和患者的预后作出更准确的判断。不能根治性切除的Ⅲ 4 期重新并入Ⅳ期。

4. 强调意外胆囊癌

再次根治性手术的必要性及胆囊癌生物学特性的特殊性。

（三）JSBS 分期：日本胆管外科学会（淋巴结分站）

N_1：胆囊颈淋巴结及胆总管周围淋巴结。

N_2：胰十二指肠后上淋巴结、肝总动脉旁淋巴结和门静脉后淋巴结。

N_3：腹腔动脉淋巴结、主动脉旁淋巴结和肠系膜上动脉淋巴结。

N_4：其余更远处的淋巴结。

十、治疗原则

胆囊癌的治疗目标是：根治；延长生存期，提高生活质量；缩短住院时间。治疗原则也有三，即早期治疗、根治治疗、综合治疗。改善预后的关键是：重预防。

（一）早期治疗

早期治疗的关键在于早期诊断。由于胆囊癌早期症状不典型，临床上不易早期诊断。大多数是在常规胆囊切除术中或术后（包括开放胆囊切除术和腹腔镜胆囊切除术）快速冷冻活检或石蜡病理中确诊。

这类患者多为 Nevin Ⅰ期、Ⅱ期或 TNM 分期为 0 期、Ⅰ期，以往认为仅行胆囊切除术即可达治疗目的。但近年的研究表明，由于胆囊壁淋巴管丰富，胆囊癌可有极早的淋巴转移，并且早期发生肝转移也不少见。因而，尽管是早期病例，亦有根治性切除的必要。

对有胆囊癌易患因素的病变行预防性胆囊切除术，特别是对 50 岁以上的慢性萎缩性胆囊炎、结石直径 > 3cm，瓷性胆囊、胆囊息肉、胆囊腺肌病、原发性硬化性胆管炎（PSC）、胰胆管汇合异常等患者，应行预防性胆囊切除术。

（二）根治治疗

胆囊癌根治性手术的目标是肿瘤完全切除，病理学切缘阴性，切除范围至少应包括胆囊、受累的肝（切除胆囊附近 2cm 以上肝组织，甚至肝右叶切除或扩大肝右叶切除）和区域淋巴结。淋巴清扫要求将整个肝十二指肠韧带、肝总动脉周围及胰头后方的淋巴结缔组织连同血管鞘一并清除，真正使肝门骨骼化才符合操作规范，必要时还需游离胰头十二指肠，行腹主动脉周围骨骼化清扫。若位于胆囊颈部的肿瘤侵犯胆总管，或胆囊管手术切缘不够，应该进行胆总管切除和肝管空肠吻合。

（三）综合治疗

不能切除或不宜切除的胆囊癌，可采用综合治疗，包括化疗、放疗、免疫治疗、中医治疗和靶向治疗等。对放化疗等辅助治疗的效果存在争议，传统的观念认为胆囊癌对放化疗均不敏感，疗效有限。但随着辅助治疗的研究深入，新的放化疗技术方法的进步以及新的化疗药物的应用，越来越多的前瞻性研究显示了令人振奋的结果，放疗、化疗及免疫治疗等综合治疗能明显地提高胆囊癌患者的生存时间和生活质量，因此，随着胆囊癌的综合治疗的研究不断深入，综合治疗将会更加受到重视。

十一、整体治疗方案

（一）胆囊癌治疗方法选择的依据

在选择胆囊癌的治疗方法前，需弄清以下情况。

1. 肿瘤情况

TNM 分期是国际公认的确定治疗方法的依据之一，包括肿瘤的大小、胆囊壁的浸润深度、肝受犯范围和程度、淋巴结转移情况，肝外胆管和血管（尤其是门静脉和肝静脉）的受犯范围和程度，邻近脏器（胃、十二指肠、胰腺和横结肠等）受犯情况，以及远处脏器是否有转移等。通常 0～Ⅲ期可选择手术治疗，Ⅳ期则根据具体情况可选择手术和姑息性治疗。

2. 肝功能情况

对需要行较大范围肝切除的患者，术前应对肝储备情况进行精确评估。

3. 全身情况

包括年龄、心肺功能、糖尿病、其他脏器严重病变。

（二）治疗方法的选择

应严格按照病理分期（TNM 分期）、邻近器官受犯情况、肝功能情况及患者的全身情况，选择合理的治疗方案。

1. 手术治疗

（1）单纯胆囊切除术：沿肝将胆囊完整切除。Tis 及Ⅰ期切缘阴性患者 5 年生存率可达 90% 以上。

（2）胆囊癌根治术：包括完整切除胆囊及胆囊床外 2cm 以上的肝组织，将肝十二指肠韧带骨骼化清扫（包括肝门区后胰头后淋巴结）。Ⅱ期、Ⅰ期切缘阳性患者，5 年生存率 70%～90%。

（3）扩大根治术：胆囊癌根治术同时需切除邻近脏器（胃、十二指肠、结肠等），累及肝外胆管时，同时行肝外胆管切除、胆管空肠鲁氏 Y 形吻合术，甚至胰十二指肠切除术。Ⅲ期及部分Ⅳ A 期患者，5 年生存率可达 20%～40%。

（4）姑息性手术：对部分Ⅳ期胆囊癌患者出现相关的并发症，为延长患者生存时间或改善患者生活质量而施以相应的手术，5 年生存率 0～5%。姑息性减黄术：对无法根治性切除或不能耐受手术的胆囊癌患者出现梗阻性黄疸时，可行 PTCD 外引流或置入金属内支架管，或经 ERCP 置入塑料胆管内支撑管或金属内支架管，近来可回收胆管金属内支架及具有内放射治疗作用的金属胆管支架管，也开始应用于临床。部分能耐受手术的患者，也可行肝胆管空肠鲁氏 Y 形吻合术、U 管或 T 管支撑引流术、金属胆管支架置入术。

胃空肠吻合术：伴有十二指肠梗阻。

姑息性胆囊切除术：对伴有胆囊炎患者，出现局限性腹膜炎，胆囊可能发生坏疽甚至穿孔时。

2. 规范胆囊癌的活检方法

不应剖开胆囊取组织活检，应整块切除胆囊送检，避免胆汁外溢、癌细胞播散和种植。

方法：在胆囊肿块周围正常肝、胃、肠处解剖和分离，整块切除胆囊游离缘肿块，将胆囊从胆囊床全层切下。肿瘤位于胆囊床一侧或向肝浸润性生长应行肝楔形切除；肿块向横结肠、十二指肠、胃窦部浸润性生长则应行胃、肠部分切除术；黄色肉芽肿性胆囊炎和胆囊胃肠道瘘：肿块处穿刺活检，化学胶封堵。

高度癌疑照此方法处理而病理为良性病变者，亦不应视为违反医疗常规，但对此观点，因受现行的医疗规范的限制，目前尚有争议。

3. 腹腔镜在胆囊癌诊治中的相关问题

当腹腔镜胆囊切除未及时发现肿瘤时，关于腹壁戳孔处肿瘤种植和胆囊切除几个月内便有腹腔内广泛播散的事实（发生率约 6%，发生戳孔种植或腹腔播散的患者平均生存时间不足 10 个月），已越来越引起人们关注，因此，术前高度怀疑或已确诊为胆囊癌的患者，一度被视为腹腔镜手术的禁忌。若在腹腔镜手术下怀疑为胆囊癌（可切除）时，应立即中转开腹手术。腹腔镜胆囊切除术中应避免胆囊破裂、胆汁外溢，应用标本袋装入标本后取出，并常规剖检胆囊，对可疑病灶，应及时送快速病理检查。

随着腹腔镜技术的完善以及对术中操作的重视和改进，由于50%以上的胆囊癌患者在手术时被发现不能切除，因此，部分学者主张：对TNM分期Ⅰ～Ⅲ期胆囊癌患者，先行腹腔镜探查，如经探查发现肿瘤能被切除则转开腹手术，如不能切除则终止手术，或选择其他治疗方法。优点是创伤小、恢复快，可明显改善患者的生活质量、缩短住院时间，也有利于其他综合治疗方法的尽早实施。

4. 化疗

（1）术后辅助治疗：以往的文献报道显示胆囊癌的化疗效果不佳，常用的药物有氟尿嘧啶（5-FU）、丝裂霉素（MMC）、多柔比星、表柔比星、顺铂等。近年来，一些新的化疗药开发并应用于胆管癌的治疗，以及化疗增敏方面的研究的进展，胆管癌的辅助化疗值得期待。例如：紫杉醇、紫杉特尔（docetaxel）、依立替康（irinotecan）、吉西他滨（gemcitabine）等。单一用药的有效率约为10%；联合化疗：FAM方案（5-FU + ADM + MMC）、吉西他滨+顺铂、吉西他滨+紫杉特尔、吉西他滨+氟尿嘧啶等，有效率为15%～30%。有文献报道口服希罗达（xeloda）对胆管肿瘤效果较好，对晚期胆囊癌有效率为50%。

对胆囊癌和肝外胆管癌体外药敏实验的研究发现，药物敏感性由高到低依次为紫杉醇（TAL）100%，吉西他滨（G2）75%，米托蒽醌（Mito）66.7%，长春新碱（VCR）58.3%，羟喜树碱（HPT）58.3%，丝裂霉素（MMC）48.9%，卡铂（CP）48.5%，顺铂（DDP）46.7%，表柔比星（EADM）46.7%，多柔比星（ADM）30.3%，氟尿嘧啶（FU）33.3%，甲氨蝶呤（MTX）15.6%。结果提示，胆囊癌和胆管癌对TAL, GZ, Mito, VCR, HPT较敏感，MMC, CP, DDP, EADM次之。

近年来有关胆囊癌化疗的系列性研究报道逐年增加，尤其是一些新的化疗药开发并应用于胆管癌的治疗，以及化疗增敏方面的研究的进展，辅助化疗的价值将日益受到重视。目前较为常用的胆囊癌化疗方案有：紫杉醇或紫杉特尔或吉西他滨联合奥沙利铂的方案。

（2）术前辅助化疗：胆囊癌的新辅助化疗，临床应用少，鲜有报道。

（3）选择性动脉插管灌注化疗：有报道在手术中经胃网膜右动脉置管入肝动脉，经皮下埋藏灌注药泵，于切口愈合后，选用FMP方案等化疗药物进行灌注化疗，根据病情需要间隔数周重复使用。此外，通过门静脉注入碘化油加入化疗药物，使其微粒充分进入肝窦后可起到局部化疗和暂时性阻断肿瘤扩散途径的作用，临床应用取得了一定效果，为无法切除的胆囊癌伴有肝转移的患者提供了可行的治疗途径。

（4）腹腔化疗：腹腔内灌注顺铂和氟尿嘧啶对预防和治疗胆囊癌的腹腔种植转移有一定的疗效。亦有报道开腹手术直视下置入缓释氟尿嘧啶，未开腹术后患者通过腹腔引流管在B超指导下将缓释氟尿嘧啶洒于胆囊床周围，可能会延长生存期。

5. 放疗

（1）适应证：胆囊癌根治术后、不能切除或姑息性切除的晚期胆囊癌、术后局部复发者。多组前瞻性的研究结果显示，胆囊癌对放疗有一定敏感性，可减少胆囊癌根治术后的复发率，对术后局部复发的病例以及不能切除或姑息性切除的晚期胆囊癌可缓解症状和延长生存时间。其中以Kresl和Coworkers的报道效果最好，外照射联合氟尿嘧啶等化疗可使根治性切除术患者的5年生存率由33%提高到64%。近年来，伽马刀、射博刀等定向放射也有应用于胆囊癌原发灶和转移灶的治疗，可能有一定疗效，但缺乏大宗资料的研究。

（2）放疗方法选择：放疗方法有术前、术中、术后放疗以及经PTCD导管实施腔内照射，临床上应用最多的是术后放射治疗。术前放疗的目的是：降低肿瘤细胞的活性，减少术中转移的机会；尽可能地缩小肿瘤，增加手术切除的机会。但术前放疗临床应用少，鲜有报道。根据手术中明确的肿瘤部位和大小，并以金属夹对术后放疗的区域做出标记，进行外照射治疗。照射的剂量为40～70Gy，分5～7周完成。术中放疗的剂量通常为20～30Gy，术后可联合外照射和化疗治疗：45Gy外照射、氟尿嘧啶350mg/m^{2}第1～5和第28～32d滴注化疗。

体外照射范围，原则上应包括原发灶和区域淋巴结。病灶局限又无远处转移的非根治性切除是术后体外照射的最好适应证。综合各家术后放疗结果报道，接受术后放疗的患者中位生存期均高于对照组，尤其是对于Nevin Ⅲ期、Ⅳ期或非根治性切除的病例，相对疗效更为明显。术后放射治疗一般在术后4～5周开始，外照射4～5周，选择的剂量既为肿瘤的治疗量又应在正常组织耐受范围之内。一般每周照射5d，1/d，每次为1.8～2.0Gy。治愈性切除的预防性照射进行5周，总量为50Gy，非治愈性切除的放射总量为60～65Gy。腔内照射是指通过PTCD的导管将^{226}镭、^{60}钴及^{192}铱等密封的小放射源送入胆管腔内的放疗。腔内照射具有局部病灶照射剂量大、周围脏器放射损伤小的优点，尤其适用于胆管狭窄。但对远离放射源的胆管断端及手术剥离面照射剂量不够，所以一般将腔内照射与体外照射联合应用，剂量分别为10～20Gy和40～50Gy。

6. 介入治疗

（1）介入性胆管引流术：对已失去手术机会伴有黄疸的晚期胆囊癌，尚可采用介入性胆管引流术减黄，如PTCD外引流或经PTCD或ERCP途径置入胆管内支撑管或金属内支架引流等。

（2）介入区域性化疗：对肿瘤姑息性切除和肝转移患者还可行介入区域性化疗。具体方法是首先行选择性腹腔动脉造影，导管进入肝总动脉后，30min内持续输注丝裂霉素20mg，以后隔6周重复1次上述治疗。从第2次起每次丝裂霉素剂量为10～15mg，每个患者至少接受5～7次治疗，总剂量为75～85mg。也可选用紫杉醇、吉西他滨和奥沙利铂等化疗药物。结果表明，高选择性动脉内化疗对肿瘤局限于胆囊壁（Nevin Ⅰ～Ⅲ期）者效果较好；如果肿瘤侵犯胆囊壁以外，区域性化疗起不到控制肿瘤生长的作用。介入区域性化疗的优点是：①靶器官的药物浓度高；②术前应用使肿瘤和周围血管之间产生炎性间隙，有助于提高手术切除率；③术后应用可杀死体内残留的肿瘤细胞，减少术后复发和转移；④对于不能切除的胆囊癌患者，介入性区域性化疗能有效地抑制肿瘤生长，延长患者生存期；⑤减轻全身性的不良反应。

7. 靶向治疗

有关胆囊癌的靶向治疗的研究报道不多，但研究已证实表皮生长因子受体（EGFR）和C-Erb-B2在胆囊癌组织中均有表达，因此，厄洛替尼（erlotinib），一种口服的表皮生长因子的酪氨酸激酶抑制药物，可用于胆囊癌的靶向治疗。环氧化酶-2（COX-2）在血管内皮生长因子介导的肿瘤发生中具有重要作用，预示COX-2抑制药可用于胆囊癌的靶向治疗药物，也可与化疗联合。

8. 其他治疗

其他治疗方法包括免疫治疗、生物治疗、中医治疗、射频消融治疗等，疗效尚不确定。有文献报道应用干扰素α-2b及胸腺肽或胸腺五肽、白介素-Ⅱ等生物制剂联合化疗，可提高疗效。

（三）意外胆囊癌的诊治

意外胆囊癌是指在术中未能及时发现而在术后经病理证实的胆囊癌，常见原因有：术中未能认真剖检胆囊而漏诊；急性胆囊炎手术因胆囊壁明显增厚而不易发现病灶；胆囊息肉行腹腔镜胆囊或开腹手术以及胆囊壁增厚误诊为黄色肉芽肿性胆囊炎等，术中未送病理检查。

AJCC会议强调了意外胆囊癌再次根治性手术的必要性，应根据癌肿的部位、大小、浸润深度、累及范围、病理分期、术中是否播散，决定是否再手术及手术方式。①病理分期：查阅原始病历资料、术前术后影像学资料、手术记录、病理巨检和镜检报告；②癌肿是否播散：了解术中胆囊破裂、癌组织破碎、胆囊大部分切除残留黏液烧灼、LC穿刺孔种植、有无腹块、腹腔积液。一般而言，Ⅱ～Ⅲ期的意外胆囊癌应再手术治疗，术前应行相关检查，排除癌症转移或播散。

其实大多数意外胆囊癌只要术中仔细剖检胆囊并及时送病理检查是可以发现的，因此，意外胆囊癌防治的关键首先是在术中仔细剖检胆囊并及时送病理检查，对符合再手术条件的应及时再手术（图3-8）。

（四）胆囊癌并发症的处理

1. 胆囊癌相关并发症的处理

并发急性胆囊炎胆囊肿大坏疽甚至穿孔，可行姑息性胆囊切除或胆囊造口术；出现阻塞性黄疸时，可根据具体情况选择合适的减黄方法，如内引流或外引流等。出现十二指肠梗阻时可行胃空肠吻合术等。

2. 胆囊癌术后并发症的处理

胆囊癌的术后并发症发生率20%～30%，死亡率0%～4%，主要包括：腹腔脓肿、胆汁瘤、胆管感染、肺部和伤口感染、胆管狭窄严重时可出现黄疸等。对胆汁漏、腹腔感染可在超声引导下穿刺置管引流，并加强营养支持和积极抗感染治疗；对出现黄疸患者，可采用介入性胆管引流减黄术，如PTCD外引流或经PTCD或ERCP途径置入胆管内支撑管或金属内支架引流减黄。

（五）出院后建议

（1）适当休息。
（2）调节饮食，加强营养。消炎利胆、保肝治疗。
（3）门诊定期随访复查：定期复查B超或CT、肝功能、CEA及CA19-9变化等。
（4）行胆管外引流患者，保持引流通畅，并记录每日引流量。
（5）胆管梗阻患者，如出现腹痛、发热和黄疸，及时到医院就诊。
（6）根据整体治疗方案安排辅助放化疗等治疗。

（六）胆囊癌的预后

目前胆囊癌的预后仍很差，系列的大宗病例资料回顾性研究显示，胆囊癌患者（包括手术和非手术）的5年生存率不足5%，平均生存时间不足6个月，根本原因是40%以上的患者就诊时已属晚期，不能根治性切除，根治性切除率仅约25%。根治性手术可明显提高生存率，其生存时间主要取决于肿瘤侵犯胆囊壁的深度和范围以及淋巴结转移情况根治性切除患者的总的5年生存率超过40%，T_1期行单纯胆囊切除术患者的5年生存率接近100%，T_2及T_3期没有淋巴结转移的患者根治性切除术后5年生存率超过50%，出现黄疸、淋巴结转移或远处转移的患者5年生存率0%～10%。

1. 影响预后的因素

临床因素中，意外胆囊癌预后最好，中位生存期26.5个月；可疑胆囊癌患者中位生存期为9.2个月。同时，因肿瘤引起的梗阻性黄疸、胆管感染以及肠梗阻这一系列并发症均影响其预后。

病理因素方面，与绝大多数恶性肿瘤一样，胆囊癌预后与TNM分期明显呈正相关，分期越晚预后越差，其中T分期尤其重要。T分期不但指肿瘤侵犯深度，同时预示淋巴结转移以及远处转移的概率；不同T分期患者，手术切除率不同，直接影响患者预后。淋巴结转移以及远处转移患者，均提示预后差。

2. 治疗方法与预后

手术切除是胆囊癌唯一有效的治疗方法，其预后与能否行根治性切除术以及切缘是否阴性密切相关。$T_1N_0M_0$患者，行单纯胆囊切除术，术后切缘为阴性者，术后5年生存率为99%～100%，$T_1bN_0M_0$患者为95%～100%。$T_2N_0M_0$患者行根治性切除术（切缘为阴性者），术后5年生存率为60%～80%，高于行单纯胆囊切除患者的；年生存率（10%～22%）。T_3患者行根治性切除术后；年生存率为15%～63%。T_4患者绝大部分由于伴有门静脉侵犯或腹膜种植等原因，无法根治性切除，故行姑息性手术或行内支架置入术，其术后5年生存率几乎为零。

3. 胆囊癌的生物学特性与预后

胆囊癌恶性程度高、预后差，在基因水平上研究胆囊癌的生物学行为，有助于胆囊癌的早期诊断和治疗。胆囊癌的发生、发展是一个多基因共同作用的结果，许多基因与胆囊癌的发生、发展、转移以及预后有密切关系。目前对胆囊癌相关基因的研究集中在对p53和ras基因，关于其他基因的报道很少。随着胆囊癌分子生物学研究的进一步发展，将逐渐揭示胆囊癌发生、发展、转移的基础，并寻找特异性高、敏感性高、简便实用的肿瘤标记物用于临床检测，改善胆囊癌的预后情况。

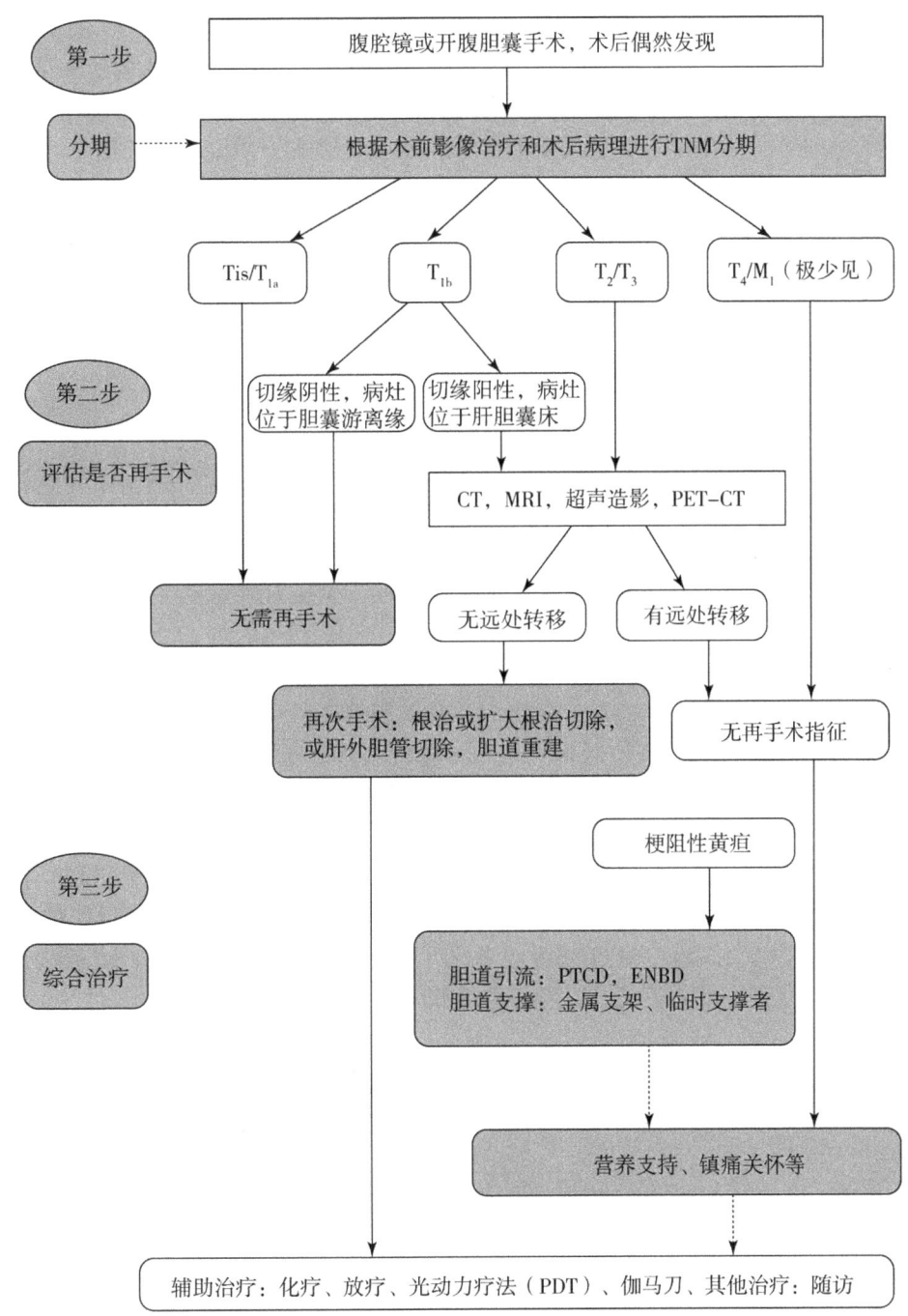

图 3-8　意外胆囊癌的诊治流程图

（七）胆囊癌的预防

改善预后的关键是：重预防，早发现早治疗，规范胆囊癌手术，合理的综合治疗。预防胆囊癌最有效的方法是：对有胆囊癌易患因素的病变行预防性胆囊切除术，特别是对 50 以上的慢性萎缩性胆囊炎、结石直径 >3cm、瓷性胆囊、胆囊息肉、胆囊腺肌病、原发性硬化性胆管炎（PSC）、胰胆管汇合异常等患者，应行预防性胆囊切除术。流行病学研究资料显示，全人群中其胆囊结石患者 20 年内发生胆囊癌的概率不足 0.5%，对无症状胆囊结石患者，行预防性胆囊切除术是不必要的。

1. 一级预防

即病因预防。胆囊癌仍无明确的病因，国内外的流行病学研究已经证明：胆囊结石、瓷化胆囊、胆囊息肉以及沙门菌感染等是胆囊癌的最重要的危险因素。加强卫生宣教，对老年胆囊结石患者等有危险因素的人群，定期门诊随访，必要时行预防性胆囊切除。

2. 二级预防

即早发现、早诊断、早治疗，对于具有危险因素患者如胆石症、胆囊息肉患者，一旦发现恶变可能，建议手术治疗。腹腔镜胆囊切除术中发现的意外胆囊癌患者，需术中冷冻明确肿瘤病理分期和切缘情况，以确定是否行进一步根治性手术治疗。同时建议腹腔镜胆囊切除术中尽量避免胆囊破损，取出胆囊标本时应置入标本袋内以防止意外肿瘤造成切口种植。对于不能行根治性切除术的患者，建议行姑息性治疗，解除胆管梗阻，其方法如内引流术、内镜胆管内支架置入术、PTCD 术等。

3. 三级预防康复预防

对不能手术或手术后的患者，争取康复治疗，包括减黄、保肝支持治疗以及中西医结合治疗，以减轻痛苦，提高生活质量。

4. 预防复发转移的措施

①预防性全身化疗：根据个人具体情况制定个体化治疗方案；②局部放疗：根据个人具体情况制定相关治疗方案；③细胞因子免疫治疗；④细胞过继免疫治疗；⑤分子靶向治疗；⑥中医治疗。

附加：胆管良性肿瘤

胆管良性肿瘤相当少见，其中以乳头状瘤为多见，其次为腺瘤和囊腺瘤，纤维瘤、平滑肌瘤、神经鞘瘤等则更罕见。乳头状瘤有可能发生恶变，一般为单发性，少数为多发性，称为乳头状瘤病。

临床表现和治疗：

一般无症状，只有当肿瘤长到足以造成胆管梗阻时才会出现症状。此时可有上腹部疼痛、黄疸和出现胆管炎等症状。早期诊断较困难。在肿瘤较大时，静脉胆管造影片中可见胆管内有充盈缺损，造影剂有排空延迟现象。X 线胃肠钡剂检查有时可见十二指肠乳头处有增大现象。CT 检查有时可见胆管腔内肿瘤，增强后瘤体强化。诊断主要依靠手术探查后明确。瘤体处胆管有扩张，内扪及质软可推动的肿物；术中胆管镜检查能见到肿瘤全貌，但必须做冷冻切片或快速石蜡切片检查，才能与恶性肿瘤相鉴别。

治疗原则应将胆管局部切除，以免术后复发。位于高位胆管者，切除后如胆管重建有困难，可考虑做肝方叶切除，以利肝胆管显露和行胆肠吻合。位于肝、胆总管游离段者，可做胆管对端吻合、T 管支撑引流，或胆管空肠鲁氏 Y 形吻合。位于壶腹部者，可切开肝胰壶腹括约肌做肿瘤局部切除。如肿瘤位于胆总管胰腺段，难以做胆总管局部切除，则只能做胰十二指肠切除术。

第七节 结肠癌

结肠癌（Colorectal Cancer）又称大肠癌，包括结肠癌（Colon Cancer）和直肠癌（Rectal Cancer），在世界范围内以经济发达国家的发病率高，可高达到（30～50）/10 万。大肠癌在我国的发病率和死亡率亦处于逐年上升的趋势。

一、病理分类

结肠和直肠肿瘤组织学分类分为：①腺癌。②黏液腺癌。③印戒细胞癌。④小细胞癌。⑤鳞状细胞癌。⑥腺鳞癌。⑦髓样癌。⑧未分化癌。⑨类癌（高分化内分泌肿瘤）。⑩混合性类癌-腺癌。⑪血管肉瘤。⑫Kaposi 肉瘤。⑬恶性黑色素瘤。⑭恶性淋巴瘤：a. 边缘区 B 细胞 MALT 淋巴瘤；b. 套细胞淋巴瘤；c. 弥漫性大 B 细胞淋巴瘤；d. Burkitt 淋巴瘤；e. Burkitt 样淋巴瘤。

二、临床分期

TNM 分期（UICC，2002）

T- 原发肿瘤

T_x：原发肿瘤不能评价；

T_0：无原发肿瘤证据；

T_{is}：原位癌：肿瘤位于上皮内或侵及黏膜固有层；

T_1：肿瘤侵犯黏膜下层；

T_2：肿瘤侵犯肌层固有层；

T_3：肿瘤穿透肌层固有层到浆膜下层或进入非腹膜覆盖的结肠周围或直肠周围组织 a；

T_4：肿瘤直接侵犯其他器官或结构，和/（或）穿透脏腹膜 b。

N- 区域淋巴结

N_x：区域淋巴结不能评价；

N_0：无区域淋巴结转移；

N_1：1～3 个淋巴结转移；

N_2：4 个及以上淋巴结转移。

M- 远处转移

M_x：远处转移不能评价；

M_0：无远处转移；

M_1：有远处转移。

pTNM 病理分期：pT、pN 和 pM 范畴相应于 T、N、M 范畴。pN_0 区域淋巴结切除标本的组织学检查一般要查 12 个或以上的淋巴结。

注：（1）分类如下

a. 没有穿透黏膜肌层到黏膜下层。

b. 包括穿过浆膜侵犯到结直肠的其他段，肉眼可见肿瘤与其他器官或结构粘连则为 T_4。但如果显微镜下粘连组织未见肿瘤则为 pT_3。

c. 结直肠周围脂肪组织内的瘤结节，具有淋巴结样的光滑形态，即使不具有淋巴组织，也定为 pN 分期；如果结节具有不规则外形，可定为 T 分期，并且标注 V_1（镜下血管浸润）或 V_2（肉眼血管侵犯），因为有很大可能出现血管浸润。

（2）结直肠癌各段所属区域淋巴结分组

盲肠——结肠周、盲肠前、盲肠后、回结肠、右结肠。

升结肠——结肠周、回结肠、右结肠、中结肠。

肝曲——结肠周、中结肠、右结肠。

横结肠——结肠周、中结肠。

脾曲——结肠周、中结肠、左结肠、肠系膜下。

降结肠——结肠周、左结肠、肠系膜下、乙状结肠。

乙状结肠——结肠周、肠系膜下、直肠上、乙状结肠、乙状结肠系膜。

直乙交界处——结肠周、直肠周、左结肠、乙状结肠系膜、乙状结肠、肠系膜下、直肠上（痔的）、直肠中（痔的）。

直肠——直肠周、乙状结肠系膜、肠系膜下、骶外侧、骶前、髂内、骶岬、髂外、直肠上（痔的）、直肠中（痔的）、直肠下（痔的）。

（一）临床分期

分期 TNM Dukes' 分期

0 期　$T_{is} N_0 M_0$

Ⅰ期　$T_{1\sim2} N_0 M_0$　A

ⅡA 期　$T_3 N_0 M_0$　B

ⅡB 期　$T_4 N_0 M_0$　B

ⅢA 期　$T_{1\sim2} N_1 M_1$　C

ⅢB 期　$T_{3\sim4} N_1 M_0$　C

ⅢC期　任何T N₂ M₀ C
Ⅳ期　任何T 任何NM₁ D

（二）Dukes´分期

Dukes´A 肿瘤局限于肠壁内，未穿出肌层，无淋巴结转移。

Dukes´B 肿瘤已穿出深肌层并侵入浆膜层、浆膜外或直肠周围组织，但无淋巴结转移。

Dukes´C 肿瘤伴有淋巴结转移。又分为：

C1期肿瘤邻近淋巴结转移（肠旁及系膜淋巴结）。

C2期肿瘤伴有肠系膜动脉结扎处淋巴结转移。

Dukes'D 肿瘤伴有远处器官转移，或因局部广泛浸润或淋巴结广泛转移而切除术后无法治愈或无法切除者。

Dukes´分期与TNM分期的对应关系：

Dukes´A = $T_1N_0M_0$，$T_2N_0M_0$

Dukes´B = $T_3N_0M_0$，$T_4N_0M_0$

Dukes´C = 任何TN_1M_0，任何TN_2M_0

Dukes´C2 = 任何TN_3M_0

Dukes´D = 任何T，任何NM_1

三、治疗原则和综合治疗

（一）治疗原则

1. 手术治疗

对大肠癌的治疗仍然是尽可能手术切除，术后总的5年生存率均在50%左右，如病变限于黏膜下层，根治术后5年生存率可达90%，反之如有淋巴结转移，则在30%以下。所以除争取早期诊断外，改进手术方法或加用化疗、放疗和免疫治疗等综合治疗，目的为了增加切除率，延长生存期。

（1）结肠癌：根治性切除手术：①病变局限于黏膜、黏膜下层，淋巴结未发现转移，术后定期观察。②病变侵犯肌层以外，或有淋巴结转移者，术后需行辅助化疗。术后辅助化疗，一般于术后4周左右开始。

（2）直肠癌：根治性切除手术，局部肿瘤较大，影响手术切除者可行术前放疗，或切除术后病变侵及深肌层或有淋巴结转移者，则术后行辅助放疗，放疗后化疗。直肠癌于放疗后开始，一般化疗6周期加口服左旋咪唑。手术方式有经肛切除和经腹切除手术：①经肛切除术：肿瘤占据肠腔小于30%；肿瘤直径小于2.5cm；肿瘤活动不固定；肿瘤距肛缘8cm以内；切缘阴性（距离肿瘤>3mm）。②经腹切除术：包括腹会阴联合切除术，低位前切除术，全直肠系膜切除术（TME）。切除原发肿瘤，保证足够切缘；采用TME手术清除肿瘤的淋巴引流区域；5周半足量的新辅助放化疗后，应在5~10周内进行手术。

（3）晚期患者：晚期不能切除的结直肠癌患者，或切除术后有复发转移的患者应采用全身性化疗和生物治疗，局部放疗及中医中药治疗。有肝转移病例可进行肝介入化疗。

2. 放射治疗

（1）结肠癌的放射治疗

①放射野：应包括肿瘤床。

②放射剂量：总剂量45~50Gy，分25~28次照射。对距离切缘较近切缘阳性者给予追加剂量。小肠的受量应限制在45Gy之内。以5-FU为基础化疗与放疗同步给予。

③照射方法：当存在正常组织与放疗相关的高危因素时，应考虑采用调强放疗（IMRT）或断层治疗。但治疗时需小心，以确保覆盖足够的瘤床。

④T_4或复发肿瘤患者：如有可能应考虑将术中放疗（IORT）作为追加剂量手段。这些患者行术前放疗，有助于增加肿瘤的切除性。如不能进行术前放疗，可考虑在辅助化疗之前进行低剂量外照射。

（2）直肠癌的放射治疗

①直肠癌放疗对象：推荐用于肿瘤距肛缘12cm以下的患者。

②照射野：包括肿瘤和距瘤床2～5cm的安全边缘，直肠、骶前和髂内淋巴结。T_4肿瘤侵犯前方结构时需照射髂外淋巴结。肿瘤侵犯远端肛管时需照射腹股沟淋巴结。

③放疗剂量：盆腔45～50Gy/25～28次。对可切除肿瘤照射45Gy之后应给予瘤床和边缘2cm范围追加剂量。术前放疗剂量为5.4Gy/3次，术后放疗为5.4～9.0Gy/3～5次。小肠受量限于45Gy以内。

④T_4或复发肿瘤：如切缘距肿瘤太近或切缘阳性者，可术中放疗（IORT）作为追加剂量，如不能做IORT，应于术后和辅助化疗前考虑局部追加外照射10～20Gy。不可切除肿瘤者，放疗剂量应高于54Gy。

⑤放疗期间同时加化疗：给予以5-FU为主化疗。

（二）综合治疗

因直肠癌手术时约30%有隐匿性转移，又因直肠位于盆腔内，因之选择性采取术前放疗、和/（或）术后放、化疗等综合治疗，可在一定程度上减少复发、转移而提高生存率。大肠癌术后常发生肝转移，可高达50%，如果仅为孤立转移灶，其他部位未发现复发转移的，可选择手术切除，术后5年生存率可达42%。如果不适于手术，可进行肝动脉灌注化疗。

1. 辅助化疗

结肠癌Ⅲ期患者，卡培他滨与5-FU推注/LV的疗效相当，但辅助治疗中不支持用卡培他滨的联合方案，FOLFOX的疗效更好。FOLFOX用于高危和中危的Ⅱ期患者也是合理的，但不适于预后良好或低危的Ⅱ期患者。FLOX是FOLFOX的替代方案。5-FU推注/LV/伊立替康不支持用于辅助治疗。

2. 晚期或转移性结肠癌的化疗

（1）初始治疗

①可耐受强烈治疗的病例：a. FOLFOX±贝伐单抗或CapeOX±贝伐单抗。b. FOLFI-RI±贝伐单抗。c. 5-FU/LV±贝伐单抗。

②不能耐受强烈治疗病例：a. 卡培他滨±贝伐单抗。b. 5-FU输注/LV±贝伐单抗。

（2）进展后的治疗：①FOLFIRI。②伊立替康。③西妥昔单抗+伊立替康（2B类）。④FOLFOX或CapeOX。⑤不能耐受联合用药时，可单用西妥昔单抗或帕拉妥单抗。结直肠癌根治术后CEA水平升高的处理：应检查包括：肠镜检查、胸腹部和盆腔CT和体检。如CEA水平升高，而影像学检查正常时，如有症状，则应每3个月复查1次扫描。如CT扫描为阴性时，可进行PET/CT扫描来确定有无转移灶。对CEA升高而检查为阴性患者，不建议盲目行剖腹探查术。

四、肿瘤内科治疗和化疗方案

（一）肿瘤内科治疗

1. 单药化疗和联合化疗

有效药物有5-FU、DDP、OXA、HCPT、CPT-11、TPT。首选药为5-FU，治疗大肠癌的近期有效率约20%。我国临床试用国产UFT治疗大肠癌，48例中24例有效，有效率为50%。另一5-FU衍生物卡莫氟（HCFU），在临床试用中发现对大肠癌的疗效为43%，国内试用在大肠癌的CR+PR率为35%，亦优于5-FU。对一般情况差或骨髓脆弱的晚期大肠癌患者，口服FT-207UFT、HCFU，可能获得短期缓解症状。

大肠癌联合化疗较单药化疗的有效率有所提高。亚叶酸（CF）能调节5-FU代谢，增强5-FU的生物活性，加强并延长5-FU对胸苷酸合成酶的竞争性抑制，所以CF与5-FU联用可增加5-FU的抗肿瘤作用。在临床上CF+5-FU以不同剂量、不同给药次序等广泛深入试用。总的说来，多数文献报道，对以往未用过5-FU的结肠癌，疗效在30%～50%，以往用过5-FU的，也取得10%～20%的近期疗效，较单用5-FU的疗效提高1倍。试用也表明，CF剂量增大（500mg/m^2）对疗效的提高不优于200mg/m^2；

另外在 CF 与 5-FU 使用的先后次序上，似乎先用 CF，继用 5-FU 的效果好。CF + 5-FU 疗法在提高疗效的同时，也要注意其不良反应增加。

2. 分子靶向药物

（1）西妥昔单抗

①西妥昔单抗单药治疗：对 ECFR 表达的既往化疗抵抗的结直肠癌患者，公开标签Ⅱ期临床试验。西妥昔单抗首次 400mg/m^2，静滴 2h，以后剂量 250mg/m^2，每周 1 次，静滴 1h，每周 1 次。疗效：西妥昔单抗治疗结直肠癌 57 例，PR 5 例，为 9%，MR 或 SD 21 例，为 37%，中位生存期 6.4 个月。认为西妥昔单抗每周 1 次方案对既往化疗抵抗的结直肠癌患者有效，并可耐受。

②西妥昔单抗 + CPT-11 合并治疗：576 例转移性结直肠癌，82% 为 EGFR（+），其中 329 例患者，在经过 CPT-11 为主方案治疗 3 个月后疾病进展患者，随机分合并治疗组和单药组。疗效：PR：爱必妥 + CPT-11 合并组（218 例）和爱必妥单药组（111 例）分别为 23%（50 例）（95% CI 18% ~ 29%）和 11%（12 例）（95% CI 6% ~ 18%，P = 0.007 4）。PR + SD 分别为 56%（122 例）（95% CI 49% ~ 62%）和 32%（35 例）（95% CI 12% ~ 42%，P=0.000 1）。中位进展时间分别为 4.1 个月和 1.5 个月（P <0.000 1）。中位总生存期分别为 8.6 个月和 6.9 个月（P=0.48）。认为 CPT-11 抵抗的结直肠癌患者，爱必妥和 CPT-11 合并治疗与爱必妥单药治疗比较，有效率、稳定率、中位进展时间和中位生存时间在合并治疗组明显高于单药组。

③西妥昔单抗与 CPT-11 与 FU/LV 合并治疗：对 CPT-11 抵抗，EGFR 表达的初次治疗的转移性结直肠癌进行大组、随机、公开标签、多中心研究。西妥昔单抗（不同剂量）与 CPT-11 加 FU/LV 合并治疗。疗效：西妥昔单抗加 IFL 合并治疗，CR 为 5%（仅一组研究），PR 为 43% ~ 58%，SD 为 32% ~ 52%。与西妥昔单抗单药比较，有较高的部分缓解率和疾病控制率，疾病进展时间延长，而生存期两组相似。

（2）贝伐单抗

①贝伐单抗 + FU/LV 对转移性结直肠癌的治疗研究：FU/LV 加贝伐单抗组：治疗 249 例，接受 FU/LV 加贝伐单抗（5mg/kg，每 2 周 1 次）；FU/LV 加安慰剂组：治疗 241 例，接受 FU/LV + 安慰剂，每周 1 次 ×4，6 周重复。疗效：FU/LV 加贝伐组和 FU/LV 加安慰剂组的客观有效率：CR 分别为 2.4%（6 例）和 0.8%（2 例）；PR 分别为 31.7%（79 例）和 23.7%（57 例）；总有效率分别为 34.1%（85 例）和 24.5%（59 例）（P = 0.019）；中位无进展生存期：分别为 8.77 个月（95% CI 7.29 ~ 9.79 个月）和 5.55 个月（95% CI 5.36 ~ 6.34 个月）（P = 0.000 1）；中位生存期：分别为 17.94 个月（95% CI 16.43 ~ 19.35 个月）和 14.59 个月（95% CI 11.99 ~ 16.30 个月）（P = 0.008 1）。有效率、无进展生存期和总生存期，FU/LV 加贝伐单抗组均较 FU/LV 加安慰剂组明显为好。表明对既往未治的转移性结直肠癌患者贝伐单抗加 FU/LV 具有显著统计学意义和临床受益。

②贝伐单抗加 CPT-11 和 FL：对 813 例既往未治的转移性结直肠癌，随机入组：①IFL 加贝伐单抗组：402 例。CPT-11、推注 5-FU 和 LV 加贝伐单抗（5mg/kg，每 2 周重复）。②IFL 加安慰剂：411 例。IFL 用法同前。疗效：IFL 加贝伐组和 IFL 加安慰剂组的有效率分别为 44.8% 和 34.8%（P<0.004）；中位缓解期分别为 10.4 个月和 7.1 个月（P <0.001）；中位无进展生存期分别为 10.6 个月和 6.2 个月（P<0.001）；中位生存期分别为 20.3 个月和 15.6 个月（P <0.001），IFL 加贝伐单抗组均较 IFL 加安慰剂组显著为好。不良反应：高血压 3 度毒性 IFL/ 贝伐单抗组（11.0%）较 IFL 加安慰剂组（2.3%）要多，但容易处理。指出贝伐单抗加 IFL 化疗比 IFL 加安慰剂对转移性结直肠癌患者的疗效和生存期有重要改善和统计学意义。

③高剂量贝伐单抗合并 IFL 化疗：初次治疗晚期结直肠癌的Ⅱ期研究，首次 20 例接 CPT-11 125mg/m^2，5-FU 500mg/m^2 和 CF 20mg/m^2，每周 1 次 ×4，6 周 1 周期，与大剂量贝伐单抗 10mg/kg，每隔周 1 次。可评价疗效 81 例。总有效率 49.4%，其中 CR6.2%。中位随机时间 37.5 个月，中位总生存期 26.3 个月，中位无进展期 10.7 个月，1 年生存率 85%。显示未治的转移性结直肠癌患者，高剂量贝伐单抗加 IFL 为耐受良好和有较好疗效的方案。

（3）帕尼妥单抗：Ⅲ期研究，入组 463 例标准化疗后进展的转移性结直肠癌患者随机分为治疗组 231 例，和最佳支持治疗组 232 例。治疗组给帕尼妥单抗 6mg/kg，每 2 周 1 次。客观有效率：治疗组 10%，支持治疗组 0%（P <0.000 1）。中位无进展生存期：治疗组 8 周（95% CI7.9 ~ 8.4），支持治疗组 7.3 周（95% CI 7.1 ~ 7.7），平均无进展生存期：治疗组 13.8 周（标准差 0.8 周），支持治疗组 8.5 周（标准差 0.5 周）。治疗组患者显著延长无进展生存期（HR0.54；95% CI 0.44 ~ 0.66，P<0.000 1），总生存期两组无差别。

（二）化疗方案

1. NCCN 指南推荐方案

（1）用于结肠癌早期病例的辅助化疗方案

① FOLFOX4 方案：OXA 85mg/m² ivgtt 2h，第 1d；LV 200mg/m² ivgtt 2h，第 1、2d；5-FU 400mg/m² 静推，第 1d；接着给予 5-FU 600mg/m² civ 22h，第 1、2 天，2 周重复。

② FOLFOX6 方案：OXA 85mg/m² ivgtt 2h，第 1 天；LV 400mg/m² ivgtt 2h，第 1d；5-FU 400mg/m² 静推，第 1 天；接着给予 5-FU 1 200mg/（m²·d）×2 civ 46 ~ 48h，总量 2 400mg/m²，2 周重复。

（注：欧洲 LV 用左旋 LV 200mg/m²，相当于美国 LV 400mg/m²）。

③ FLOX 方案（2B 类）：5-FU 500mg/m² 静推，第 1d，每周 1 次 ×6；LV 500mg/m² ivgtt，第 1d，每周 1 次 ×6；OXA 85mg/m² ivgtt，第 1、3、5 周各 1 次，每 8 周重复 ×3。

④ 5-FU/LV 方案：5-FU 370 - 400mg/m² 静推，每日 1 次 ×5；LV 500mg/m² ivgtt，每日 1 次 ×5，28d 重复 ×6。

⑤ 卡培他滨单药治疗：卡培他滨 1 250mg/m² po，每日 2 次，第 1 ~ 14d，3 周重复。

（2）用于直肠癌的辅助化疗方案

① 直肠癌接受术前放化疗病例的术后辅助化疗：① FL 方案：5-FU 380mg/m² iv，每日 1 次，第 1 ~ 5d，LV 20mg/m² iv，每日 1 次，第 1 ~ 5d，28d 为 1 周期，4 周期。② FOLFOX 方案：见前（2B 类）。

② 直肠癌未接受过术前治疗病例的术后辅助治疗：① 5-FU/LV 方案：5-FU/LV×1 周期，然后同期放化疗（方案见下），然后 5-FU/LV×2 周期。LV 500mg/m² iv 2h，注射 1h 时静推 5-FU 500mg/m² iv，每周 1 次 ×6 周，休息 2 周为 1 周期。1 周期指化疗 6 周，然后休息 2 周。② FOLFOX 方案（2B 类）：(a) FOLFOX 4 方案：方法同上，×4 周期。(b) mFOLFOX 6 方案：方法同上。③ 卡培他滨治疗（2B 类）：卡培他滨 1 250mg/m² po，每日 2 次，第 1 ~ 14 天，3 周重复，共 24 周。

③ 直肠癌同期放化疗的给药方案：① 放疗 + 5-FU 每日 225mg/m² civ 24h，每周 7d 维持。② 放疗 + 5-FU/LV：放疗第 1、5 周给予 5-FU 每日 400mg/m² 静推 + LV 每日 20mg/m² 静推，第 1 ~ 4d。③ 放疗 + 卡培他滨（2B 类）：放疗 5 周期间，卡培他滨每次 825mg/m² po，每日 2 次，每周 5 或 7d。

（3）用于结肠癌和直肠癌晚期和转移病例的化疗方案

① FOLFOX 4 方案：方法同上。

② m FOLFOX 4 方案：方法同上。

③ CapeOX 方案：OXA 130mg/m² ivgtt 2h，第 1d；卡培他滨 850 ~ 1 000mg/m² po，每日 2 次，第 1 ~ 14d，3 周重复。

④ FOLFIRI 方案 CPT-11 180mg/m² ivgtt 30 ~ 120min，第 1d；LV 200mg/m² ivgtt，与 CPT-11 同时静滴，持续时间相同，第 1、2d；5-FU 400mg/m² 静推；接着给予 5-FU 600mg/m² civ 22h，第 1、2d，2 周重复。

⑤ 5-FU/LV 静滴双周方案 LV 200mg/m² ivgtt 2h，第 1、2d；5-FU 400mg/m² 静推，第 1d；接着给予 5-FU 600mg/m² civ 22h，第 1、2d，2 周重复。

⑥ 贝伐单抗 + 含 5-FU 方案：贝伐单抗用于 KRAS 检测野生型病例。贝伐单抗 5mg/kg ivgtt，每 2 周重复 + 5-FU + LV 方案，或 FOLFOX 方案，或 FOLFI-RI 方案。

⑦ 贝伐单抗单药治疗：贝伐单抗 7.5mg/kg ivgtt，每 3 周重复 + CapeOX 方案。

⑧ 西妥昔单抗 ± 伊立替康方案：西妥昔单抗用于 KRAS 基因检测野生型。西妥昔单抗首次 400mg/m² ivgtt,

以后 250mg/m² ivgtt，每周 1 次，或每次 500mg/m² ivgtt，2 周重复，伊立替康 300～350mg/m² ivgtt，3 周重复，伊立替康 180mg/m² ivgtt，2 周重复，或伊立替康 120mg/m² ivgtt，每周 1 次×4 次，6 周重复。

⑨西妥昔单抗单药治疗：用于 KRAS 检测野生型病例。西妥昔单抗首次 400mg/m² ivgtt，以后 250mg/m² ivgtt，每周 1 次。

⑩帕尼妥单抗单药治疗：Panitumumab 用于 KRAS 检测野生型。帕尼妥单抗 6mg/kg ivgtt＞60min，2 周重复。

⑪GEMOX 方案：治疗晚期结直肠癌的有效二线方案。GEM 1 000mg/m² ivgtt＞30min，第 1、8d；OXA 100mg/m² ivgtt＞2h，第 1d，3 周重复。

2. 其他方案

（1）5-FU/CF 方案：CF 200mg/m² ivgtt 2h，第 1～5d；或 20mg/m²（Mayo Clinic 方案）；5-FU500mg/m² ivgtt，第 1～5d；或 425 mg/m²（Mayo Clinic 方案），4 周重复。

（2）FOLFOX2＋放疗方案：OXA 130mg/m² ivgtt 2h，第 1d；CF 100mg/m² ivgtt 30min，第 1～5d；5-FU 350mg/m² civ 24h，第 1～5d；4 周为 1 周期，连用 2 周期。放疗 1.8Gy/d，盆腔总量 45Gy±1Gy，局部加量/每周五 1 次，每周 5d，用 5 周。

（3）FOLFOX 3 方案：OXA 85mg/m² ivgtt，第 1d；CF 500mg/m² 静滴，第 1、2d；5-FU 1 500～2 000mg/m² civ 24h/d，第 1、2d，每 2 周重复。

疗效：治疗 67 例，PR21%，SD58%，中位生存时间 7.75 个月。

（4）FOLFOX 4 方案：OXA 85mg/m² ivgtt 2h，第 1d；CF 200mg/m² ivgtt，第 1、2d；5-FU 400mg/m² ivgtt，第 1、2d；5-FU 600mg/m² civ，civ 24h/d，第 1、2d，每 2 周重复。疗效：PR50.7%，生存时间 16.2 个月，1 年生存率 69%。

（5）Saltz 方案：IFL 方案（Saltz 方案）：2000 年美国 FDA 批准用于转移性大肠癌的一线治疗。CPT-11 125mg/m² ivgtt 30～90min，第 1、8、15、22d；CF 20mg/m² ivgtt 2h，第 1、8、15、22d；5-FU 500mg/m² ivgtt，第 1、8、15、22d，6 周重复。

（6）XELOX 方案：晚期结直肠癌一线治疗。OXA 130mg/m² ivgtt，第 1d；希罗达 1 000mg/m² po，每日 2 次，第 1～14d，3 周重复。

疗效：治疗 96 例，有效率 55%，1 年生存率 67%。

（7）Douillard 方案：CPT-11 80mg/m² ivgtt 90min；CF 500mg/m² ivgtt 2h；5-FU 2 300mg/m² civ，24h/d，每周 1 次，连用 6 周，休息 1 周，3 周后重复。

（8）FOLFIRI 方案：为二、三线方案。CPT-11 150～180mg/m² ivgtt 30～90min，第 1 天；CF200mg/m² ivgtt 2h，第 1、2 天；5-FU 400mg/m² ivgtt，第 1、2 天；5-FU 600mg/m² civ，22h/d，第 1、2 天，2 周重复。

疗效：有效率为 40%以上，中位生存期达 17 个月。

（9）L-OHP＋CF＋5-FU 方案：L-OHP 130mg/m² ivgtt 2h，第 1d；
CF 200mg/m² ivgtt 2h，第 1～5d；5-FU 300mg/m² ivgtt 2～6h，第 1～5d，21d 重复。

（10）FOLFOX 2 方案：OXA 100mg/m² ivgtt 2h，第 1d；CF 500mg/m² ivgtt 2h，第 1、2d；5-FU1.5～2g/m² civ 24h，第 1、2d，2 周重复。

疗效：有效率为 46%，中位生存期达 17 个月。

（11）GEMOX 方案：治疗晚期结直肠癌的有效二线方案。GEM 1 000mg/m² ivgtt＞30min，第 1、8d；OXA 100mg/m² ivgtt＞2h，第 1d，3 周重复。

（12）IFL＋贝伐单抗方案：CPT-11 125mg/m² ivgtt 30～90min，第 1、8、15、22d，每 6 周重复；CF 20mg/m² ivgtt 2h，第 1、8、15、22d，每 6 周重复；5-FU 500mg/m² ivgtt，第 1、8、15、22d，每 6 周重复；贝伐单抗 5 mg/kg ivgtt，第 1d，每 2 周重复。

第八节 直肠癌

一、概述

大肠癌是消化道常见的恶性肿瘤,直肠是大肠癌好发的部位,发病率高。直肠癌病年龄多在40岁以上,但40岁以下也不少见。男女比例为(2~3):1。癌肿多在直肠下2/3部位,通过直肠指检可扪及。欲提高直肠癌手术根治率和延长生存期,关键在于早期诊断和早期合理的治疗。直肠癌发病原因不甚清楚,可能与高脂肪、高蛋白、低纤维素饮食、腺瘤癌变、炎症性肠病、血吸虫病虫卵在直肠黏膜沉积等因素有关。

二、诊断

(一)病史要点

直肠癌早期可无症状,随着癌灶逐渐增大,可产生一系列症状。

1. 便血:是直肠癌最常见的症状,但常被患者所忽视。便血多为红色或暗红色,混有粪便的黏液血便或脓血便,有时伴有血块、坏死组织。上述症状是由于癌肿增殖后血运发生障碍、组织坏死糜烂、溃破感染、溃疡形成的后果。

2. 大便习惯改变:由于肿块及其产生的分泌物的刺激,可产生便意频繁、排便不尽感、里急后重等症状,但排出物多是黏液脓血状物。最初这些"假性腹泻"现象多发生在清晨起床不久,称晨起腹泻,以后次数逐渐增多,甚至晚间不能入睡,改变了往日大便习惯。

3. 肠道狭窄及梗阻现象:癌肿绕肠壁周径浸润,使肠腔狭窄,尤在直肠乙结肠交界处,多为狭窄型硬癌,极易引起梗阻现象。直肠壶腹部癌,因多是溃疡型,并且壶腹部较宽阔,一般1~2年才引起狭窄梗阻,一般常表现为便条变细、排便困难、便秘、引起腹部不适、腹胀及疼痛。由于粪便堆积,在梗阻上段乙状结肠部位,有时在左下腹部,可扪及条索状肿块。

4. 肛门疼痛及肛门失禁:直肠下段癌如浸润肛管部可引起局部疼痛;如累及肛管括约肌则可引起肛门失禁,脓血便经常流出,污染内裤;癌肿感染或转移,可引起腹股沟部淋巴结增大。

5. 其他:直肠癌晚期如浸润其他脏器及组织,可引起该处病变症状。侵犯骶神经丛可使骶部及会阴部疼痛,类似坐骨神经部疼痛;侵犯膀胱、前列腺,可引起膀胱炎、尿道炎、膀胱直肠瘘、尿道直肠瘘;女性可引起阴道直肠瘘,阴道部排出粪便及黏液脓血;肝转移后可引起肝大、黄疸、腹腔积液等症状;全身症状可有贫血等恶病质现象;有时还可出现急性肠梗阻、下消化道大出血及穿孔后引起弥漫性腹膜炎等症状。

(二)查体要点

直肠指检是直肠癌的首要诊断方法,90%的直肠癌可经指检检出。在手指可探及的范围内如能触到直肠肿块,应注意肿块的大小、形状、质地、活动度、位置、距肛缘的距离、侵犯肠管壁周径等。

(三)辅助检查

1. 直肠镜或乙状结肠镜检查:直肠指检后应再做直肠镜检查,在直视下协助诊断,观察肿块的形态、上下缘以及距肛门缘的距离,并取肿块组织做病理切片检查,以确定肿块性质及其分化程度。位于直肠中、上段的癌肿,手指无法触及,采用乙状结肠镜检是一种较好的方法。

2. 钡剂灌肠:可对直肠癌进行定位、筛选。

3. 腔内B超检查:用腔内探头可检测癌肿浸润肠壁的深度及有无侵犯邻近脏器,内镜超声也逐步在临床开展应用,可在术前对直肠癌的局部浸润程度进行评估。

4. CT检查:可以了解直肠癌盆腔内扩散情况,有无侵犯膀胱,子宫及盆壁,是术前常用的检查方法。腹部CT也可扫描有无肝转移癌。

5. 肿瘤标记物:目前公认的对于大肠癌诊断和术后监测有意义的肿瘤标记物是癌胚抗原(CEA)。

但认为 CEA 作为早期结直肠癌的诊断尚缺乏价值，其主要用于预测直肠癌的预后和监测复发。

6. 其他：低位直肠癌伴有腹股沟淋巴结肿大时，应进行淋巴结活检。癌肿位于直肠前壁的女性患者应做阴道检查及双合诊检查。男性患者有泌尿系症状时应行膀胱镜检查。

（四）诊断流程

诊断流程见图 3-9。

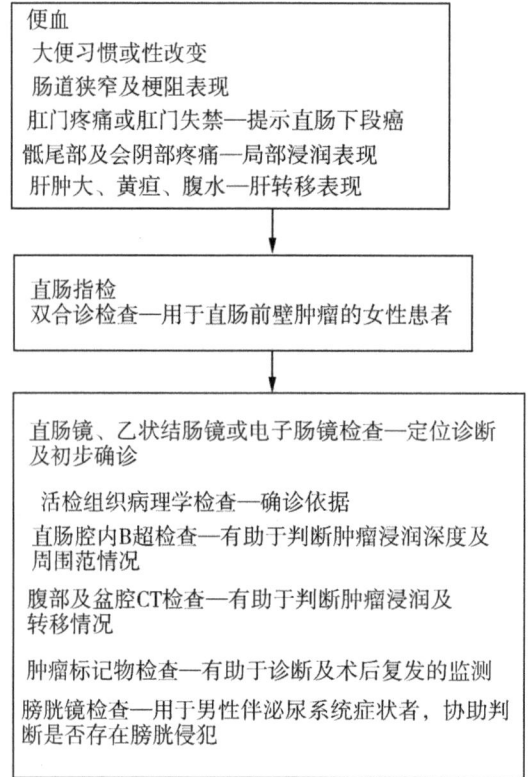

图 3-9 直肠癌诊断流程

三、治 疗

（一）腹腔镜直肠手术

腹腔镜辅助下结直肠癌根治术在欧美国家已开展了 10 余年。1991 年，Fowler Franclin 和 Jacobs 完成世界上首例腹腔镜结肠手术以后，开创了腹部外科手术的新时代。但在结肠癌腹腔镜发展和直肠癌腹腔镜技术发展历程上也有不同，直肠癌腔镜技术应用相对滞后。对该技术的顾虑来源于手术的安全性和效果，而规范化的操作是该技术顺利开展的前提。

1. 腹腔镜全直肠系膜切除技术

全直肠系膜切除术（total mesorectal excision，TME）是英国的 Heald 等人于 1982 年提出的，也称直肠周围系膜全切除（complete circumferential mesorectal excision，CCME）。TME 主要适用于无远处转移的直肠中下部 $T_1 \sim T_3$ 期直肠肿瘤，且癌肿未侵出脏层筋膜，大多数适合低位前切除者，基本上均适用于 TME。经过 20 多年的实践，学术界已经把 TME 作为中低位直肠癌的标准手术技术。而对于癌肿较大，侵及壁层筋膜或周围器官、骶骨的患者，TME 已经失去了原有的意义。目前多数学者认为，应将上段直肠癌和乙状结肠癌同等对待，不必行 TME。

直肠癌 TME 的理论基础是建立在盆腔脏层和壁层之间有一个外科平面，这一平面为直肠癌完整切除设定了切除范围。直肠癌中 65%～80% 病例存在直肠周围的局部病变，包括直接侵犯（$T_3N_0M_0$）或周围淋巴结、直肠血管周围淋巴结转移（任何 $TN_{1\sim2}M_0$），所有这些局部病变通常在盆腔脏层筋膜范围之内并且直肠癌浸润通常局限于此范围内。因而Heald的TME这一概念或原则是：直肠癌手术直视下在骶前盆筋膜腔脏层和壁层之间进行锐性分离；保持盆筋膜脏层完整无破损；肿瘤下缘远端的直肠系膜切除在5cm以上。近20年来临床实践证明，遵循TME原则可以降低直肠癌术后的局部复发率，5年生存率明显提高，提高了患者术后生活质量。TME已成为目前直肠癌切除手术必须遵循的原则。

腹腔镜直肠癌手术同样要遵循TME原则。而腹腔镜TME（LTME）优点是显而易见的，由于手术野在电视屏幕上放大6倍，在清晰的视野下用超声刀锐性剪开组织，出血少。视角自由是腹腔镜手术所特有的技术优势，开腹手术常规只有自上而下的垂直视角，在处理中低位直肠癌时存在一定困难；而在腹腔镜手术中镜头可以从任一角度近距离观察术野，使术者可以清楚地看见所处理的组织层次。在锐性分离骶前筋膜和直肠深筋膜之间的疏松结缔组织间隙时，判断和入路选择更为准确。利用腹腔镜特有的可抵达狭窄的骨盆并放大局部视野的光学特点，用超声刀直视下锐性分离骶前间隙，可使直肠深筋膜完整，较开腹手术解剖层次清晰，更有效地避免损伤盆腔内的邻近组织。同时可以游离切断直肠系膜达肿瘤下端5cm以上，在距肿瘤下端2cm以上使直肠纵肌显露。在剔除肠系膜根部动脉、静脉血管周围的脂肪及结缔组织时，清晰的视野使肠系膜根部动脉、静脉血管骨骼化更加准确。

LTME术者应具备扎实的开腹直肠癌TME手术的经验及熟练的腹腔镜盆腔手术操作技能，同时熟悉各重要解剖在腔镜下的识别，只有这样才能良好地完成LTME并使手术的并发症发生率降到最低。

2. 腹腔镜直肠癌手术方式及种类选择

（1）手术方式：腹腔镜直肠癌的手术方式如下。

①全腹腔镜直肠手术：肠段的切除和吻合均在腹腔镜下完成，技术要求非常高，手术时间较长。目前临床应用很少。

②腹腔镜辅助直肠手术：肠段的切除或吻合通过腹壁小切口辅助下完成，是目前应用最多的手术方式。

③手助腹腔镜直肠手术：在腹腔镜手术操作过程中，通过腹壁小切口将手伸入腹腔进行辅助操作完成手术。

（2）手术种类：腹腔镜直肠癌手术种类包括如下几种。

①腹腔镜前切除术：适用于肿瘤根治性切除后齿状线上尚存1～3cm直肠者，由于Trocar位置相对固定，腔镜下切割缝合器角度限制等，腹腔镜下低位前切除术较开放手术难度增加。

②腹腔镜腹会阴切除、乙状结肠腹壁造口术：适用于肿瘤下缘距离肛缘5cm以下的低位直肠癌。与开放Miles术相比，不使用机械化缝合器，腹壁仅有肠造口和3个小切口，优势明显，不受经济情况的限制。

③腹腔镜肛管切除结肠肛管吻合术：适用于癌下缘距肛缘3～5cm的极低位直肠癌甚至部分早中期直肠肛管癌，即肿瘤位于齿线上2～4cm。

在腹腔镜直肠癌手术中，强调个体化手术方式的重要性。影响各种手术方式选择的首先是肿瘤的位置、大小和组织学类型；其次是盆腔大小、肥胖程度和术者技术条件等。总体而言，腹腔镜直肠癌手术保存肛门括约肌手术比率较低，可能与病例选择、腹腔镜下吻合的费用和技术较高等有关。

3. 腹腔镜直肠癌手术器械

常规设备包括高清晰度摄像与显示系统、全自动高流量气腹机、冲洗吸引装置、录像和图像储存设备。腹腔镜常规手术器械主要包括气腹针、5～12mm套管穿刺针（Trocar）、分离钳、无损伤肠道抓钳和持钳、剪刀、持针器、血管夹和施夹器、牵开器和腹腔镜拉钩、标本袋等。特殊设备包括超声刀（Ultracision）、结扎束高能电刀（Ligasure TM 血管封闭系统）、双极电凝器、各种型号的肠道切割缝合器和圆形吻合器。

4. 腹腔镜直肠癌手术规范

（1）腹腔镜直肠癌手术适应证：腹腔镜直肠癌的手术适应证与开腹手术类似，肥胖、肿瘤体积较大和盆腔狭小等情况下腹腔镜手术适应证的把握受术者技术水平等因素的影响，此时应综合分析，以取得最佳的根治效果，以避免术中并发症和减少手术创伤等为原则。腹腔镜直肠癌手术中转率在6.1%～12%，控制中转率关键是掌握适应证。

（2）腹腔镜直肠癌手术禁忌证

①伴有不能耐受长时间气腹的疾病如严重的心、肺疾患及感染。腹腔镜下结直肠手术，手术空间靠

气腹建立，手术野的显露要依靠调整体位，依靠重力作用使内脏垂于病变或操作部对侧，从而显露手术区域。腹腔镜直肠手术往往游离范围广，常需在手术过程中变换体位，方能完成切除肠段的游离。体位过度地调整，加上持续的气腹压力，使腔静脉回流阻力增加、膈肌上抬、心肺活动受限，导致血流动力学改变。

②凝血功能障碍：凝血功能障碍无论对开腹还是腹腔镜手术都可能导致术中难以控制的出血。腹腔镜手术对出血尤为敏感，极少的出血都可使视野亮度降低，解剖层次不清，术野模糊。所以，对于常见凝血功能障碍，尽可能于术前予以纠正，以降低手术风险。

③腹腔镜技术受限的情况：常见有病理性肥胖、腹内广泛粘连、合并肠梗阻、妊娠等。不少腹腔镜技术受限的禁忌证是相对概念，病理性肥胖很难有确切的界定，将肥胖纳入禁忌是因为肥胖患者腹腔镜手术空间显露受限，解剖层次不清，一些重要结构标志的辨认困难，对操作者的技能及专业分析综合能力要求高。腹内广泛粘连导致腹腔镜手术困难不能用常规方法一次性建立气腹获得操作空间，应选择远离原手术切口的区域以开放式建立气腹，分离腹内粘连，获得手术操作空间。所以，肥胖患者、腹内广泛粘连的腹腔镜手术，需要操作者具备丰富的腹腔镜操作技术和经验，以及扎实的专业功底。

④晚期肿瘤侵及邻近组织和器官：晚期肿瘤已侵及邻近器官，如侵及输尿管、膀胱、小肠和十二指肠等，手术已失去根治意义。手术因涉及邻近器官的切除甚至重建，所以难度很大，一般不主张在腔镜下实施。但随着腔镜技术的熟练及器械的发展，腔镜下多脏器联合切除也成为可能。

（3）手术基本原则

①手术切除范围等同于开腹手术：直肠远切端至少2cm，连同原发灶、肠系膜及区域淋巴结一并切除；中下段直肠部位手术遵循TME原则。

②无瘤操作原则：先在血管根部结扎动、静脉，同时清扫淋巴结，然后分离切除标本。术中操作轻柔，应用锐性分离，少用钝性分离，尽量不直接接触肿瘤，以防止癌细胞扩散和局部种植。在根治癌瘤基础上，尽可能保留功能（特别是肛门括约肌功能）。

③肿瘤定位：由于腹腔镜手术缺少手的触觉，某些病灶不易发现，故术前CT、术中肠镜或超声定位等检查可帮助定位。

④中转开腹手术：在腹腔镜手术过程中，确实因出于患者安全考虑而须行开腹手术者，或术中发现肿瘤在腹腔镜下不能切除或肿瘤切缘不充分者，应当及时中转开腹手术。

⑤注意保护切口：标本取出时应注意保护切口，防止切口的肿瘤细胞种植。

（4）术前准备

①术前检查：应了解肝脏等远处转移情况和后腹膜、肠系膜淋巴结情况。

②控制可影响手术的有关疾患，如高血压、冠心病、糖尿病、呼吸功能障碍、肝肾疾病等。

③纠正贫血、低蛋白血症和水、电解质酸碱代谢失衡，改善患者营养状态。

④进行必要的肠道准备和阴道准备。

（5）术后观察与处理

①密切观察患者生命体征、引流物的性质和数量。

②维持水、电解质酸碱代谢平衡，给予抗生素防治感染。

③持续胃肠减压至肠道功能恢复，肛门排气后可给予流质饮食，逐渐过渡到低渣常规饮食。

④术后抗癌综合治疗，根据肿瘤性质制定方案，给予化疗、放疗和免疫疗法。

（6）手术方法

①全腹腔镜直肠癌切除吻合术（LAR）：适用于直肠中、上段癌。

A. 体位：气管插管静吸复合全身麻醉。患者取头低足高30°的膀胱截石位，左半身体下垫沙袋使身体右倾。

B. 医生站位：腹腔镜直肠癌手术通常需要3位医生，即主刀医生、第一助手、第二助手。

C. 套管放置：脐孔或脐上行10mm戳孔用于安置30°斜面镜头；右下腹行12mm戳孔作为主操作孔；左、右脐旁腹直肌外缘行5mm戳孔安置器械；如术中不用结扎带牵引结肠，则左下腹可加行一个5mm孔；

右肋缘下锁骨中线可以置入 5mm 孔，帮助结肠脾曲分离。

D. 探查：入腹后探查肝脏、盆腔、网膜、腹膜、腹腔积液情况，因缺少开腹手术的手感，较小肿瘤部位的定位可以通过内镜下注射亚甲蓝定位来完成，也可以通过术中超声定位来明确肿瘤部位。

E. 暴露：大网膜和远端横结肠放于左膈下，空肠向右上牵引放于右横结肠之下，远端回结肠放于右下腹盲肠处，子宫可以缝线固定于前腹壁，直肠前壁分离时可以使用特制的可弯曲牵引器从耻骨上 E 套管置入，非常有效。

F. 乙状结肠分离：分离乙状结肠系膜的右侧，分离过程中应注意两侧输尿管的位置及走向，解剖暴露肠系膜下动脉和静脉，清扫血管根部淋巴结，切断肠系膜下动脉或直肠上动脉及其伴行静脉。但有时应注意保留结肠左动脉，以避免吻合口血供不足而产生吻合口瘘。在处理 IMA 及清扫腹主动脉周围淋巴结时，注意勿损伤肠系膜下丛神经（交感神经）。

G. 上段直肠分离：直肠的剥离开始于其后壁、骶骨前筋膜之前。成功的关键是打开直肠固有筋膜和骶骨前筋膜间的骶骨前区域，接着进行侧面和前方的剥离。骶骨前区的剥离开始于骶骨前，朝尾部剥离，要达到好的暴露，直肠往前往上牵引，并维持乙状结肠往上往左下象限位置，这样可以很容易剥离到第 4 尾椎，在这里两层筋膜似乎融合，Waldeyer 筋膜源于此。直肠外侧剥离在直肠周围筋膜和骨盆外侧壁筋膜间进行，在左、右侧延续乙状结肠系膜底部腹膜切口，往尾侧分离延续到直肠膀胱凹，再往下剥离至直肠外侧韧带上方。沿着直肠深筋膜与盆壁筋膜的间隙行锐性分离，低位直肠肿瘤的骶前分离应至尾骨尖部。后方和侧方的分离注意避免下腹神经损伤。直肠前剥离在 Denonvillier 筋膜前面进行（Heald 描述）或后面进行。

H. 直肠下段分离：后方剥离，Waldeyer 筋膜被打开后，向尾部分离，使用超声到切断骶尾韧带，外侧韧带分离，先右后左，使用超声刀处理韧带内的血管，也可以使用钛夹来处理，注意保护盆腔的自主神经。前方，在切开直肠膀胱凹后，在男性可以看到精囊和前列腺，女性可以看到阴道后壁，在此间分离避免损伤男性勃起神经，最后将直肠游离至肿瘤下方至少 3cm。

I. 标本移除及吻合：在肿瘤下方 3cm 处用腹腔镜切割缝合器切断直肠。在下腹做相应大小的小切口，用塑料袋保护好切口，将带肿瘤的近端直肠乙状结肠拉出腹腔外，切除肠段。将圆形吻合器抵钉座放入近端结肠，重新建立气腹，使用吻合器在腹腔镜直视下做乙状结肠–直肠端端吻合。吻合口必须没有张力。

J. 对于过度肥胖、盆腔狭小、手术野暴露不理想和手术操作有困难的患者，可以改用手助腹腔镜直肠前切除术。

K. 冲洗盆腔后，吻合口附近放置引流管。

②腹腔镜腹会阴直肠癌切除术（APR）：适用于直肠下段及肛管癌和某些无条件保留肛门的直肠中段癌患者。患者体位和套管穿刺针放置、结直肠分离与直肠前切除术相同。按无菌技术要求在腹腔内用线形切割器或体外直接切断乙状结肠，在左下腹适当位置做腹壁造口。会阴组手术方式同开腹手术。

5. 腹腔镜直肠癌手术安全性评价

（1）腹腔镜直肠癌手术切缘及淋巴结清扫的彻底性：腹腔镜直肠癌手术切缘及淋巴结清扫彻底性是外科医师最关注的。腹腔镜下行直肠癌根治性手术必须遵循与传统开腹直肠癌手术一样的原则，包括：强调肿瘤及周围组织的整块切除；肿瘤操作的非接触原则；足够的切缘；彻底的淋巴结清扫。很多学者对直肠癌腹腔镜手术的根治性尚存疑虑，可喜的是近年来研究结果表明腹腔镜手术组与开腹组在淋巴结清扫数目、切除肠段长度和上下切缘至肿瘤的距离等方面相比较均无显著差异。Moore 将在腹腔镜下切除的直肠癌标本进行病理检查，结果亦显示不管是切除范围还是淋巴清扫数目与开腹手术相比均无显著性差异。郑民华报道了 47 例腹腔镜手术和 113 例开腹手术大体标本病理检查的结果，在肠段切除长度、直肠癌保肛手术时切除肠段下切缘至肿瘤距离、淋巴结清扫数及各站淋巴结检出的转移淋巴结数目等方面比较均无显著性差异。

（2）切口种植：腹腔镜直肠癌手术切口肿瘤种植问题，自 1993 年报道腹腔镜下恶性肿瘤手术发生刀口肿瘤种植（port site recurrence, PSR）以来，切口肿瘤种植问题成为其治疗安全性的一大疑问。切口肿瘤种植需具有以下几个条件：

①具有活力的肿瘤细胞从肿瘤上脱落。
②肿瘤细胞到达创口。
③肿瘤细胞具有侵袭性及创口局部有允许肿瘤生长的条件。

Ishida 在动物实验时用同位素标记直肠癌细胞，发现气腹不增加肿瘤的扩散和切口肿瘤种植。虽有数据表明，高 CO_2 气腹会促进腹腔内肿瘤的生长，但 15mmHg 气压是安全的。多项临床试验及严格选择地荟萃分析认为，腹腔镜直肠癌手术并没有增加 PSR 发生率，现在学者倾向于 PSR 的发生主要是由于腹腔镜下行直肠癌手术对术者的操作技巧要求较高，而术者的操作水平在短期之内达不到这种要求造成的，而不是腹腔镜直肠癌根治性手术固有的缺陷。这些提示进行规范熟练的腹腔镜操作有利于减少 PSR 的发生。

6. 腹腔镜直肠癌手术并发症及处置

腹腔镜直肠癌术后并发症除腹腔镜手术特有的并发症（皮下气肿、穿刺并发的血管和胃肠道损伤、气体栓塞等）以外，与开腹手术基本相同。主要有如下几种。

（1）吻合口漏。
（2）骶前出血。
（3）肠粘连，肠梗阻。
（4）切口感染。
（5）排尿障碍和性功能障碍。
（6）排便困难或便频。
（7）人工造口并发症。

对于各种并发症重在预防，依靠腹腔镜手术的特有优点——视野清晰，手术多可以在正确的解剖间隙中进行。同样腔镜下各重要神经的辨认较肉眼下更加清晰，血管和神经损伤的机会较开腹手术要小；另外，肠道的吻合遵循"空、送、通"的原则，肠瘘多可以避免。当然手术成功更重要的是依赖操作医生的技能熟练，以及操作步骤的规范化。直肠癌腹腔镜手术的掌握同样有一"学习曲线"，如何缩短学习曲线也是目前开展该项目单位需要解决的问题。

（二）直肠癌局部治疗

1. 直肠癌局部切除术

现代结直肠外科的发展和对直肠癌的病理及生物学特性认识的深入，为直肠癌的治疗提供了各种经腹腔的根治手术条件。尽管如此，在早期直肠癌淋巴结转移率低于 10%，对侵及黏膜或黏膜下层的中下段直肠癌行局部切除术，仍可取得较好的治疗效果。直肠癌局部切除术已经逐渐被大家接受和认可。目前有许多手术方法可以局部切除直肠癌。局部切除术后复发率及 5 年生存率与术前病例的选择密切相关。普遍认为，低风险直肠癌（仅侵犯黏膜层，组织高、中分化，良好的生物学特性，无淋巴和血管侵犯）因其淋巴结转移率低于 3%～5%，是局部切除的绝对适应证。而 T_2 期直肠癌如果经超声和 CT 证实无淋巴结转移，如行局部切除并结合手术前后放化疗仍可取得比较满意的结果。特别是对高龄或有严重全身性疾病，估计不能耐受根治性手术的患者，局部切除结合辅助放化疗是可以优先考虑的选择。

直肠癌局部切除方法主要有经肛门切除术和经肛内镜微创手术两种。

（1）经肛门切除术：经肛门局部切除术（transanal resection，TAR）在临床最常见。首先将直肠牵开器放入肛管，黏膜下的直肠腺瘤要先在肿瘤的下方及周围注射肾上腺素溶液，从而达到减少出血的目的，切除时肉眼观肿瘤与切缘之间应留有正常的黏膜组织。切除后缺损的部位可以间断缝合也可以开放，对于较大的肿瘤要逐步调整直肠牵开器，直到完整切除肿瘤。对于直肠癌的患者采用全层切除的方法，切缘应不小于 10mm，从肛缘到直肠 12cm，肿瘤大小从绕肠壁一周到小的肿瘤都可以经肛局部切除。该手术死亡率为 0～2%，并发症的发生率是 5%～25%。由于手术视野和操作范围受到限制，再加上较高术后肿瘤复发率，该手术最后没有被广泛推广。

（2）经肛内镜微创手术（TEM）：近几年开展经肛门内镜下微创外科（transanal endoscopic microsurgery，TEM），是针对直肠肿瘤的局部切除而设计的。它解决了因牵引器或直肠镜暴露不好的问题，其特点是视野非常清楚，对病变有一定的放大效果，可以更近距离地看清楚肿瘤并完整地将其切除。目前对于直肠癌的姑息性局部切除是没有争议的，而早期直肠癌做根治性的局部切除术尚有争议。

采用TEM方法则可以减少手术创伤，减少手术失血，缩短手术时间，最大限度保留括约肌功能，避免回肠造瘘，缩短住院时间。目前已有了电切、电凝、注水、吸引四合一的多功能器械，它减少了术者使用器械的数量，也减少了术中器械之间的相互影响，从而加快了手术速度，降低了手术难度。另外，还有一些缝合的新技术及机械手的使用都为降低手术难度带来了福音。

直肠癌原则上应当做全层切除。从技术上来看，全层切除术似乎要比黏膜下切除术容易些，因为切开的直肠壁可能使得直肠的扩张更容易，手术视野进一步改善。所以，在许多资料里全层的局部切除术可以在大部分患者中完成。只有在肿瘤离括约肌太近时才做黏膜下切除术，目的是预防损伤括约肌。

TEM手术肿瘤边缘切除不完全的概率较小，大约在10%以内。如果肿瘤接近腹膜返折或在腹膜返折以下，与其他局部切除术相比，TEM手术是很安全的。

做出直肠癌局部切除术的决定是比较困难的，争论集中在死亡率和并发症发生率。如果是姑息性切除，选择TEM相对容易。回顾比较传统的经肛局部切除与全直肠系膜切除术（TME），后者更容易被大家接受，其复发率明显低于经肛局部切除术。虽然有资料显示在早期直肠癌TEM与TME的复发率都是3%~4%，生存率均为96%，淋巴结的转移率也不高。但目前对早期直肠癌行TEM仍是一种新生事物，而不能回答是否可以使用TME来治愈性地切除直肠癌。

尽管TEM在治疗直肠肿瘤方面有出色的表现，但是它的推广却不是十分迅速。这可能与使用这项技术需要特别的设备和经过训练的医生才可以完成有关。完成这项技术的医生要有结直肠外科经验和腔镜下的操作基础。

TEM的肿瘤完整切除率为90%~92%，复发率在低危险因素的pT1恶性肿瘤为3%，在所有的恶性肿瘤患者中是8%。这项技术的缺点是不易达到局部区域淋巴结的清除。

①TEM直肠癌手术适应证：分化良好或中等分化程度的早期直肠癌（pT1）；年老、高危患者的姑息性切除。

采用TEM手术，术前应该有病理组织学分型、直肠超声分期、判定有没有淋巴结转移的可能、潜在的复发因素和对辅助治疗的敏感性。TEM可以完成从肛缘到25cm的肿瘤切除术，这也包括直肠周围的肿瘤。

②TEM手术操作：1983年，Buess介绍了TEM手术，它是一项微创外科技术，也是一个插入肛门的单人操作系统。主要有直肠镜、直肠镜固定装置、操作器械固定装置、Martin臂、成像系统、TEM专用气泵、高频电切电凝装置和手术专用器械组成。TME的成功要素就是直肠镜、立体视觉系统和直肠的恒定气压。手术首先在要欲切除的肿瘤周围的正常黏膜上用高频电刀做标记，距离肿瘤0.5~1cm，沿着标记点按照术前设计的计划切除肿瘤可以做黏膜下切除，也可以做全层切除。不同层次的直肠壁组织和直肠壁外的脂肪组织可以清晰看到。肿瘤切下来后创面可以用连续横缝的方法关闭，打结用银夹和银夹钳来完成。

③TEM并发症：TEM全部的并发症发生率为4.8%~9%。由于并发症而再手术的患者为2.5%~8%。经肛局部切除术后应该引起注意的是，其时常引起括约肌功能障碍（只要对肛管进行扩张总是会对其造成功能上的损害）。但在TEM手术后大便失禁几乎很少见到，即使有也很短暂。TEM中约1.9%的患者会形成肛瘘。

（3）其他方法：直肠癌局部切除术还包括经骶或经括约肌切除，这些术式最大的优点是能够切除并送检肠周淋巴结，从而获得更准确的肿瘤分期。手术的总并发症高达40%。经骶切除术适用于距肛缘5~7cm的隆起型和表面型肿瘤，手术切口可以是平骶骨的直切口，也可以是通过尾骨尖部的横切口。该手术的主要并发症是吻合口漏和切口感染。经括约肌手术由Mason提出和倡导，手术需切断外括约肌和肛提肌。尽管有研究认为在正确修复肛门外括约肌的基础上，经括约肌手术可以更彻底地切除肿瘤，并应作为中下段直肠癌局部切除术的首选术式，但仍有很多学者对术后肛门功能情况和手术的必要性存有疑惑。

2. 直肠癌冷冻治疗

冷冻治疗（cyrotherapy）是利用-196℃液氮使癌组织发生凝固性坏死，继而脱落，达到切除的目的。实验表明，冷冻后直肠癌细胞膜及核膜破裂，胞质和核质外流，染色质积聚成块，线粒体肿大变形，内质网结构破坏，胞内核内出现空泡，证明冷冻能破坏癌细胞。同时动物实验还证明，冷冻不但能破坏癌细胞，而且在复温后残余肿瘤组织能够产生免疫物质，抑制肿瘤生长。

O. Connor认为冷冻治疗虽不能替代经典直肠癌根治手术治疗，但如能精选病例，其优越性可以超过其他常规方法。而对于不愿手术或不宜手术的直肠癌患者，冷冻治疗是一项安全、有效的方法。

（1）适应证

①选择性冷冻

A. 肿瘤上缘距肛缘8cm以内。

B. 大小不超过肠壁的1/2周径，且不固定。

C. 病例为高分化腺瘤。

D. 上述情况，患者有严重心、肺、肝、肾功能不全而不宜手术者。

E. 患者拒绝手术或做人工肛门者。

②姑息性冷冻

A. 瘤体上缘距肛缘8cm以上。

B. 病变范围已超过肠壁1/2周径，且固定。

C. 曾手术，肿瘤不能切除或已做人工肛门。

D. 术前已有远处转移，不能手术。

E. 术后会阴部或吻合口肿瘤复发。

（2）相对禁忌证：妊娠期直肠癌，溃疡型直肠癌且侵及阴道，伴有严重高血压。

（3）并发症：常见的并发症有继发大出血、直肠穿孔、直肠狭窄。

3. 直肠癌高能聚焦超声治疗

高能聚焦超声（HIFU）是近年来兴起的微创性治疗良、恶性实性肿瘤的新技术，愈来愈受到人们的关注。高能超声体外聚焦热疗区别于以往的41～45℃高温治疗，这种治疗采用了超声聚焦技术，发挥了超声波定向性好、脂肪不过热、能量分布有规律的优点，并可在体内焦点达到70～110℃超高温，使肿瘤组织发生融解、凝固或变性坏死。它像手术、放疗一样是一种局部治疗，但无明显不良反应，并使患者避免了手术疼痛、麻醉、失血、肠瘘等风险。热疗时不灼伤皮肤，也不会造成内脏穿孔、出血等并发症；亦无免疫抑制作用，这些都是手术和放疗无法相比的。

4. 直肠癌微波治疗

内镜微波治疗是内镜和微波技术相结合的一种高新技术，微波治疗肿瘤的基本原则是生物组织被微波辐射后即吸收微波能，导致该区组织细胞内的极性分子频频摩擦而将微波能转变为热能，其可以产生43.5～45℃热度，高热可抑制肿瘤细胞DNA、RNA和蛋白的合成，并使细胞溶酶体的活性升高，从而加速对细胞的破坏，尤其是对放射线抗拒的S期细胞有效。有实验表明，微波热与放射治疗联合应用，能增强肿瘤细胞对放射线的敏感度，提高对肿瘤的杀伤力。

近20年国内外学者临床研究说明，内镜微波治疗腔道内肿瘤有独特作用。对于不愿意手术的老年直肠癌患者，使他们免受手术及带人工肛门之痛苦，提高生存质量。该方法无出血、穿孔等并发症，安全可靠，值得临床上选择性推广应用。

5. 直肠癌激光治疗

激光技术治疗恶性肿瘤目前已广泛应用于临床，国内上海、江苏、山东等省在解决直肠癌梗阻方面做了一定的工作。多以YAG激光打开通路来解决梗阻，YAG激光波长10.6μm，其能量密度极高，可在几毫秒甚至更短的时间内将局部组织温度升高200～1 000℃，使组织迅速凝固、碳化成气体，激光照射所产生的高温还可以封闭创面周围的微小血管和淋巴管，起到阻止癌转移的作用。YAG激光无选择性地杀灭癌组织和正常组织，因此有报道其肠穿孔率达50%。

激光动力学技术解决了这一缺点,它可以选择性杀死癌细胞而不使正常组织受到损害,但氩离子激光对组织的穿透深度仅为 0.5～1.0cm,在治疗一些晚期或较大瘤体时会很难达到理想效果。也有学者将不同波长激光联合应用取得较理想临床效果的报道。

(三) 直肠癌常用化疗方法

1. 辅助化疗

目前,结直肠癌辅助化疗是肿瘤临床研究最活跃的领域之一,它由早期探索到现在成熟发展经历了半个世纪。最近,以 5-FU 为基础的联合治疗方案已被肯定。5-FU 加亚叶酸钙(Leucovorin,CF)的方案已被确定为 Dukes B 期和 Dukes C 期患者术后标准辅助治疗方案。几种有效的新药如草酸铂(Oxaliplatin,L-OHP)、伊立替康(Irinotecan,CPT-11)、卡培他滨(Capecitabine,xeloda)和羟基喜树碱(Hydroxylcamptothecine,HCPT)单用有效,与 5-FU + CF 联合应用效果明显。

近两年 ASCO 会议上报告在 5-FU + CF 基础上加用 L-OHP 或 CPT11 治疗晚期结直肠癌的效果优于单纯 5-FU + CF。还有报告卡培他滨效果至少相当 5-FU + CF,而且后者无效时再用卡培他滨仍可获得疗效。N2CN 2008 直肠癌治疗指南中,对于未转移直肠癌推荐 5-FU + CF、FOLFOX 或者卡培他滨单药 3 种方案;对于转移性直肠癌推荐 5-FU + CF、FOLFOX + 贝伐单抗、FOLFIRI + 贝伐单抗或者卡培他滨 + 贝伐单抗 4 种方案。

2. 新辅助化疗

对于可手术根治性切除的结直肠癌病例,虽然有证据显示术后化疗对治疗有益,但目前还无法统一术前化疗有相似作用的认识。随着一些新的化疗药物的临床应用,也许对这种状况做出了一些改变。资料表明,以伊立替康为主的术前诱导方案有效率高,可以提高进展期结直肠癌患者的疾病进展时间和总生存期。值得注意的是,新辅助化疗敏感性是生存期的预后指标,对治疗方案的选择有指导意义。NCCN2008 直肠癌治疗指南中对于 T_3 以上或淋巴结阳性的病例实施术前化疗,推荐的化疗方案有 5-FU、5-FU + CF 或者卡培他滨同时联合放疗;对于远处已有转移但可切除的患者推荐 5-FU、5-FU + CF 或者卡培他滨同时联合放疗,或者 FOLFOX + 贝伐单抗、FOLFIRI + 贝伐单抗或者卡培他滨 + 贝伐单抗方案。

新辅助化疗虽然在临床应用取得了一定的效果,但也存在不少问题。首先是与化疗本身有关的并发症:化疗药物可引起骨髓抑制而造成血白细胞和血小板减少,可能造成患者全身情况恶化或感染性并发症,化疗后对手术及术后恢复有负面影响,程度如何尚有忧虑。其次,部分化疗不敏感或耐药患者在进行一段时间的新辅助化疗后,病情没有缓解,反而进展,可能延误必要的治疗。此外,化疗产生的效果导致肿瘤退缩可能使切除范围变得难以确定;最后,由于化疗有效也可能使患者拒绝本应施行的手术治疗。基于此上原因,不少学者对结直肠癌术前化疗的常规应用持反对态度。

目前术前化疗方式的选择包括药物、剂量、强度等方面,尚需进一步深入。尤其需要注意的是,治疗的个体选择,强调治疗的个体化,这样才能取得更好的疗效和更小的不良反应。

3. 术中化疗

术中化疗倍受外科医生重视,原因是结直肠癌最容易肝转移、腹腔种植和吻合口复发。这与术中微小播散有关,如能术中应用抗癌药物将微小病灶或脱落癌细胞杀灭则可防止或减少术后转移和复发;术中化疗不会延迟手术时间,也不影响术后恢复;术中化疗所花时间少,目前所用的方法不良反应不大。因此,许多外科医生倾向术中辅助化疗。目前,术中化疗方法主要有肠腔化疗、腹腔化疗、门静脉灌注化疗。

(1) 肠腔化疗:目前尚无一种药物被证实在肠腔化疗中有效,包括再辅助和新辅助治疗中证实有效的 5-FU,有待进一步观察或用联合化疗或采用更强有力的新药。

(2) 腹腔(温热)化疗:国内有人报道一组 120 例中晚期大肠癌随机对照研究结果,手术结合腹腔内温热灌注化疗(IPHP)68 例,术后局部复发 5 例,肝转移 4 例,死亡 9 例(随访时间 4.3～6.8 个月),而对照组(单纯手术)52 例局部复发 8 例,肝转移 5 例,死亡 8 例(随访时间 3.4～5.5 个月)。

术中肉眼有腹膜广泛转移伴腹腔积液的 13 例患者中,手术加 IPHP 化疗者 8 例,半年生存 6 例,1 年生存 4 例,2 年生存 2 例;而对照组 5 例无 1 例存活超过 8 个月。可见,IPHP 化疗对防治腹腔转移复发有一定作用，特别是对胃肠癌侵犯浆膜和腹膜播散有效；但该方法需特别仪器进行灌注、测温和控温，要延长手术时间，对浸润腹膜下较深的肿瘤，IPH 化疗后仍有腹膜复发。因此，推广此项疗法尚需进一步多中心随机试验、开发浸透性好的抗癌药、改进仪器设备和缩短术中灌注时间等。

（3）门静脉插管化疗：瑞士癌症临床研究组报道，术后门静脉灌注 5-FU 的无瘤生存率显著高于对照组，复发率降低 21%。但亦有不同意见，Beart 等报道 224 例 Dukes B 期和 DukesC 期结直肠癌术后随机试验结果，全部病例随访 1～9.5 年（平均 5.5 年），试验组和对照组的无瘤生存率和复发率无显著性差异。目前对于门静脉插管化疗尚无有说服力的临床试验数据。

4. 术前血管介入化疗

临床上，直肠癌常于手术后进行经静脉化疗，由于全身不良反应大，用药剂量受限，化疗药降低了机体的抵抗力。术前经动脉灌注化疗栓塞，使药物进入病灶选择性强，局部浓度增高，能充分发挥药物的抗癌作用，同时也降低了药物的全身性反应。由于化疗药物刺激肿瘤供血动脉并且又对其栓塞，使肿瘤自身血管痉挛、收缩，血供减少而逐渐萎缩，血管灌注化疗药物还使肿瘤组织周围水肿，刺激局部癌周组织大量细胞浸润及纤维组织增生，加强肿瘤的抑制作用，防止癌细胞的扩散和转移。局部化疗及栓塞治疗可使肿块局限，质地变脆，手术时肿块易剥离，术中出血减少，且可提高手术切除率。大量的临床资料认为直肠癌术前的经动脉灌注化疗栓塞是一种安全、有效的治疗方法。

介入化疗常用的化疗药物有：5-FU 1 000mg，MMC 12mg，ADM 40～60mg，CBP 400～600mg 和 DDP 100mg。目前 L-OHP 也为常用药物，通常选 2～3 种联合应用。栓塞剂为明胶海绵条。根据肿瘤的大小和病理血管的多少用量不一，以完全阻断供血动脉主干为目的。

5. 术后介入化疗

晚期大肠癌常常有肝转移，或者手术后一段时间发生肝转移（由于肠系膜血管向门静脉引流所致），文献报道发生率为 10%～25%。所以在化疗治疗直肠癌时，也应肝动脉化疗，预防肝内转移，以提高生存期。

（四）直肠癌放疗

随着社会的进步，科学技术水平的提高，人们对生活质量的要求也提高了，直肠癌患者更多要求保肛。再则，局部复发是直肠癌治疗失败的原因，如何防止局部复发一直是临床主要课题。由此，单靠手术治疗难以满足这样的要求，只能谋求多学科综合治疗。其中放疗的临床意义重大。

1. 辅助性放疗

（1）术前放疗（新辅助放疗）：早在 20 世纪 50 年代就有学者试图利用有效的术前放疗作为辅助治疗以控制晚期患者的术后局部复发。术前放疗的优点主要是减少手术时肿瘤接种，降低肿瘤分期，增加手术切除和保肛的可能性。直肠癌照射的范围包括相应淋巴结引流区和直肠病变上下界以外一定区域。术前放疗能加强局部控制并能降低分期。美国结直肠癌研究合作组汇总 14 个术前放疗试验共 6 350 例发现：术前放疗组 5 年和 10 年局部复发率分别为 12.5% 和 16.7%，而单纯手术者分别为 22.2% 和 25.8%（P<0.000 01）。术前放疗有一个现象是，放疗后至手术的间隔期 >10 天者分期下降更明显。

最近法国随机试验比较不同的放疗—手术间隔时间（6～8 周与 2 周）证明：间隔时间长者有效率更高（72% 比 53%，P = 0.007），病理学改变为 26% 比 10%（P = 0.005），淋巴结侵袭减少（5% 比 16%，P = 0.01）。术前放疗还能增加保肛机会。研究显示，新辅助放疗后低位直肠癌的保肛率可由 40% 左右提高到约 60%。目前普遍认为，结合新辅助放疗直肠癌在男性距肛缘 5～6cm、女性距肛缘 4～5cm 的情况下，均可安全行保肛手术。

新辅助放疗有长程方案和短程强化方案两种：

①长程方案（5 周方案）：即传统的辅助放疗方案，通常总剂量为 45～5014Gy，分 25～28 次完成，放疗完成 4 周后行手术。研究证实，这一方案可有效实现肿瘤降期，提高局部控制率、保肛率和长期生存率。然而，长程放疗使手术至少延后 2 个月，对于肿瘤放疗敏感性差的患者来说，放疗收效不大，却一定程度上延误了手术时机。

②短程强化放疗（7 日方案）：总剂量为 25Gy，分 5 次，1 周完成，第 2 周行手术。结果显示，该

方案可显著降低局部复发率，提高长期生存率。短程强化放疗方法简便，不明显延迟手术，患者依从性好，但却合并较高的神经放射性损伤及手术并发症（包括术中出血、会阴部切口愈合不良、吻合口漏等）的风险。此外，由于放疗后很快手术，肿瘤难以充分萎缩，切缘阳性率并无降低，因而对提高保肛率作用不大。因此，术前MRI等检查提示切缘阳性风险高的患者，宜选用更强、更长程的术前放疗方案。

（2）术后放疗：美国学者与欧洲学者不同，较倾向术后放射治疗。术后放疗主要优点是：根据病理检查准确选择需要放疗的患者和准确定位，避免不必放疗者（Tis-T_2）术后过度治疗。缺点是：手术造成肿瘤床低氧或缺氧，有可能延误手术切口的愈合。

术后放疗主要不良反应是皮炎、腹泻、膀胱炎、肠炎等。

（3）术中放疗：术前术后放疗常因剂量大引起并发症，而术中放疗（IORT）可以发挥最大的肿瘤特异效应，补充体外放疗的剂量不足，IORT的生物效应是体外照射的2~3倍。IORT通常采用剂量为10~20Gy。IORT保持了分割照射的优点，定位准确，大大减少了边缘复发的危险性，增强了局部控制。IORT也有并发症，主要是神经病变和输尿管狭窄，应予以注意和预防。但是不管如何，未来10年包括IORT在内的三明治式治疗方法对局部晚期直肠癌仍然是最有希望的疗法。

（4）术后放化疗：为增加放疗效果，防止远处转移，进一步争取提高生存率，术后除放疗外，可联合化疗实施。美国胃肠肿瘤研究组GITSG27175随机试验表明，术后放化疗比单纯手术效果显著，5年局部复发率为11%比20%，远处转移率为26%比36%，5年生存率为59%比44%。中北部肿瘤治疗组（NCCTG）May0794751试验亦证实放化疗可提高局部控制率和生存率。美国癌症研究所的共识会推荐对T_3~T_4或淋巴结转移的直肠癌做术后放化疗。

2. 直肠癌三维适形放疗（3D-CRT）和调强放疗（IMRT）

三维适形放疗（3D-CRT）和调强放疗（IMRT）技术可使直肠肿瘤受到更精确的照射，盆腔正常组织得到更好的保护。盆腔多组淋巴结可出现转移病变，决定了三维适形和调强放疗照射时靶区形状的不规则性，用常规的放疗方法难以使所有靶区达到治疗剂量同时保护正常组织。三维适形放疗是通过共面或非共面多野或多弧照射，使放射剂量分布区在三维方向上与肿瘤靶区高度一致，在肿瘤靶区受到高剂量照射的同时，最大限度地保护周围正常组织，为增加肿瘤区域放射治疗剂量、提高肿瘤局部控制率、缩短治疗疗程奠定了放射物理学基础。

资料表明，三维适形放射治疗直肠癌术后复发病例具有明显的剂量分布优势，可以更好地提高直肠癌术后复发患者的局部控制率，并有望延长其生存期，为直肠癌术后复发病例的治疗带来希望。

直肠术后复发的主要原因是术中肿瘤残留或术中癌细胞种植播散，其部位为盆腔及/（或）会阴部持续性酸胀痛、下坠感等，严重影响生活质量。三维适形放疗后能使症状明显缓解。

由于三维适形放疗减少了正常组织的照射量，使其所造成的放疗反应大大降低。放射性肠炎发生率低。放射治疗的副反应如白细胞下降和放射性膀胱炎症状大大减少或可以避免。

3. 直肠癌放疗适应证及放疗原则

（1）直肠癌适应证

①临床分期$T_{1~2}N_0$接受腹会阴联合切除手术，病理$TNM_{1~3}N_{1~2}$需要接受放疗；接受经肛门手术而病理$T_{1~2}$高风险，$T_{1~3}N_{1~2}$需放疗。

②临床分期T_3N_0，$TaN_{1~2}$，可考虑术前放疗或术后放疗。

③T_4或无法手术切除的病例需术前放疗。

④有远处转移的患者在化疗后接受放疗。

（2）直肠癌放疗原则

①照射野包括肿瘤及瘤床，及周围2.5cm组织、骶前淋巴结、髂内淋巴结。对于T_4肿瘤还应包括髂外淋巴结。对于远端侵及肛管的病变还应包括腹股沟淋巴结。

②放疗推荐使用多照野技术（3~4照野）。

③接受腹会阴手术的患者照射野应包括会阴。

④存在放疗副反应高风险时，推荐使用IMRT技术。

⑤盆腔照射量为 45～50Gy，对于可手术病例，术前放疗瘤床及周边 2cm 加量 5.4Gy，术后放疗则加量到 5.4～9.0Gy。

⑥小肠照射总量控制在 45Gy 之内。

⑦对于不可切除的病灶，照射剂量应 >45Gy。

⑧对于接受基于 5-FU 化疗的患者，推荐放化疗同时进行。

（3）直肠癌放疗并发症及处置：直肠癌放疗并发症主要有全身症状和局部症状，其中全身症状以出现乏力、胃纳减退和白细胞下降，给予升白细胞及对症处理后可缓解。局部症状有放射性肠炎、肛周灼痛、外阴炎、放射性膀胱炎等。

直肠癌放疗早期反应为腹痛、大便异常、次数增多等放射性肠炎症状，是由于放疗引起小肠黏膜反应，为一过性。放疗部位在距肛门 6～8cm 内反应较剧，距肛门 10cm 以上较轻。60%～90% 患者有不同程度的放射性肠炎表现，放疗前的肠道准备有助于减轻症状，症状出现后可以给予高维生素饮食。合理的饮食、中药保留灌肠后可以缓解。对于出现黏血便的患者可以中断放疗。

约 30% 患者有肛周灼痛和外阴炎，加强肛周护理，使用放疗期间用温盐水或 1/5 000 高锰酸钾溶液坐盆每天 1～3 次，水温 38～41℃，每天 10～20min 以改善局部循环，促进组织水肿或炎症吸收，解除痉挛，并对局部起清洁作用。

有 15% 左右患者放疗期间会出现放射性膀胱炎，放疗期间注意患者小便的量及颜色，每次放疗前排空小便，减少治疗时膀胱的辐射受量，应鼓励患者多饮水，每天饮水量达 3 000mL，口服维生素 C 及维生素 K，必要时使用尿路抑菌药。

（五）直肠癌分子靶向及免疫治疗

1. 分子靶向治疗

分子靶向治疗是以肿瘤细胞过度表达的某些标志性分子为靶点，选择针对性的阻断剂，能有效地干预受该标志性分子调控并与肿瘤发生密切相关的信号传导通路，从而达到抑制肿瘤生长、进展及转移的效果，成为治疗肿瘤的一个新途径。目前有多种药物均是针对这些靶点且在直肠癌临床试验或临床应用中取得很好疗效。

（1）表皮生长因子受体（EGFR）通道的靶向治疗

①抗 EGFR 单克隆抗体

A. Cetuximab（IMC-C225，西妥昔单抗）：Cetuximab 已于 2004 年 2 月经美国批准用于与伊立替康联合治疗 EGFR 阳性，含伊立替康方案治疗失败的转移性直肠癌的治疗，以及单药用于不能耐受伊立替康的 EGFR 阳性晚期直肠癌的治疗。多中心临床研究纳入了 11 个欧洲国家 57 家医院 300 多例晚期结直肠患者（BOND 试验），超过半数的患者从此次研究中获益。23% 患者的肿块体积收缩。另外，33% 的患者肿块停止增长。西妥昔单抗的不良反应相当轻微，以痤疮样皮疹、皮肤干燥和皲裂最常见，其他有虚弱、恶心、呕吐、腹痛和腹泻、荨麻疹及低血压。大约有 <0.5% 的患者出现间质性肺病，一旦确诊需要立刻停药并给予相关处理。值得注意的是，痤疮样皮疹的发生和严重程度与 IMC-C225 治疗反应和生存情况密切相关。

B. Panitummab（ABX-EGF）：是一个完全人源化的 IgG2 单克隆抗体，目前正在进行多组 Ⅱ/Ⅲ 期临床试验，分别观察 ABX-EGF 单用及与化疗联合治疗晚期直肠癌的疗效。

②EGFR 的小分子酪氨酸激酶抑制剂：EGFR 的小分子酪氨酸激酶抑制剂（TKIs）也是目前研究的热点之一，包括可逆性如吉非替尼（Gifitinib，ZD1839，Iressa）、埃罗替尼（Erlotinib，OSI-774，Tarceva）和不可逆性如 EKB-569 两类药物。这类药物的主要不良反应是乏力、腹泻和痤疮样皮疹等，但多数患者可以耐受。

A. 吉非替尼：一项有 21 例患者参加的 Ⅱ 期临床试验显示，每天口服吉非替尼单药 50～1 000mg 均有抗肿瘤效应，经 3 个月治疗后，6 例达 SD，5 例血清 CEA 下降超过 50%。患者均耐受良好，主要的剂量限制性不良反应是腹泻，主要发生在剂量在每天 600mg 以上的患者中。吉非替尼与多种化疗药物如 5-FU、伊立替康、奥沙利铂、卡培他滨及其他抗肿瘤药物如 COX-2 抑制剂塞来考昔的联合治疗也显示出较好的效果。

B. 埃罗替尼：Townsley 等在一项 Ⅱ 期临床试验中，单用埃罗替尼 150mg/d 口服治疗 38 例转移性结直肠癌，39% 的患者达 SD，并且 SD 的患者疾病中位进展时间达 116d。另外，在联合卡培他滨、奥沙利铂治疗前期化疗失败的晚期直肠癌临床试验中，有报道 PR 达 20%，SD 达 64%。

C. 其他小分子 FKI 化合物：靶向药物 CI-1033 为一种不可逆的 Her-2 和 erb 双功能 KTI；GW-572016 和 EKB-569 均为可同时抑 EGFR 和 Her-2 的双功能 KTI；AEE-788 是同时作用于 VEGF、EG-FR 和 Her-2 的多靶点，这些 FKI 小分子化合物靶向治疗药物治疗晚期直肠癌的临床前和临床研究均在进行之中。

（2）针对 VEGF 通道的分子靶向治疗：贝伐单抗（Avastin，Bevacizumab）是一针对血管内皮生长因子的单克隆抗体，可抑制肿瘤血管形成。NCCN2008 指南中推荐对晚期直肠癌或转移性直肠癌行 Bevacizumab + FOLFOX4 治疗。ECOG-E3200 是一项联合 FOLFOX4 二线治疗晚期直肠癌的 Ⅲ 期临床研究，研究共纳入 829 例（可评价 822 例）既往经 5-FU + Irinitican 治疗（主要是 IFL 治疗失败）的患者，试验随机分为 3 组：A 组，Bevacizumab + FOLFOX4（290 例）；B 组，FOLFOX4（289 例）；C 组，Bevacizumab 单抗单药组（243 例）。使用剂量为 $10mg/m^2$，每 2 周用药。中期分析发现 Bevacizumab 组疗效明显低于化疗组，研究因而被中止。化疗组和 Bevacizumab 联合化疗组中位总生存时间分别为 10.9 个月和 12.9 个月。E3200 研究结果提示，Bevacizumab 的安全性好，主要的不良反应有鼻出血、高血压、蛋白尿，其他常见的不良反应有乏力、疼痛、腹泻、白细胞减少，偶有肿瘤出血，在使用过蒽环类化疗药或联合治疗方案内有蒽环类化疗药物的患者中，有少量患者出现心力衰竭（2%）。另外，研究观察到 A 组患者 Ⅲ/Ⅳ 级高血压和感觉性神经病变的发生率明显高于 B 组，分别为 6.2% 和 15.9%。

（3）以血管内皮细胞为靶向的药物

① RAS 通道的靶向治疗：50% 的晚期直肠癌中可检测到基因突变，因此可以在治疗中把 RAS 作为靶点。R-115777（Zamestra）联合伊立替康治疗包括晚期直肠癌在内的晚期肿瘤的 Ⅱ 期临床试验已取得初步疗效。

② 基质金属蛋白酶（MMP）抑制剂：是涉及细胞外基质降解和基膜通透，与多种肿瘤的侵袭、转移和血管生成相关的蛋白质家族。一些合成的药物已在进行单用或与化疗联合应用的临床研究。

（4）选择性环氧化酶-2（COX-2）抑制剂：COX-2 可刺激细胞生长，抑制细胞凋亡，刺激新生血管形成，并可通过催化花生四烯酸产生 COX-2，抑制抗肿瘤免疫，从而促进肿瘤生成。COX-2 的过度表达可见于多种肿瘤。一项有 23 例不能切除或转移性直肠癌的患者参加的 Ⅱ 期临床试验表明，先用塞来昔布口服，$400mg/m^2$，bid，接着进行 FOLFIRI 化疗，结果显示有 5 例（28%）稳定。有研究表明，塞来昔布和卡培他滨联合应用能减少手足综合征，并能延长疾病进展时间和生存期。随着分子靶向治疗基础及临床研究的深入，可以预见在不久的未来，靶向治疗有可能成为直肠癌的常规治疗方案，并将使更多的患者受益。

2. 主动免疫治疗

直肠癌治疗方法除手术、化疗或放疗外，免疫治疗亦是直肠癌很有前景的治疗方法。其中主动免疫治疗通过疫苗激发宿主主动的抗肿瘤特异性免疫反应，从而破坏肿瘤细胞，也产生抗肿瘤相关抗原的免疫记忆。在研究中备受关注。

（1）肿瘤细胞疫苗：目前肿瘤细胞疫苗介导的抗肿瘤免疫反应并没有取得令人鼓舞的临床效果。但有些临床效果还是乐观的，如 Liang 等研究发现，自体肿瘤细胞疫苗和新城疫病毒（new castle disease virus，NDV）疫苗可以延长患者的生存期，并可显著提高患者的生活质量。

（2）抗独特型抗体疫苗：105AD7（Ab2）是针对 gp27 抗原抗体的人源性 mAb，作为疫苗已用于临床治疗直肠癌患者。3H1（Ab2）是模仿癌胚抗原（CEA）的一个特异性抗原决定基的鼠源性抗独特型抗体。加用一些辅助制剂，如 DCs 或磷酸胞苷酰寡核苷酸（CpG）制成复合疫苗（3H1-DC 或 3H1-CpG）后，可以打破肿瘤宿主对 CEA 的免疫耐受，并介导产生保护性的抗肿瘤免疫。

（3）DNA 或 RNA 疫苗：肿瘤抑制基因 p53 在多种人类癌症患者包括结直肠癌在内的肿瘤细胞中

呈过度表达,已经证实 p53 可以激发抗肿瘤的 T 淋巴细胞免疫反应,p53 疫苗治疗结直肠癌患者是可行的。目前我国 p53 基因治疗已获准在临床应用。

(4) 肿瘤相关抗原:肿瘤相关抗原可作为免疫原激发机体的抗肿瘤免疫反应。目前已将 CEA 疫苗应用于直肠癌患者。Ep - CAM 是跨膜的糖蛋白,超过 90% 的结直肠癌和其他上皮肿瘤患者均过度表达该抗原,Ep - CAM 可以激发特异性的 T 淋巴细胞免疫反应和抗体介导的免疫反应。人绒毛膜促性腺激素(hCG)是结直肠癌肿瘤细胞分泌的糖蛋白抗原,在结直肠癌的发展过程中起着重要的作用。通过分子生物学技术已经可以人工合成疫苗 CTP37。

(六)直肠癌支架治疗

多年来,直肠癌伴有梗阻的急诊方法为癌姑息切除术或结肠造瘘术,但手术死亡率高达 15% ~ 20%。而肠内支架置入术在解除梗阻的同时,对患者打击少、无重大并发症及死亡的发生率低,且为患者提供适宜的手术机会。

对于不能手术的直肠癌梗阻,仅能保守治疗,而行结肠造瘘术,给患者带来了极大不便。临床实践表明,直肠支架的植入能迅速解除肠梗阻,使能够手术的患者完成充分彻底的肠道准备及其他术前准备,改善全身状况,减少术后并发症。直肠支架的应用为急性恶性直肠梗阻提供了更为有效的方法。但是仍有些问题有待解决,如费用昂贵、技术问题,能较好地确定狭窄部位的近侧端,降低支架移位的发生率。

对已行手术治疗局部又复发狭窄的患者,以往采用结肠造瘘术。但此方法给患者术后生活带来许多不便。现在采用的直肠内支架置入后患者梗阻症状解除满意,排便通畅,提高了生存质量,为进一步放化疗提供了机会,使患者生存期延长。

肠内支架治疗直肠梗阻,无论是解决术前梗阻或患者复发病灶的梗阻,均为一种新的治疗方法。此方法对患者打击小,可提高患者的生活质量,有着广阔的应用前景。

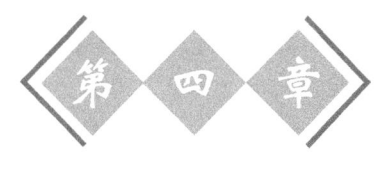

喉　癌

第一节　局部解剖

喉是呼吸管道和发音器官，位于颈前正中咽腔的前方，上借喉口与口咽相延续，下接气管，两侧及后方与下咽相连。成人喉的上界正对第4、5颈椎体之间，下界平第6颈椎体下缘。女性喉的位置略高于男性。

解剖上将喉分为3个区域（图4-1），即声门上区、声门区和声门下区。声门上区由会厌、假声带、喉室、杓会厌皱襞及杓状软骨组成。声门区包括真声带、前后联合和声带游离缘下0.5 cm范围内的区域。声门下区是指声门以下至环状软骨下缘水平。

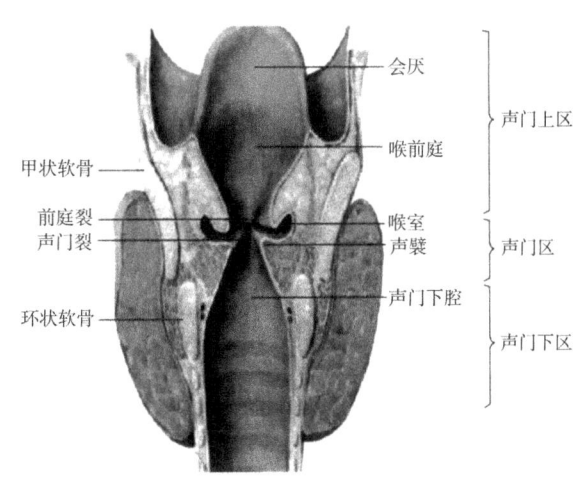

图4-1　喉癌分区解剖示意图

喉的软骨由3块不成对的会厌软骨、甲状软骨和环状软骨构成支架，另有3块成对的杓状软骨、小角软骨和楔状软骨附着在支架上。

喉的肌肉主要有喉内肌和喉外肌。喉内肌主要控制声带的运动，包括甲杓肌、环杓侧肌和环杓后肌。喉外肌主要与吞咽有关，包括舌骨上肌群（如二腹肌、茎突舌骨肌、下颌舌骨肌等）、舌骨下肌群（如胸骨舌骨肌、胸骨甲状肌、甲状舌骨肌等）和一对环甲肌。

喉的血供由甲状腺上、下动脉各分出喉上、下动脉，分别与喉上神经和喉返神经伴行进入喉内。喉上神经分为内支（感觉支）和外支（运动支），支配喉内感觉和环甲肌的运动；喉返神经支配喉内各肌肉的运动。

会厌前间隙和声门旁间隙位于甲状软骨和舌骨的外部结构与会厌和喉内肌的内部结构之间，两者相连。在这些间隙中有血管和淋巴结管及神经穿过。由于几乎没有毛细淋巴管起源与该区域，若肿瘤累及这些脂肪间隙都间接与淋巴结转移有关。

第二节 喉癌流行病学与危险因素

喉癌是头颈部肿瘤中常见的恶性肿瘤。据国内各地统计占耳鼻咽喉部位恶性肿瘤的7.9%~35%，居头颈部恶性肿瘤的第3位。喉癌的发病率并不高，据世界癌症报告（GLOBOCAN 2012）的最新数据显示，全世界喉癌年龄调整发病率（标化发病率）为2.1/10万，年龄调整死亡率（标化死亡率）为1.1/10万。我国喉癌标化发病率和标化死亡率分别为1.1/10万和0.7/10万。近年来喉癌的发生有上升趋势。喉癌的发生存在种族和地区差异，在我国华北和东北地区喉癌的发病率明显高于江南各省份。男性喉癌发病率高于女性，男女之比为（7~10）：1，以40~60岁最多。病理类型中以鳞癌为最多见，占96%~98%。

吸烟是喉癌最主要的危险因素，据统计约95%的喉癌患者有长期吸烟史。吸烟者患喉癌的危险度是非吸烟者的3~39倍。慢性乙醇摄入与喉癌的发生有一定相关性，饮酒者患喉癌的危险度是不饮酒者的1.5~4.4倍。有研究表明，吸烟与饮酒有协同作用。另外，成年型乳头状瘤是人乳头状瘤病毒（HPV）引起的病毒源性肿瘤，是喉癌的癌前病变。高危型人乳头状瘤病毒（HPV-16/18）与喉癌的发生关系密切。此外，环境因素和性激素水平也可能与喉癌发生有关。

第三节 喉癌蔓延与扩散

一、局部侵犯

1. 声门上区癌

原发于会厌喉面的病变容易向前侵犯会厌前间隙，再向会厌舌面、咽侧壁和舌根发展。杓会厌皱襞或杓区的病变容易向旁侵犯声门旁间隙、梨状窝或向后侵犯环后区。室带的病变容易向上侵犯会厌喉面和会厌前间隙，向下侵犯声门区，向前侵犯甲状软骨。

2. 声门区癌

绝大多数声门区癌原发于声带游离缘，且多为一侧声带。其容易向前发展侵犯前联合并累及对侧声带，向下侵及声门下区，晚期病变可侵犯甲状软骨、颈部和甲状腺。声门区癌出现声带活动障碍的主要原因是由于甲杓肌及环杓关节受侵犯所致。

3. 声门下区癌

较少见，就诊时多为晚期病变，常累及声带、气管和甲状腺等。

4. 贯声门癌

原发于喉室黏膜，跨越两个解剖区域即声门上区及声门区。其癌组织在黏膜下浸润扩展，就诊时肿瘤体积多数不大，喉镜检查仅见室带向上膨隆，但表面光滑。常有声门旁间隙侵犯，容易破坏甲状软骨。

二、淋巴结转移

1. 声门上区癌

声门上区癌颈淋巴结转移率很高，约40%。而且，其转移率随术后T分期的升高而增加。其中以Ⅱ、Ⅲ、Ⅳ区为常见转移部位，Ⅳ区转移通常发生在Ⅱ、Ⅲ区转移之后，而Ⅰ、Ⅴ区及咽后淋巴结转移则很少见。

2. 声门区癌

真声带基本没有毛细淋巴管，故早期声带癌甚少发生淋巴结转移，T_1病变淋巴结转移率为0，T_2病变<5%。但声门癌侵及声门上区或声门下区后，淋巴结转移率则相应增加，发生率可达15%~30%。

3. 声门下区癌

颈淋巴结转移率不如声门上区癌高，为10%~20%，以Ⅳ和Ⅵ区淋巴结为多见。

三、血道转移

喉癌远处转移率为 1%～4%，转移部位以肺最多，其次为肝、骨、肾、皮肤等。

第四节　临床表现

一、症状

喉癌常见的症状有：①声音嘶哑，为声门区癌最早症状，进行性加重；②呼吸困难，多见于声门区和声门下区癌，为中、晚期肿瘤表现；③咽喉部异物感或疼痛，为声门上区癌最早症状；④咳嗽咯血，刺激性干咳，痰中带血；⑤颈部肿块，是中、晚期表现，原发灶多为声门上区。

二、体检发现

1. 喉外形改变

早期病变喉外形无变化；晚期病变由于肿瘤压迫或侵犯甲状软骨，使喉外形增宽和变形，甲状软骨与颈椎间的摩擦音消失。

2. 颈部淋巴结

应仔细检查双侧颈部各组淋巴结有无肿大，注意肿大淋巴结的数目、大小、质地、硬度、边界及活动度。

三、喉镜检查

应常规行间接喉镜和电子喉镜检查，了解肿瘤部位、形态以及侵犯范围，并可做病理学检查。90%以上的患者通过仔细间接喉镜检查可以发现异常。对间接喉镜检查不满意者应该行纤维导光镜检查。

四、食管镜检查

为常规检查，以除外同时合并食管第二原发癌的可能。

五、影像学检查

1. CT

CT扫描在喉癌的诊断上已成为一种不可缺少的检查手段，它不仅能清楚显示喉部的解剖结构，对喉部病变的定位和定性有很大帮助。另外，CT扫描可显示临床上未触及的淋巴结，有利于发现隐性淋巴结转移。

2. MRI

MRI具有较高的软组织分辨率，显示肿瘤的侵犯范围较CT影像图清晰，可辅助放疗靶区勾画，但显示软骨破坏不如CT。

3. PET-CT

用于检测肿瘤组织的代谢情况，有助于确定肿瘤的侵犯范围、远处转移及监测放疗后的复发情况，乏氧影像可以显示肿瘤乏氧区，有利于生物靶区的确定，对肿瘤乏氧区域进行加量放疗。

六、组织病理学检查

喉癌的病理学检查主要包括细针穿刺细胞学和活检，以取得病理学诊断。

第五节 诊断与分期

一、诊断标准

喉癌的确诊有赖于病理学检查。其病理类型以鳞状细胞癌为最多见，约占90%以上；其次为原位癌和腺癌；肉瘤、乳头状癌则少见。声门型较为多见，约占60%，声门上型占30%，声门下型较为少见。CT及MRI检查有助于了解肿瘤的侵犯范围。

二、鉴别诊断

1. 喉结核

病灶多位于破裂间隙，常表现为覆盖脓性分泌物的浅表溃疡。肺部大多有结核灶存在，可伴有咳嗽、胸痛、午后潮热等表现。

2. 声带小结和息肉

好发于声带的前中1/3交界处，声带息肉的表面光滑，灰白色，常带蒂，随呼吸活动。声带小结常为双侧，对称性，大小如米粒，基底充血。

3. 喉乳头状瘤

可见于儿童或成年人，表现为乳头状突起，可单发或多发。成人乳头状瘤应视为癌前病变。

4. 喉角化症及白斑

临床表现为声音嘶哑和喉内不适。喉镜检查可见声带增厚，呈粉红色或白色斑块。病理学特点为不同程度的上皮增生和出现角化层，黏膜下炎症细胞浸润，可伴有角化不全和乳头瘤样增生。本症需密切观察随访，以警惕癌变。

5. 喉淀粉样变

病因不明，为一种良性病变。主要累及室带和声带，呈黏膜下结节状或斑块状突起，病程长，全身状况良好。经组织病理学检查可确诊。

三、临床分期

最新分期为2010年第7版的UICC/AJCC分期系统。

（一）原发肿瘤（T）

T_x：原发肿瘤不能评估。

T_0：无原发肿瘤证据。

T_{is}：原位癌。

1. 声门上区癌

T_1：肿瘤局限于声门上一个亚区，声带活动正常。

T_2：肿瘤累及声门上区一个以上邻近结构的黏膜，或声带受侵犯，或病变超出声门上区（如舌根黏膜、会厌溪、梨状窝内侧壁的受侵），不伴有喉的固定。

T_3：肿瘤限于喉内，声带固定和（或）侵犯以下的任何一个结构：环后区、会厌前间隙、声门旁间隙和（或）甲状软骨的微小浸润（如内侧骨皮质的受侵）。

T_{4a}：中、晚期局部病变，肿瘤侵犯甲状软骨和（或）喉外受侵犯（如气管，颈部软组织包括舌外肌、带状肌、甲状腺或食管）。

T_{4b}：非常晚期局部病变，肿瘤侵犯椎前间隙，包绕颈动脉，或侵犯纵隔结构。

注：声门上区的亚区包括室带（假声带）、破裂、舌骨上会厌、舌骨下会厌、杓会厌皱襞（会厌破裂皱襞）。

2. 声门癌

T_1：肿瘤限于声带，可以累及前、后联合，声带活动正常。

T_{1a}：肿瘤限于一侧声带。

T_{1b}：肿瘤侵犯两侧声带。

T_2：肿瘤累及声门上区，和（或）声门下区，和（或）声带活动受限。

T_3：肿瘤限于喉内，声带固定，和（或）侵犯声门旁间隙，和（或）甲状软骨的微小浸润（如内侧骨皮质浸润）。

T_{4a}：中、晚期局部病变，肿瘤侵犯甲状软骨和（或）喉外受侵犯（如气管，颈部软组织包括舌外肌、带状肌、甲状腺或食管）。

T_{4b}：非常晚期局部病变，肿瘤侵犯椎前间隙，包绕颈动脉，或侵犯纵隔结构。

3. 声门下区癌

T_1：肿瘤限于声门下区。

T_2：肿瘤累及声带，声带活动正常或受限。

T_3：肿瘤限于喉内，声带固定。

T_{4a}：中、晚期局部病变，肿瘤侵犯环状软骨或甲状软骨，和（或）喉外受侵犯（如气管、颈部软组织包括舌外肌、带状肌、甲状腺或食管）。

T_{4b}：非常晚期局部病变，肿瘤侵犯椎前间隙，包绕颈动脉，或侵犯纵隔结构。

（二）区域淋巴结（N）

N_x：区域淋巴结不能评估。

N_0：无区域淋巴结转移。

N_1：同侧单个淋巴结转移，最大径 ≤ 3 cm。

N_2：同侧单个淋巴结转移，3 cm < 最大径 ≤ 6 cm；或同侧多个淋巴结转移，最大径 ≤ 6 cm；或双侧或对侧淋巴结转移，最大径 ≤ 6 cm 者。

N_{2a}：同侧单个淋巴结转移，3 cm < 最大径 ≤ 6 cm。

N_{2b}：同侧多个淋巴结转移，最大径 ≤ 6 cm。

N_{2c}：双侧或对侧淋巴结转移，最大径 ≤ 6 cm。

N_3：转移淋巴结最大径 > 6 cm。

注：Ⅶ区转移也被认为是区域淋巴结转移。

（三）远处转移（M）

M_0：无远处转移。

M_1：有远处转移。

（四）临床分期

0 期：$T_{is}N_0M_0$。

Ⅰ期：$T_1N_0M_0$。

Ⅱ期：$T_2N_0M_0$。

Ⅲ期：$T_3N_{0\sim1}M_0$；$T_{1\sim2}N_1M_0$。

ⅣA 期：$T_{4a}N_{0\sim2}M_0$；$T_{1\sim3}N_2M_0$。

ⅣB 期：T_{4b} 任何 NM_0；任何 TN_3M_0。

ⅣC 期：任何 T 任何 NM_1。

5. 组织学分级（G）

Gx，级别无法评估；G_1，高分化；G_2，中分化；G_3，低分化；G_4，未分化。

第六节 综合治疗策略

一、综合治疗原则

喉既是呼吸管道，又是发音器官。喉癌的最佳治疗需考虑肿瘤生物学特性、患者意愿及多学科诊疗原则等因素，以最大限度地消除肿瘤，更好地保存喉的功能和提高患者的生活质量为治疗目的。

外科手术和放疗一直是治疗喉癌的两种主要方法，对于Ⅰ、Ⅱ期喉癌，两种方法都可达到满意的肿瘤治愈率。但手术切除对喉发音功能影响较大，因此放疗成为早期喉癌的首选治疗方案，而手术可作为放疗失败后的补救手段。然而，大部分患者就诊时已经是Ⅲ、Ⅳ期病变，手术、放疗和（或）联合同步化疗为标准治疗手段。近年来分子生物学的发展，靶向药物与放化疗的综合治疗在器官功能保留和提高患者生活质量方面也取得了一定的疗效。为了在控制肿瘤的同时最大限度地保全患者的生理功能和生活质量，在治疗前应全面评估患者的一般状况、肿瘤部位、TNM分期、病理类型，权衡各种治疗手段的利弊，同时还应综合考虑患者的个人意愿、依从性、治疗支出（时间和费用）等，最终选择适合该患者的治疗手段。

（一）声带原位癌

声带原位癌未行治疗者，有60%会转为浸润性病变。治疗手段包括内镜下手术切除、激光治疗和放疗，临床通常首选内镜下切除术。

（二）声门区癌和声门下区癌

1. 早期病变（$T_{1\sim2}N_0$）

首选根治性放疗。若放疗后肿瘤残留或复发，可予挽救性手术，而且挽救性手术的成功率也很高。

2. 可手术切除的局部晚期喉癌（任何$TN_{1\sim3}M_0$和$T_{3\sim4}N_0M_0$）

治疗选择：①手术+放疗；②同步放化疗+手术（如有残留）；③诱导化疗+放疗联合或不联合同步化疗；④术后辅助治疗的原则是病理检查提示有淋巴结包膜外侵犯或切缘阳性的病例，推荐采用同步放化疗（铂类单药），其他病例（如$T_{3\sim4}N^+$，脉管神经侵犯）应以单纯放疗为首选。

3. 局部晚期不可手术切除的病例

推荐同步放化疗（Ⅰ类证据），或诱导化疗+放疗联合或不联合同步化疗。对不适合行上述治疗的病例可用放疗联合西妥昔单抗（Ⅰ类证据）。"不可切除"是指解剖学上无法切除全部肿瘤，或即使术后放疗/放化疗也不能获得肯定的局部控制者。最典型的不可切除情况为肿瘤侵犯颈椎、臂丛、咀嚼肌群、皮肤。

二、诱导化疗在喉癌中的应用

诱导化疗在喉癌中的应用很多，它可以缩小肿瘤体积，从而增加手术完全切除的概率，消除潜在的远处转移灶和提高保喉率。诱导化疗中最常用的有TPF方案。TAX 323和TAX 324临床试验已经证实TPF方案较PF方案提高了局部晚期头颈部鳞癌的总生存率和无进展生存。Pointreau等研究显示，TPF方案组患者的3年保喉率显著高于PF方案组（70.3%对比57.5%，P = 0.03）。尽管如此，诱导化疗在喉癌中的作用仍需更多的临床证据。

Budach等荟萃分析比较了局部晚期头颈部鳞癌诱导化疗联合同期放化疗与同步放化疗，结果显示加入诱导化疗并没有明显地提高总生存率和无进展生存。另外，法国一项随机Ⅱ期研究纳入116例Ⅲ~Ⅳ期喉癌或下咽癌患者，给予3个周期多西他赛+顺铂+5-Fu诱导化疗后将患者随机分为2组，分别接受放疗同步顺铂或放疗同步西妥昔单抗治疗。结果显示，TPF诱导化疗后无论是进行同步放化疗还是放疗同步，西妥昔单抗完成治疗均较困难，两组放疗期间Ⅲ~Ⅳ级急性黏膜毒性反应达43%，同步放化疗组肾毒性反应达15.5%，血液学毒性反应达14%。有57%的患者需要调整方案剂量，而两组保喉率、局部控制率相似。

虽然TPF方案较PF方案取得了更好的疗效，但是其毒副作用不可小觑，提示在临床应用中不仅需要考虑诱导化疗的疗效，更应对毒副作用予以足够重视，并予良好控制。尽管如此，诱导化疗对于部分患者仍然是比较好的治疗选择，如初诊临床症状比较明显、局部复发和转移风险比较高的患者（大T_4或$N_{2\sim3}$），应尽可能地提高保喉率。临床上对诱导化疗后反应好（完全缓解或部分缓解）的病例推荐同步放化疗（铂类）或放疗同步西妥昔单抗，争取器官保留机会；而对诱导化疗反应差的病例可考虑手术及术后放疗或同步放化疗。

三、靶向治疗在喉癌中的应用

表皮生长因子受体（epidermal growth factor receptor，EGFR）在头颈部鳞癌中表达率高达95%以上，与肿瘤侵袭性、远处转移和放疗/化疗抵抗增加有关，是公认的不良预后因素。研究表明，EGFR单克隆抗体——西妥昔单抗联合放疗，可显著增加放疗的敏感性。长期随访结果还显示，西妥昔单抗联合放疗可使5年总生存率较单纯放疗提高9%（P=0.018），中位生存期延长近20个月。除痤疮样皮疹及少数过敏反应外，未发生其他严重不良反应，且发生2级或以上皮疹的患者预后较1级的患者好。Bonner等研究显示，在局部晚期喉癌和下咽癌中，西妥昔单抗联合放疗的保喉率高于单纯放疗。

Magrini等的Ⅱ期临床研究比较了同步放化疗与放疗联合西妥昔单抗治疗局部晚期头颈部鳞癌，结果显示放疗联合西妥昔单抗增加了急性毒性反应，降低了治疗耐受性，两组生存相似。而RTOG 0522研究则回答了局部晚期头颈部鳞癌同期放化疗加西妥昔单抗是否能获益的问题，结果显示两组生存无明显差别，但西妥昔单抗组的皮肤黏膜毒性反应明显高于同期放化疗组。综合以上研究结果，对于局部晚期头颈部鳞癌包括喉癌，放疗联合西妥昔单抗仍需谨慎选择。而在复发或转移头颈部鳞癌中，已有Ⅲ期EXTREME研究证实，与铂类/5-Fu相比，西妥昔单抗联合铂类/5-Fu，可显著提高复发和（或）转移性头颈部鳞癌包括喉癌患者一线治疗的总生存率。

对于可切除的复发喉癌，应行根治性手术。对于不可切除的复发喉癌，如果以往没有接受过放疗，应进行根治性放疗。对于比较年轻（年龄＜70岁）及行为状态良好（PS评分为0或1）的患者应考虑放疗同步联合化疗（铂类）或靶向药物（如西妥昔单抗）治疗。

对于不适合局部治疗（手术或放疗）的复发及转移喉癌，姑息性化疗联合靶向治疗（Ⅰ类证据）是主要手段，治疗目的在于延长生存和维持生活质量。一线化疗推荐铂类/5-Fu联合西妥昔单抗、铂类/紫杉类联合西妥昔单抗、铂类联合5-Fu/紫杉类。对于不适合局部治疗（手术或放疗）的复发及转移喉癌，姑息性化疗联合/不联合靶向治疗是主要手段，治疗的目的是延长生存和维持生活质量。

第七节 放 疗

一、放疗指征

1. 根治性放疗适应证

①声带原位癌和临床Ⅰ、Ⅱ期喉癌；②愿意接受手术治疗或有手术禁忌证的患者；③可手术中晚期喉癌患者经计划性术前放疗后肿瘤消失，可改为根治性放疗。

2. 术后放疗指征

①肿瘤肉眼残留；②组织病理学检查手术切缘阳性，或安全边界不够（阳性边缘≤5 mm）；③局部晚期病变如$T_{3\sim4}$病变；④多发性淋巴结转移（≥N_1）或淋巴结包膜外侵犯者；⑤脉管神经侵犯。

3. 姑息性放疗适应证

适合于手术和放疗均难以根治的晚期患者，达到改善症状、减轻痛苦、尽量延长患者寿命的目的。

4. 放疗相对禁忌证

①肿瘤或肿瘤周围组织明显水肿者；②肿瘤或肿瘤周围有广泛的坏死或严重感染者；③肿瘤严重阻

塞气道，造成严重呼吸困难者。患者上述情况经过相应治疗病情控制好转者，仍然可以考虑放疗。

二、体位固定与 CT 扫描

1. 放疗前准备

向患者交代放疗的必要性和放疗的急性、晚期并发症，并签署知情同意书。常规就诊口腔科，了解患者有无龋齿，如有龋齿，应给予拔除。

2. 体位固定

目前，对喉癌放疗一般采用"颈直位"或"头颈部后仰过伸位"两种体位。按患者体型选好相应型号头枕，嘱患者躺在治疗床上，头部置于头枕上。一般要求患者后脑枕部与枕头凹陷部位相吻合，不留空隙。用头颈肩罩进行固定，标记定位参考点，行 CT 扫描。一般层厚为 3 mm，常规行增强 CT 扫描。然后将扫描图像传输至治疗计划系统。

三、三维适形放疗和调强放疗靶区勾画

靶区的设计是根据 ICRU 相关规定，分为以下几个区域进行勾画。

1. 肿瘤靶区（gross tumor volume，GTV）

是指通过临床检查和影像学检查可见的肿瘤，包括原发肿瘤和转移淋巴结。对于术后放疗者，将原发肿瘤及转移淋巴结定义为肿瘤瘤床（tumor bed），命名为 GTVtb。

术前放疗者，应参考多种影像学技术并合理勾画，MRI 对明确喉癌侵犯范围比 CT 有优势。因此，喉癌患者放疗前应行头颈部 MRI 检查，有条件的放疗中心可采用 CT-MRI 融合来勾画 GTV。术后放疗者，应根据术前影像显示的肿瘤侵犯范围、术中所见、术后病理检查结果综合考虑来勾画肿瘤瘤床。

2. 临床靶区（clinical target volume，CTV）

即 GTV 加上潜在的肿瘤浸润组织或亚临床病灶。可根据危险程度的不同而设计多个临床靶区，具体设计国内外放疗中心尚无统一标准。一般而言，高危临床靶区（CTV_1）包括潜在的原发肿瘤及转移的淋巴结可能侵犯区域；低危临床靶区（CTV_2）为需要预防性照射区域。

（1）国外 CTV_1 的勾画：一般是在包括原发性肿瘤及转移淋巴结的基础上外放 1～2 cm，并根据毗邻危及器官作相应修改。CTV_2 一般是指需要预防性照射的范围。$T_{1～2}N_0$ 喉癌患者 CTV_1 直接在原发灶基础上外放边界。$T_{3～4}N^+$ 喉癌患者 CTV1 除了外放边界外，还应包括同侧颈部Ⅱ～Ⅳ区淋巴结，CTV_2 包括对侧颈部Ⅱ～Ⅳ区淋巴结，声门下区喉癌患者还应包括Ⅵ区淋巴结。

（2）国内 CTV 的勾画：① $T_{3～4}N^+$ 声门上区癌和声门癌的 CTV1 应包括 GTV、全部喉结构、梨状窝、声门旁间隙、会厌前间隙、舌会厌溪、部分舌根和整个甲状软骨，以及Ⅱ～Ⅲ区淋巴结，CTV_2 需预防照射至锁骨上淋巴结区；② $T_{1～2}N_0$ 声门癌只需包括全喉即可；③ T_1N_0 声门上区癌需包括 GTV 和Ⅱ～Ⅲ区淋巴结，T_2N_0 声门上区癌需包括 GTV 和Ⅱ～Ⅳ区淋巴结，$T_{1～2}N_1$ 声门上区癌需包括Ⅱ～Ⅳ区淋巴结；④声门下区癌应在声门上区癌 CTV1 的基础上，包括双侧颈部Ⅳ、Ⅵ、Ⅶ区淋巴结；⑤术后放疗者除包括高危淋巴结引流区外，气管造瘘口在以下情况必须包括在照射野内，即病变侵犯声门下区、术前行紧急气管切开术者、颈部软组织受侵犯（包括淋巴结包膜外受侵犯）、气管切缘阳性或切缘安全边界不够、手术切痕通过造瘘口。

3. 计划靶区（planning target volume，PTV）

由 CTV + 摆位误差和患者位置的变动所增加的外放边界，即在 CTV 基础上外放 3～5mm 形成 PTV。对于活动度较大的方向，如向上、向前，PTV 可相应扩大为 5～10 mm。颈部近皮肤处 PTV 不应超过相应皮肤。

4. 内靶区（internal target volume，ITV）

CTV —考虑器官运动所引起的 CTV 内边界位置变化。喉癌患者较少有器官的相对运动，靶区设计一般不考虑 ITV，只需考虑 PTV 即可。

四、危及器官勾画与剂量限制

1. 喉癌放疗需勾画的危及器官：包括脑干、脊髓、下颌骨、颞颌关节、中耳、内耳、口腔、腮腺、颌下腺、咽缩肌、喉、气管、食管、口腔、甲状腺等。目前正常组织已有勾画指南，可参考指南进行勾画。

2. 正常组织限量：①脊髓最大剂量≤45 Gy；②脑干最大剂量≤54 Gy，外扩的计划危及器官体积（PRV）的 D_1 ≤60Gy；③腮腺平均剂量<26 Gy，30Gy 照射的腮腺体积<50%；④视神经、视交叉最大剂量≤54 Gy，外扩的 PRV D_1 ≤60 Gy；⑤下颌下腺平均剂量<35 Gy；⑥甲状腺平均剂量<45 Gy；⑦下颌骨、颞颌关节最大剂量<70 Gy，外扩的 $PRVD_1$<75 Gy；⑧咽缩肌平均剂量<50 Gy；⑨口腔平均剂量<40 Gy；⑩气管、食管平均剂量<40 Gy，耳蜗平均剂量<45 Gy。

五、处方剂量

1. 根治性放疗：PGTV 70 Gy/30～33 次，PTV_1 60Gy/30～33 次，PTV_2 54 Gy/30～33 次。
2. 术后放疗：有切缘阳性或肉眼残留、淋巴结包膜外侵者 PGTVtb 66～70 Gy/30～33 次，PTV_1 60Gy/30～33 次，PTV_2 54Gy/30～33 次。无以上危险因素者，PGTVtb 60 Gy/30 次，PTV 54 Gy/30 次。

六、放疗的实施

勾画好靶区并设计治疗计划。通过计划评估后，治疗前需拍摄 X 线验证片，与模拟定位 X 线片进行比较。如果误差较大，需重新摆位。现在大部分放疗中心都配有电子照射野影像系统（EPID），可以实时地观察照射野的情况，验证比较快捷方便。照射野验证一般在放疗前、放疗中和放疗结束都需要验证，剂量验证由物理师完成。完成以上步骤后，技师根据治疗单的医嘱，在治疗室内完成患者的摆位及体位固定，然后进行放疗。

（一）传统二维照射定位技术

常规放疗定位采用等中心照射技术，以 4～6 MV 高能 X 线或 60Co 为首选，放疗剂量采用常规分割方式。

1. 声门区喉癌（原位癌和 $T_{1~2}N_0$ 病变）

发生颈部淋巴结转移概率较小，仅照射原发灶即可。常规治疗一般设两个侧颈相对照射野，其大小为 5 cm×5 cm 或 6 cm×6 cm。射野以喉结下 0.5 cm 为中心，上界平甲状软骨上缘，下界平环状软骨下缘，前界超过皮肤，后界在颈椎椎体前缘。

2. 声门区喉癌（$T_{3~4}N^+$ 病变）

照射范围包括原发灶及Ⅱ～Ⅴ区淋巴结。若有声门下侵犯，应加包括Ⅵ区淋巴结。通常设双侧面颈照射野和下颈锁骨上照射野。面颈照射野的上界平下颌角上 1 cm 并向后上延至颅底，然后包括颅底上 1 cm 折向后，后界至颈椎横突后缘，下界平环状软骨下缘，前界至颈前缘。下颈锁骨上照射野的上界与面颈照射野下界相接，下界至锁骨下缘，双侧外界至肩头关节内侧缘。不需照射Ⅵ区淋巴结时，可在照射野的中线用 2 cm 铅块阻挡气管。当照射至 40～45 Gy 时应予以缩野并避开脊髓，针对原发灶和颈淋巴结所在区继续加量照射。

3. 声门上区喉癌

同声门区喉癌的照射野。但对 $T_{1~2}$ 期病变，应包括原发灶和Ⅱ～Ⅳ区淋巴结。

4. 声门下区喉癌

照射范围包括原发灶及Ⅱ～Ⅵ区淋巴结。面颈照射野下界应在原发灶下缘下 2 cm，下颈锁骨上照射野的中线不用铅块阻挡，以照射Ⅵ区淋巴结。

（二）典型喉癌调强放疗病例

男性，56 岁，因"声音嘶哑 2 个月余"入院。入院查喉镜提示：左侧声带见隆起新生物，黏膜粗糙，遮挡左侧声带。声门闭合尚可。喉部 CT 增强扫描提示：左侧声带占位，符合喉癌，伴声门上、左侧杓状软骨局部受累可能。病理活检提示：喉高-中分化鳞状细胞癌。临床分期为$T_2N_0M_0$。患者拒绝手术，选择根治性放化疗。

1. 治疗方案

3个疗程TPF诱导化疗+根治性放疗+同步1个疗程铂类化疗（后因体质下降未行第2个疗程同步化疗）。

2. 放疗技术

全程采用IMRT。GTV包括左侧声门区肿瘤和累及的左侧声门上区，GTVnd包括双侧颈部淋巴结。CTV_1包括全喉、喉旁间隙、喉周软骨，CTV_2包括双侧颈部Ⅱ、Ⅲ、Ⅳ区淋巴结（图4-2）。

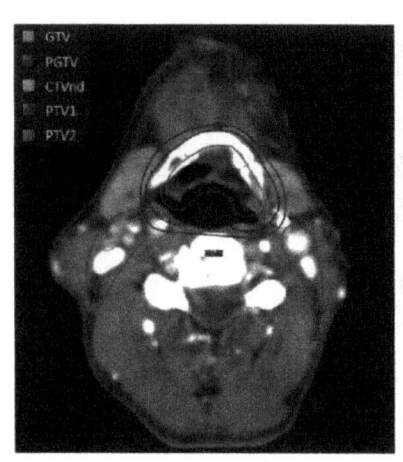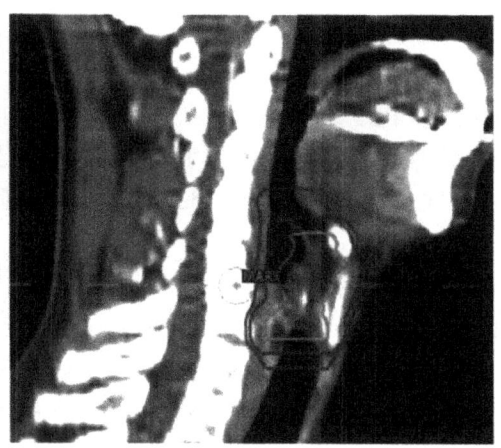

图4-2 $T_2N_0M_0$声门型喉癌的调强放疗靶区勾画

3. 放疗处方剂量

PGTV 70.4 Gy/32次，CTVnd 64 Gy/32次，PTV_1 60.8Gy/32次，PTV_2 54.4 Gy/32次。

七、放疗并发症

1. 喉头水肿

是声门癌和声门上区癌放疗中和放疗后常见的并发症，需6~12个月才能消退。水肿的清除率与放疗剂量、照射体积、颈清扫、原发灶大小和范围，以及持续的抽烟喝酒有关。治疗上可使用类固醇激素（如地塞米松）；若伴有溃疡和疼痛，可使用抗生素。

2. 咽喉痛、声嘶、口干

咽喉痛为放疗期间常发生的急性反应，可持续至放疗后3~4周。声音嘶哑较常发生于放疗过程中，治疗结束后3周左右声音会逐渐好转，直至9~3个月。局部广泛侵犯的肿瘤治疗后也可以恢复正常发声，但比例会少于肿瘤小的患者。放疗中腮腺、颌下腺和口腔内小唾液腺受到照射，患者会出现口干、味觉丧失和喉部异物感，这些急性反应放疗后也会不同程度的恢复。

3. 喉软骨坏死

为放疗的远期并发症，只有在剂量很高（>85Gy）时才可能出现。在软骨本身受侵的患者中，放疗后发生软骨坏死的机会相对增多。

4. 甲状腺功能减退

一般认为放疗在较短时间内对甲状腺功能影响不大，约有5%患者在放疗后1年内出现甲状腺功能减退症。但对放疗结合手术的患者，在喉切除术的同时行甲状腺半切除，治疗后甲状腺功能减退症的发生率可达51%。甲状腺功能减退症表现为促甲状腺素释放激素（TSH）升高、甲状腺素（T_4）及三碘甲状腺原氨酸（T_3）降低，处理上可用甲状腺素（如优甲乐）行替代治疗。

第八节 疗效与预后

早期声门型喉癌预后较好，放疗的疗效与外科手术相当。T_1期和T_2期病变单纯放疗的5年局部控制率分别为80%~90%和70%~85%，放疗失败后挽救性手术后的5年局部控制率分别为90%~98%和85%~95%，5年总生存率分别为80%~90%和70%~80%。T_1期和T_2期声门上区喉癌的放疗疗效不如声门区喉癌，单纯放疗后的5年局部控制率分别为70%~80%和60%~70%，挽救性手术后的5年局部控制率分别为70%~90%和70%~85%，5年总生存率分别为75%~85%和60%~80%。

局部晚期喉癌预后较差，既往报道的可手术患者的5年总生存率为28%~50%，5年的局部控制率为35%~70%。不可手术喉癌患者的2~3年总生存为20%~35%，2~3年局部控制率为30%~50%。

TNM分期是影响喉癌预后的最重要因素之一，局部控制率和总生存率随着分期的升高而下降，其他因素如性别、肿瘤代谢体积、放疗剂量、分割方式也与喉癌的预后相关。

第五章

口咽癌

第一节 相关解剖

一、位置与毗邻

整个咽部由上至下被软腭、舌骨分为鼻咽、口咽和喉咽（图5-1）。其中口咽介于软腭和舌骨之间，是口腔向后的延续，包括软腭、舌根部、扁桃体窝、咽柱，以及鼻咽与喉咽之间的咽侧壁及后壁。口咽上借软腭与鼻咽为界，下借舌会厌谷与喉咽相毗邻，前方借舌腭弓与舌轮廓乳头及口腔为界。口咽的前壁包括舌的后⅓和舌会厌谷，舌根后份正中有黏膜皱襞连至会厌，称为舌会厌正中襞，其两侧凹陷称为舌会厌谷。后壁为一层软组织覆盖于颈椎椎体前缘，侧壁从前向后依次为舌腭弓、扁桃体和咽腭弓；舌腭弓与咽腭弓之间是扁桃体窝，容纳扁桃体。

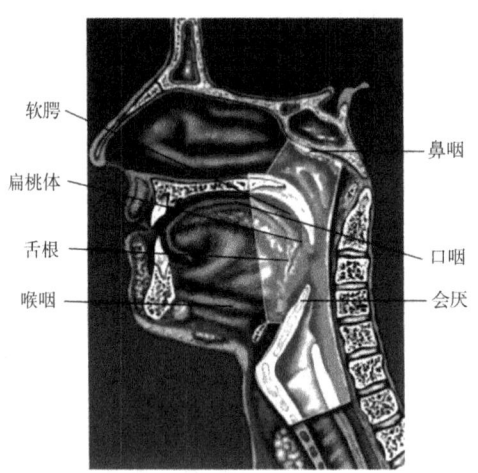

图5-1 口咽部解剖侧面观

二、淋巴引流

口咽淋巴组织丰富，淋巴引流常交互到对侧。口咽部第一站淋巴引流常至颈部Ⅱ、Ⅲ和Ⅳ区淋巴结：①口咽侧壁与后壁由咽缩肌包裹，与茎突后间隙和咽后间隙相毗邻，该处发生的肿瘤易发生茎突后间隙和咽后间隙淋巴结转移。②前壁淋巴引流主要由侧壁向下，颈静脉二腹肌淋巴结为最常受累的Ⅱ区淋巴结，继而引流至Ⅲ和Ⅳ区淋巴结；③扁桃体淋巴引流多通过咽侧壁至Ⅱ区淋巴结，而咽腭弓淋巴引流多至Ⅴ区；④顶壁软腭淋巴多引流至Ⅱ区和咽后淋巴结。

第二节 口咽癌流行病学与病因

据美国资料统计显示,口咽癌发病率约 1.6/10 万,占全身恶性肿瘤的 0.5%。国内资料统计口咽恶性肿瘤约占全身恶性肿瘤的 0.17%~1.2%,占头颈肿瘤的 7.4%。口咽肿瘤以上皮来源的癌和恶性淋巴瘤最多见。病理类型以鳞癌最常见,占 90% 以上,因此是本章讨论的重点。其他常见病理类型为淋巴瘤、小涎腺癌、肉瘤及恶性黑色素瘤。从部位上讲,扁桃体区恶性肿瘤最常见,约占口咽部恶性肿瘤的 60%;舌根和软腭次之,约占 25% 和 15%。

吸烟、饮酒和人类乳头状瘤病毒(HPV)感染是口咽癌最主要的危险因素。据报道,有 30%~70% 的口咽和口腔癌死亡患者有吸烟史,而饮酒患者为 14%~33%。吸烟和饮酒对口咽癌致病具有协同作用。近年来,HPV 阳性口咽癌发病率呈升高趋势,因此受到学者的关注。据统计,1988~2004 年间,美国 HPV 阳性口咽癌患者发病率增长了 225%,而同期 HPV 阴性患者降低了 50%。因此,有学者预计到 2020 年,HPV 阳性口咽癌患者数量将超过宫颈癌患者数量。HPV 阳性口咽癌患者具有与阴性患者截然不同的临床特征,其生存率较 HPV 阴性患者好,好发于年轻(患者年龄 <60 岁)男性。HPV-16 是主要致病亚型,其次是 HPV-18、32 和 33。

第三节 口咽癌的蔓延及扩散

一、局部蔓延

局部蔓延及区域淋巴结侵犯是口咽癌的主要扩散方式。

口咽不同部位肿瘤蔓延范围不同。咽柱肿瘤一般分化较好,易侵犯齿龈和颊黏膜、舌及舌腭沟,也常累及扁桃体或软腭;晚期可侵犯翼内肌、咬肌和下颌骨。扁桃体鳞癌多分化差。软腭恶性肿瘤沿咽弓扩散,可蔓延至扁桃体、舌、臼后三角区或颊黏膜,深部可浸润翼内肌或咬肌。舌根癌向深部侵犯舌肌,向后下侵犯会厌谷及咽会厌襞,向两侧侵犯舌咽沟和扁桃体。咽后壁肿瘤向上蔓延至鼻咽,向下侵犯喉咽,向两侧侵入咽旁间隙,易损伤脑神经(Ⅸ、Ⅹ、Ⅺ、Ⅻ组脑神经及颈交感干)。

二、淋巴结转移

口咽癌的淋巴结转移具有按顺序和可预测性(表 5-1),最常累及的淋巴结为咽后和 Ⅱ~Ⅳ 区。口咽癌淋巴结转移率约为 50%。舌根、扁桃体窝的肿瘤因富含淋巴组织而淋巴结转移率较高,舌根、扁桃体、软腭、前腭弓和咽后壁淋巴结转移比例分别为 78%、76%、44%、45% 和 37%。以下情况易发生双颈淋巴结转移:舌根与软腭肿瘤、高的 T 或 N 分期、肿瘤接近或侵犯中线、曾接受过手术或放疗的口咽癌。

表 5-1 口咽癌淋巴引流区转移情况

口咽癌	淋巴结引流区转移率(%)				
	Ⅰ区	Ⅱ区	Ⅲ区	Ⅳ区	Ⅴ区
淋巴结阴性	2	25	19	8	2
淋巴结阳性	14	71	42	28	9

三、远处转移

约 20% 的口咽癌患者可发生血行远处转移,部位以肺最为多见,其次是骨和肝转移。当口咽癌发现有肺部病灶时,应积极排除肺第二原发肿瘤的可能。

第四节 临床表现

一、症 状

早期口咽癌无明显症状，因此极少被发现。扁桃体癌首发症状常为咽喉疼痛、咽下困难、同侧颈部肿块，严重者疼痛可放射至耳部，进食和饮水时加重；当肿瘤侵犯翼内外肌时还可导致张口困难。

舌根部缺少痛觉神经纤维，因此舌根癌发病隐匿不易被发现，诊断时已是晚期。本症的临床表现为，无症状的颈部肿物、咽部异物感、神经牵涉性耳痛、咽下困难，以及由于舌固定引起的发音变化。口咽后壁肿瘤主要表现为咽下困难、咽喉疼痛。软腭癌常以咽喉疼痛及不适为主要症状。

二、体 征

局部详细检查口咽部，注意舌及软腭活动，以手自下颌角向口咽部推动，观察口咽部软组织活动，以鉴别有无咽旁浸润。舌根部肿瘤需做间接喉镜检查，必要时在表面麻醉下用手指触摸肿瘤范围及质地。对于颈部淋巴结，应根据分区做全面触诊。常见的阳性体征有：外突型或浸润性生长的肿物，侵犯翼内外肌或下颌骨可出现张口困难。另外，应仔细检查双侧颈部各组淋巴结有无肿大，注意肿大的淋巴结的数目、大小、质地、硬度、边界及活动度。

第五节 诊断、鉴别诊断与临床分期

对口咽癌的诊断和治疗应遵循正确的临床思维原则。治疗前对患者进行全面评估，收集患者一般状况、疾病诊断、临床分期、治疗史等资料，进行详细的体格检查及辅助检查，明确诊断和临床分期。

一、诊 断

1. 病史采集和体检

详细询问病史，了解患者的首发症状。首发症状的持续时间和进展速度对原发灶具有提示作用。询问有无肿瘤相关家族史及肿瘤相关的不良生活习惯，如抽烟、喝酒等。

了解既往的诊治经过，对患者预后有决定性的影响，以及有无并发症也是影响治疗决策制订的因素。重要的阳性和阴性体征往往提示肿瘤侵犯的程度和对功能的影响程度，对临床分期和治疗具有重要意义。在全身检查的基础上应重点检查头颈部，包括应用手指触诊、间接喉镜、鼻咽镜、纤维光导显微、鼻咽喉镜等手段明确原发肿瘤的部位及侵犯范围。此外，详细的颈部淋巴结引流检查也十分重要。值得注意的是，约15%的口腔癌和口咽癌同时合并有上消化道或肺的第二原发癌，在诊断时应注意这些部位的检查。

2. 影像学诊断

X线片对原发灶范围、骨质破坏具有一定的价值，但不能分辨早期骨质破坏。CT检查不仅能清楚显示解剖结构，还可显示临床上未触及的淋巴结，有利于发现隐性淋巴结转移。MRI检查具有较高的软组织分辨率，显示肿瘤的侵犯范围较CT扫描清楚，可辅助放疗靶区的勾画。PET-CT检查有助于确定肿瘤的侵犯范围、远处转移及监测放疗后的复发情况。乏氧显像可以显示肿瘤乏氧区，有利于生物靶区的确定，对肿瘤乏氧区域进行加量放疗。

3. 病理学诊断

是口咽癌开始放疗的前提条件。资料显示，相当多的患者是以颈部肿物为首发症状，细胞学或淋巴结活检证实为淋巴结转移癌。在这种情况下，应进行详细的体检结合影像学检查，寻找原发病灶，获得原发灶的病理学诊断。

二、鉴别诊断

1. 扁桃体炎

典型的扁桃体炎呈双侧性，腺窝常有脓栓，伴有体温升高、咽痛。初诊检查发现扁桃体质软或韧，表明光滑，腺窝明显。必要时做扁桃体切除，明确病理学诊断。

2. 舌根淋巴组织增生

通常为双侧性，呈结节状，有异物感，触诊质地柔软。

3. 咽喉脓肿

成年人大多为结核性脓肿，在咽后壁黏膜下。X线颈椎片可见骨质破坏，穿刺检查可明确诊断。

4. 乳头状瘤

生长于咽弓或软腭处，常为1～2mm大小，有蒂。

5. 咽旁间隙肿瘤

最常见的为腮腺深层中叶，其次为发生于交感或迷走神经的神经鞘瘤。黏膜常正常，触诊表面光滑。

三、临床分期

最新分期为2010年UICC/AJCC的TNM分期标准（第7版）。

1. 原发肿瘤（T）

T_x：原发肿瘤不能评估。

T_0：无原发肿瘤证据。

T_{is}：原位癌。

T_1：肿瘤最大径≤2cm。

T_2：2cm＜肿瘤最大径≤4cm。

T_3：肿瘤最大径＞4cm。

T_{4a}：中晚期局部疾病，肿瘤侵犯喉、舌的外部肌肉，以及翼内肌、硬腭或下颌骨。

T_{4b}：非常晚期局部疾病，肿瘤侵犯翼外肌、翼板、鼻咽侧壁或颅底或包绕颈动脉。

*：舌根或会厌谷的原发肿瘤侵犯至会厌舌面并不意味着侵犯喉。

2. 区域淋巴结（N）

N_x：区域淋巴结不能评估。

N_0：无区域淋巴结转移。

N_1：同侧单个淋巴结转移，最大径≤3cm。

N_2：同侧单个淋巴结转移，3cm＜最大径≤6cm；或同侧多个淋巴结转移，最大径≤6cm；或双侧或对侧淋巴结转移，无最大径＞6cm者。

N_{2a}：同侧单个淋巴结转移，3cm＜最大径≤6cm。

N_{2b}：同侧多个淋巴结转移，最大径≤6cm。

N_{2c}：双侧或对侧淋巴结转移，最大径≤6cm。

N_3：转移淋巴结最大径＞6cm。

3. 远处转移（M）

M_0：无远处转移。

M_1：有远处转移。

4. 口咽癌的TNM临床分期

见表5-2。

表 5-2 口咽癌的 TNM 临床分期

分期	T	N	M
0	Tis	N_0	M0
I	T_1	N_0	M0
II	T_2	N_0	M0
III	T_3	N_{0-1}	M0
	T_{1-2}	N1	M0
IV A	T_{1-3}	N2	M0
	T_{4a}	N_{0-2}	M0
IV B	T_{4b}	任何 N	M0
	任何 T	N_3	M0
IV C	任何 T	任何 N	M1

第六节 治疗策略

口咽连接鼻腔、口咽和下咽，是上呼吸道和消化道的共同通道，具有呼吸、进食、语言等重要功能。因此，在决定治疗手段时，不仅要考虑到生存期的长短，还要尽量保存口咽部的功能，提高患者生活质量。

一、原发灶处理

1. 早期病例（T_{1-2}）

无论是单纯手术或是放疗，局部控制率与总生存率均相仿，因此治疗手段的选择应侧重功能的保留。手术与放疗疗效相同的情况下，多倾向于放疗。早期患者采用放疗，不仅可取得治愈性的效果，而且能有效地保留器官解剖结构的完整性。

2. 晚期口咽癌（Ⅲ~Ⅳ期）

单纯手术或放疗的效果均不理想，采用放疗和手术的综合治疗可提高手术切除率，降低手术局部复发率，改进生存率。因此，晚期口咽癌患者的治疗以手术和放疗的综合治疗为主。

关于手术与放疗的顺序，目前国外主要推荐术后放疗。RTOG 73-03 的研究结果显示，局部控制率术前与术后组差异具有统计学意义。Wennerbery 等人，回顾性分析 1 308 例患者亦得出术后放疗优于术前的结论。这两项研究奠定了推荐术后放疗的基础。RTOG 9001 与 EORTC 22931 的研究结果使得术后同步放、化疗成为局部晚期头颈部肿瘤的标准治疗方案。标准治疗方案为顺铂 100 mg/m^2，第 1、22、43 天给药，放疗方案为 60~66 Gy/30~33 次/6~6.6 周完成。

Bonner 等Ⅲ期临床试验结果表明，局部晚期头颈部鳞癌包括口咽癌，EGFR 单克隆抗体西妥昔单抗联合放疗可显著改善患者总生存。RTOG 0234 进一步探讨了西妥昔单抗联合同期放化疗的疗效，结果表明，西妥昔单抗联合多西他赛疗效要优于其与顺铂的联合。2016 年《NCCN 指南》中，西妥昔单抗联合同期放疗作为一类证据用于头颈部鳞癌包括口咽癌的综合治疗。

二、颈部淋巴结的处理

1. 颈部淋巴结清扫

Mendenhall 等报道在 N2/3 期患者中，颈部淋巴结清扫术能使局部控制率由 60% 显著提高到 76%。

2. 同步放、化疗中颈部淋巴结清扫术的作用

Lavertu 等，研究了Ⅲ~Ⅳ期口咽癌对于可手术头颈部鳞癌患者实施同步放化疗后颈部淋巴结清扫的作用，N_1 期患者如治疗后 CR，不行颈部淋巴结清扫未提高复发率；3 例未行颈部淋巴结清扫的 PR 患

者均出现复发；$N_{2\sim3}$期患者行颈部淋巴结清扫后的复发率明显低于未行颈部淋巴结清扫者。Sanguineti等，发现$N_{2a/b}$、N_3期患者2年局部控制率明显降低。因此，对于淋巴结未完全消退的N_1期患者或$N_{2\sim3}$期患者，《NCCN指南》推荐行计划性颈部淋巴结清扫术。

第七节 放 疗

一、适应证与禁忌证

1. 根治性放疗适应证
①Ⅰ～Ⅱ期病灶；②不能手术或拒绝手术的Ⅲ～ⅣB期患者。
2. 术前放疗适应证
①肿瘤体积大，手术难以完全切除；②肿瘤侵及周围骨质，预计手术损伤过大者。
3. 术后放疗适应证
①肿瘤肉眼残留或病理切缘阳性；②手术切缘阳性或安全边界不够（阳性边缘<1 cm）；③肿瘤侵犯骨质及神经；④肿瘤体积较大（$T_{3\sim4}$）或肿瘤分化差。
4. 颈部淋巴结阳性者术后放疗
①单纯淋巴结切除术后；②淋巴结包膜外受侵犯；③淋巴结体积较大（>N_2期）；④淋巴结清扫范围不够（包括阳性淋巴结1～2站）；⑤转移淋巴结数目较多。
5. 放疗相对禁忌证
①肿瘤或肿瘤周围组织明显水肿者；②肿瘤或肿瘤周围有广泛的坏死或严重感染者；③肿瘤严重阻塞气道，造成严重呼吸困难者。

二、体位固定与CT扫描

放疗前准备包括向患者交代放疗的必要性和放疗的急性、晚期并发症，并签署知情同意书。常规就诊口腔科，了解患者有无龋齿。如有龋齿，应予拔除。

口咽癌放疗一般采用仰卧位，头、肩部垫合适角度的头枕、肩枕，并给予热塑面罩固定。一般要求患者后脑枕部与枕头凹陷部位相吻合，不留空隙。头颈肩罩固定时可在CT扫描显像的介质上做好标记，并作为定位参考点。行CT影像学检查，一般层厚为3 mm，常规行增强扫描。扫描图像传输至治疗计划系统。

三、三维适形放疗和调强放疗照射靶区

靶区的设计是根据国际辐射单位和计量委员会（International Commission Radiation Units and Measurement，ICRU）相关文件规定，分为以下几个区域进行勾画。

1. 肿瘤靶区（gross tumor volume，GTV）

通过临床检查和影像学检查可见的肿瘤包括原发肿瘤和转移淋巴结。对于术后放疗者，将原发肿瘤及转移淋巴结定义为肿瘤瘤床（tumor bed），命名为GTVtb。

术前放疗者，应参考多种影像技术合理勾画，MRI检查对明确肿瘤侵犯范围比CT检查有优势。因此，口咽癌患者放疗前应行头颈部MRI检查，有条件的中心可采用CT-MRI融合来勾嘶GTV。术后放疗者，应根据术前影像学检查显示的肿瘤侵犯范围、术中所见、术后病理结果综合考虑来勾画肿瘤瘤床。

2. 临床靶区（clinical target volume，CTV）

即GTV加上潜在的肿瘤浸润组织或亚临床病灶。可根据危险程度的不同而设计多个临床靶区，有关具体设计国内、外不同肿瘤治疗中心尚无统一标准。

一般而言，高危临床靶区（CTV_1）包括潜在的原发肿瘤及转移淋巴结可能侵犯的区域；低危临床靶

区（CTV_2）是需要预防照射的区域。

3. 计划靶区（planning target volume，PTV）由 CTV + 摆位误差和患者位置的变动所增加的外放边界。在 CTV 基础上外放 3~5 mm 形成 PTV；对于活动度较大的方向，如向上向前，PTV 可相应扩大为 5~10 mm；颈部近皮肤处的 PTV 不应超过相应皮肤。

4. 口咽癌靶区设计与勾画的基本原则

（1）GTV 勾画需要依据体格检查和影像学资料。对于视诊可见，但由于肿瘤太小或受金属伪影影响而不能准确显示的病变范围，MRI 检查能清楚地显示软组织侵犯及咽后淋巴结受累情况，建议 MRI 融合后再勾面靶区。

（2）口咽部的淋巴引流区虽然较广，但有规律性。最常累及的淋巴结为咽后和 Ⅱ~Ⅳ 区。虽然 ⅠB 区较少累及，但若肿瘤向前侵犯，ⅠB 区也应包括在亚临床靶区内。淋巴结阳性患者勾画 V 区淋巴结，除了早期未达中线、软腭和舌根的扁桃体癌外，都应勾画两侧淋巴引流区。

（3）在治疗时应考虑 HPV 对患者预后的影响，对于低危 HPV 阳性患者考虑采用低强度的治疗方案。

5. 靶区勾画建议

（1）GTV70

①原发灶：体格检查（包括内镜）和影像学检查可见肿瘤病灶。

②淋巴结：所有可疑（>1 cm 或多个小淋巴结）但不能确诊阳性的淋巴结应至少接受中等剂（66Gy/33 次）的照射。

（2）CTV59.4

①扁桃体癌和软腭癌：包括同侧软腭/硬腭直至中线位置、舌腭弓或磨牙后三角前缘、舌腭弓后界、同侧舌根；同侧咽旁间隙包括可能的局部浸润病灶和咽后/咽旁淋巴结；局部进展的肿瘤靶区，原发灶应包括翼突间隙和双侧咽后淋巴结。

②舌根癌：对于局限一侧的原发肿瘤，应包括舌腭弓、舌根黏膜外至少 1 cm；对于局部进展期原发灶，应再向前外扩 1~1.5 cm，GTV 向下外扩 1~1.5 cm 至会厌前间隙，咽后壁各个方向外扩至少 1.5 cm。

③颈部：高危淋巴结引流区，包括咽后淋巴结、IB~V 区淋巴结；病灶向前侵犯舌或口腔应包括所有 IA/B 区淋巴结；单侧淋巴结转移可不照射对侧 IB 区，以降低口腔剂量。T_1 期和局限于一侧较小的 T_2 期扁桃体癌（不包括软腭原发）、N_0（淋巴结较小的 N_1）且轻度侵犯或未侵犯软腭或舌根，只包括同侧颈部淋巴结。

四、危及器官勾画及剂量限制

1. 勾画危及器官

包括脑干、脊髓、下颌骨、颞颌关节、中耳、内耳、口腔、腮腺、颌下腺、咽缩肌、喉、气管、食管、口腔、甲状腺等。目前正常组织已有《勾画指南》，可参考《指南》进行勾画。

2. 正常组织限量

①脊髓最大剂量 ≤ 45 Gy；②脑干最大剂量 ≤ 54 Gy，外扩的计划危及器官体积（planning organ at risk，PRV）的 D_1 ≤ 60 Gy；③腮腺平均剂量 <26 Gy，30 Gy 照射的腮腺体积应 <50%；④视神经、视交叉最大剂量 ≤ 54 Gy，外扩 PRV 的 D_1 ≤ 60 Gy；⑤下颌下腺平均剂量 <35 Gy；⑥甲状腺平均剂量 <45 Gy；⑦下颌骨、颞颌关节最大剂量 <70 Gy，外扩 PRV 的 D_1 <75 Gy；⑧咽缩肌平均剂量 <50 Gy；⑨口腔平均剂量 <40 Gy；⑩气管、食管平均剂量 < 40 Gy；⑪耳蜗平均剂量 <45 Gy。

五、处方剂量给予

预防性放疗剂量 50 Gy；术前放疗剂量 40~50 Gy；术后放疗剂量 50 Gy（若术后有残留，应根据肿瘤情况加量至 65~70 Gy）；单纯根治放疗剂量为 65~70 Gy。

六、放疗的实施

勾画好靶区并设计治疗计划，计划评估通过后，治疗前需拍摄验证片，与模拟定位片进行比较，如果误差较大，需重新摆位。现在多数肿瘤治疗中心都配有电子射野影像系统（EPID），可以实时地观察射野情况，验证比较快捷方便。一般在放疗前、放疗中和放疗结束都需要验证射野，剂量验证由物理师完成。完成以上步骤后，技师根据治疗单的医嘱，在治疗室内完成患者的摆位及体位固定并进行放疗。

七、传统二维照射定位技术

1. 常规放疗定位

采用等中心照射技术，以 4～6 MeV 高能 X 线或 ^{60}Co 为首选，后颈部及颈部淋巴结的补量可选择 9～12 MeV 的电子线或深部 X 线。

2. 设野原则

常规设野主要采用双侧对穿照射野+下颈部锁骨上垂直照射野。双侧对穿照射野包括原发病灶及上颈部淋巴引流区，通常包括Ⅰb、Ⅱ区及舌骨水平以上Ⅴ区淋巴结，上界包括颈内静脉出颅处的淋巴结，后界包括脊副神经链淋巴结，前界应充分包括原发灶及其亚临床病灶区。

另设前野照射下颈部及锁骨上淋巴结区，中间给予 2.5～3 cm 宽铅块以保护脊髓。当照射至 36～40 Gy 时应注意缩野保护脊髓。当剂量至 50 Gy 时，下颈部及锁骨上预防性照射区可以结束，原发灶及上颈部淋巴引流区继续照射至 60 Gy。此后再次缩野，仅包括病变区加量至 65～70 Gy，达根治剂量。

对于非浸润生长的舌根癌，高剂量率近距离后装组织间插植是一种较有效的手段。常在外照射达 45～50 Gy 时，休息 2 周再行插植，$T_{1\sim2}$ 期病变为 20～25 Gy，$T_{3\sim4}$ 期病变为 30～40 Gy。

八、放疗并发症

1. 急性反应

（1）口咽部急性黏膜炎：表现为程度不一的充血、水肿、糜烂或溃疡，是口咽癌放疗中最常见的急性反应，常伴中至重度吞咽疼痛和吞咽困难。出现时间多为放疗开始后 2 周，随着剂量增加逐渐加重，第 5～6 周后恢复。急性黏膜炎会导致患者进食困难而引起营养不良，绝大多数患者在治疗过程中体重会减轻 10% 以上。针对急性反应，放疗前应给予口腔护理，拔出残根和修补龋齿。放疗中保持口腔卫生清洁，进食后用漱口水漱口。必要时根据咽拭子培养结果予以含有抗生素、碳酸氢钠或表面麻醉剂的漱口液漱口。严重时可予以抗生素及短期激素治疗，减轻疼痛和急性反应。对于急性黏膜反应导致的营养不良，通常需要给患者放置鼻饲管或行胃造瘘输注营养液。

（2）唾液腺：首次放疗后 4～6 小时即可出现照射后腮腺肿胀、疼痛，可给予冷敷，加强含漱。无须其他特殊处理。如症状持续不退，应考虑有感染，予以抗感染治疗。随之出现口干，原因是唾液腺受损，导致口腔感染，龋齿发生率明显增高，应嘱患者注意口腔卫生。

（3）味觉改变：放疗后 3 天即可发生，放疗后 6 个月逐渐恢复。

（4）皮肤反应：表现为色素沉着、毛囊扩张、皮肤瘙痒、干性和湿性脱皮。对症处理包括保持皮肤干燥清洁，口含维生素 B_{12} 的喷剂（局部使用）。

2. 晚期放射性损伤

喉软骨坏死为放射的远期并发症，只有在剂量很大（大于 85 Gy）时才可能出现。在软骨本身受侵的患者中，放疗后发生软骨坏死的机会相对增多。颈部皮肤纤维化发生率约为 11%。

第八节 疗效与预后

扁桃体癌是一种单纯放疗即可取得较好疗效的恶性肿瘤之一，放疗后 5 年生存率为 32.4% ~ 83%。临床 Ⅰ、Ⅱ 期患者放疗后 5 年生存率可达 100% 和 80%，而病变发展至晚期，仅为 20% ~ 60%。文献报道，软腭癌单纯放疗的 5 年生存率为 30% ~ 60%，舌根癌放疗后 5 年生存率为 40% ~ 60%。

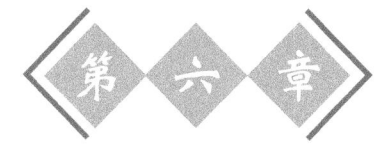

口腔癌

第一节 概 述

　　口腔包括唇、舌、齿龈、颊黏膜、口底、磨牙后三角、硬腭和牙槽嵴。口腔癌是一种常见的黏膜上皮性肿瘤，发病率约占全身恶性肿瘤的 3.5%。口腔癌构成中，鳞状细胞癌（简称"鳞癌"）占 90% 以上。

　　2005 年，WHO 在头颈肿瘤病理学和遗传学分类中将口腔鳞癌定义为："一种具有不同分化程度的侵袭性肿瘤，倾向于早期、广泛的淋巴结转移，主要发生于 40~70 岁的烟酒嗜好者"。中国的发病情况，以 2011 年数据为例，来自 28 个省市 177 个癌症注册登记中心的数据显示，2011 全年新发口腔癌病例 39 450 例，包括 26 160 例男性患者和 13 290 名的女性患者。估算的口腔癌粗略发病率为 2.93/10 万，按中国人口年龄标准化后估算的发病率为 2.22/10 万。登记报告的中国 2011 年的口腔癌死亡人数是 16 933 例，整体粗略死亡率估算为 1.26/10 万，占所有癌症死亡的 0.80%。口腔癌的发病率和病死率随着年龄增加而增加，具有男性显著高于女性、城市地区高于农村地区的特点。口腔癌是恶性程度较高的肿瘤，虽然经肿瘤学家、外科医师的不断努力，在过去 20 年中口腔癌的病死率略有下降，但其 5 年生存率仍只有 41.0%~79.5%。

第二节 早期口腔癌的放疗

　　口腔癌治疗中，放疗无论是单用或与外科手术综合应用均起重要作用。对早期病变如能采用外照射配合间质插植治疗，在一些报道中可获得与手术治疗同样的效果，并使患者保持美容与正常咀嚼、吞咽及发音功能，提高了生存质量。镭针组织间插植治疗在 20 世纪前半个世纪中广泛应用于临床，并对舌癌、颊黏膜癌、口底癌等的治疗取得了满意的局部控制效果。随着人工放射性核素 ^{192}Ir、^{125}I、^{198}Au、^{137}CS 等的出现及后装技术的发展，镭针治疗已被 ^{192}Ir 后装间质治疗所代替。后装治疗技术解决了医务人员的防护问题，同时使用计算机计算放射源周围的等量线，能清楚显示靶区剂量，使放疗计划得到保证。由于该技术需要专门的设备和有经验的医生和物理师，并需要放疗科与口腔外科、麻醉科的紧密配合，目前全国范围内能开展此项技术的单位已经几乎没有。仅仅依赖单纯外照射治疗早期口腔癌的疗效远不如手术治疗，故不推荐作为治疗选项。

　　口腔鳞癌早期容易发生颈部淋巴结转移，有无颈部淋巴结转移是影响口腔鳞癌预后的重要因素之一。口腔癌患者初诊时约 60% 为 $T_{1~2}N_0$，其中有 21%~39% 存在隐匿转移（occult metastasis）。

　　各种免疫组化检测及分子检测技术可以发现在常规光学显微镜病理诊断为 pN_0 的患者中，约有 20% 存在微转移灶。N_0 淋巴分期的微转移与肿瘤的原发部位及生物学行为有关，T_1 期的舌癌可达 30%。一般口腔癌淋巴结转移率从高至低依次为舌、口底、下牙龈、颊黏膜、上牙龈、硬腭及唇。一旦出现颈部转移灶，患者的 5 年生存率将下降 50% 左右。由于目前缺乏特异有效的检查方法能够在术前检测颈部淋巴结内微小的隐匿性转移灶，导致临床诊断和病理诊断符合率较低。如果对所有cN_0患者实施选择性颈部淋巴结清扫术（elective neck dissection，END）后，约有70%患者的手术是多余的，故部分学者认为无须为此切除患者大量功能组织，从而破坏了正常颈部淋巴组织的免疫防御功能，给患者带来外形和功能性损伤，降低了术后的生活质量。据统计，有45%的患者术后不能恢复工作或正常生活，手术侧颈部留有相当的后遗症。但如果对cN0的患者采取观察，当出现临床转移征象时再行治疗性颈部淋巴结清扫术（therapeutic neck dissection，TND）的密切随访策略，其治愈率往往又低于同期行联合根治术者。据荟萃分析，颈部复发是影响早期舌癌预后的最显著因素。复发患者的3年及5年生存率为40.7%及25.9%，未复发者3年及5年生存率为87.3%及80.3%，两者有显著的统计学差异。因此，如何掌握cN0的患者行选择性颈部淋巴结清扫术的指征是临床医生面临的难题。目前，尚无较好的方法能够在术前准确地判断临床Ⅰ～Ⅱ期口腔癌的颈部淋巴结转移情况，因此对于临床颈部淋巴结阴性（cN0）的口腔鳞癌患者的颈部处理一直是口腔颌面头颈肿瘤界最具争议的话题之一。

口腔鳞癌最易发生转移的淋巴结群是Ⅰ、Ⅱ和Ⅲ区。但这只是一般规律，在舌癌患者中时常会出现第Ⅱ和Ⅲ区无淋巴结转移，而Ⅳ区淋巴结存在转移情况，称为"跳跃转移"（skip metastasis）。Shah研究了192例口腔鳞癌的选择性颈部淋巴结清扫术标本，发现有4.6%病例在第Ⅰ、Ⅱ、Ⅲ区没出现转移情况下出现第Ⅳ区淋巴结转移。该现象较多发生于舌癌，其发生率可高达15.8%。由于目前对口腔鳞癌的隐匿性转移和跳跃性转移缺乏特异性诊断方法，早期患者的颈部处理存在过度与不足的矛盾。

对于这个争论问题，目前仍没有明确的治疗指南。通常可以采用临床严密观察随访，出现颈部淋巴结转移后再行治疗性颈部淋巴结清扫术（TND），或同期行选择性颈部淋巴结清扫术。美国的《NCCN指南》里同时采纳了上述两种颈部处理方式，但却没有具体指征。对于需要行颈部淋巴结清扫术者，术式的选择也存在一定争议。李思毅等通过对132例早期舌鳞癌患者的临床回顾性研究认为，对于Ⅰ期及<3cm的高分化Ⅱ期患者可采取随访观察方案，而对于其余Ⅱ期患者均选择同期选择性颈部淋巴结清扫术。Song等认为，对于早期舌鳞癌患者需给予选择性颈部淋巴结清扫术，只有当颈部淋巴转移率低于<17%或术后挽救率>73%时，采用随访观察的策略会更好。由于早期口腔鳞癌淋巴结微转移灶主要形成于Ⅰ～Ⅲ区，约占92.6%；对于颈部淋巴结转移阴性的早期口腔癌患者，颈部淋巴结清扫术选择为肩胛舌骨上淋巴结清扫，通常不支持行Ⅳ和Ⅴ区淋巴结清扫。发表在2015年新英格兰医学杂志的重磅研究，印度塔塔医院的一项前瞻性Ⅲ期随机临床试验（NCT00193765），分析了$T_1N_0M_0$期或$T_2N_0M_0$期口腔鳞癌患者初次手术时行经口END对比TND（淋巴结复发时行颈部淋巴结清扫术）的优势，基于肿瘤大小、部位、性别及术前颈部超声对患者进行分层。主要终点为总生存期（OS），次要终点为无病生存期（DFS）。该试验计划END比TND在OS上有10%的优势（单侧$\alpha = 0.05$，$\beta = 0.2$），假设TND组的5年OS为60%，计划样本为710例。2004年1月至2014年6月试验最终随机入组596例，有500例可分析患者（TND 255例，END 245例），两组间的肿瘤部位与分期无差异；其中427例舌癌，68例颊黏膜癌，5例口底癌；T_1期221例，T_2期279例。中位随访时间为39个月，TND组与END组的复发例数分别为146例与81例；END组的3年OS及DFS显著高于TND组，OS（80.0%对比67.5%，HR = 0.63，95%CI 0.44～0.89，$P = 0.01$），DFS（69.5%对比15.9%，HR = 0.44.95%CI 0.34～0.58，P<0.001）。使用CoX回归对分层因子进行校正后，END组在OS和DFS上仍较TND组有明显优势。在TND组复发病例每增加15例，死亡病例将增加8例。早期口腔癌患者行选择性颈部淋巴清扫术可以减少37%的死亡率，研究结论应考虑将END作为标准治疗方案。即便支持END的证据多一些，由于不同医生有自己不同的选择标准，印度研究的结论仍很难改变目前临床实践现状。今后的研究重点将不再聚焦哪种颈部淋巴结清扫术方式更好，而重点在于怎样通过临床、病理及分子生物标记物筛选适合FND的患者，不同预后分层的患者如何采取不同的颈部处理策略。

颈部淋巴引流区的预防性照射也是早期cN_0口腔癌颈部处理的一个选项，手术相对放疗的优势在于并发症少（大多采用肩胛舌骨肌上颈部淋巴结清扫术），能提供淋巴结转移的病理诊断，为进一步治疗提供依据。相比单一的原发灶广泛切除术和（或）单侧颈部淋巴结清扫术，放疗的优势在于可以遵循口腔癌隐匿性和跳跃性颈部淋巴结转移的特点治疗更广泛的淋巴引流区，且临床上易于操作。

除了对原发灶的肿瘤床和手术床，预防照射范围还可以方便地包括口底及双侧颈部淋巴引流区，并可将上述区域作为一个整体靶区进行照射。由于是预防性照射，放疗剂量可以控制在 50～54 Gy，并不会增加患者过多的急性或晚期的毒性反应。颈部淋巴结清扫术的主要不良反应是给患者带来一定的臂丛神经功能障碍和一些手术并发症，放疗的不良反应是口干和颈部软组织的纤维化，两者的不良反应谱并不相同。颈部淋巴结清扫术与放疗的疗效对比，尚无样本量足够大的随机对照研究显示两者的优劣。回顾性研究显示，两者在控制亚临床转移灶方面是一致的。放疗的局部失败率为 0%～8%，手术为 0%～11.2%，两者的生存率基本一致。Shim 的回顾性研究了 57 例 $T_{1～2}N_{0～1}$ 早期舌癌，44 例未行术后放疗的患者有 13 例出现区域淋巴结转移，而 13 例行术后放疗的患者仅有 2 例发生区域失败。虽然这个结果无统计学意义，但行颈部照射的患者确实较少发生颈部淋巴结的复发，辅助放疗在早期口腔癌局部区域控制方面的作用应得到重视。目前，大多数学者认为对于早期口腔癌放疗并不增加颈部淋巴结清扫术后的疗效；但对部分有不良预后因素（如舌癌原发灶侵及深度 >4 mm）而且未行颈部淋巴结清扫术的患者，放疗可以达到类似颈部淋巴结清扫术的局部控制率。针对这个观点，并无前瞻性临床资料能证实。上海交通大学医学院附属第九人民医院于 2015 年开展了相关的临床研究，旨在探索放疗对早期舌癌（$T_{1～2a}N_0M_0$）的疗效，提倡根据患者的临床病理特征选择合适的颈部处理方式。具体临床处置规范见图 6-1。

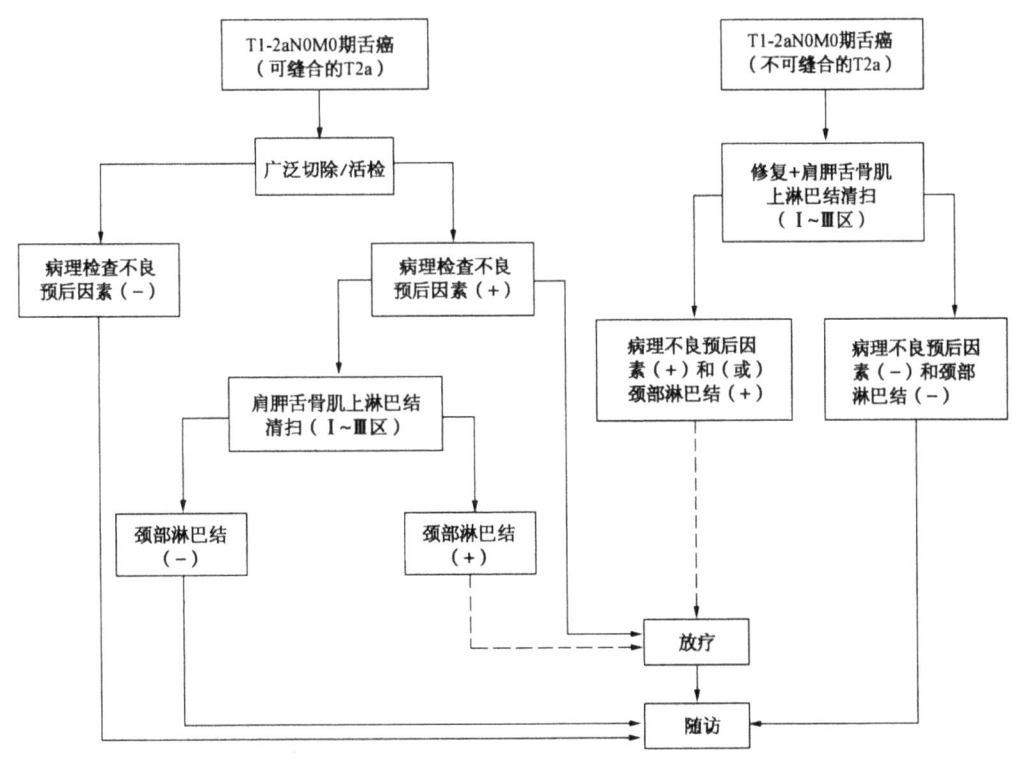

图 6-1 早期舌癌颈部处理流程

注：（1）病理不良预后因素包括病灶浸润深度 ≥ 4mm、浸润前缘、神经/血管侵犯、切缘阳性。

（2）虚线：对于选择性颈部淋巴结清扫术后发现有隐匿淋巴结转移（pN^+）的处理，并不是所有病例都适合做术后补充放疗。对于转移淋巴结数目 >2 个或有包膜外浸润的病例宜做术后补充放疗。

第三节 局部晚期口腔癌的非手术治疗

对中晚期口腔癌尤其是出现颈部淋巴结转移时单纯放疗疗效较差，放疗的主要作用是术后辅助治疗。术后放疗的目的在于控制或减少亚临床灶的复发，降低局部和区域淋巴结复发率。术后辅助放疗通常根据手术切除的彻底程度（R0，R1，R2）、原发性肿瘤的体积范围（>T_3）和有无淋巴结转移等术后病理检查结果给予不同方案。如手术为根治性切除，对可能潜在病变区行预防性放疗，剂量水平为 54～60 Gy/5～6 周；对手术为姑息性切除者，对肉眼残余病灶可通过缩野技术给病变区追加剂量，使总剂量达 66～70 Gy/6～7 周。有学者报道口腔癌术后放疗，疗效除与病理分期、切缘阳性等有关外，还与治疗总时间（从手术至完成放疗）有关，≤100 天者局部控制率较高。术后放疗的主要不利因素是：①由于手术后局部瘢痕形成，导致局部组织乏氧细胞较多，对放疗的敏感性有所降低；②由于患者大多数年龄较大，手术切除范围广并需要修复重建，使患者术后恢复较慢，容易延迟术后放疗开始的时间。采用同期加量的调强放疗技术，联合同期化疗可以在一定程度上减少上述原因带来的不利影响。

相比其他头颈部肿瘤，以中、高分化鳞癌为主要病理类型的口腔癌对放疗及放化疗的敏感性和退缩效应相差较大。最近的关于头颈鳞癌放化疗联合的荟萃分析显示，包含口腔在内的头颈部鳞癌，无论是根治性放疗还是术后放疗，联合同期全身化疗均可以显著改善总生存率（overall survival，OS）和无肿瘤相关事件的生存率（event free survival，EFS），单药顺铂（DDP）同期化疗可以取得与多药联合相当的约 6.5% 的 5 年生存获益。在这种背景下，同期放化疗是目前不能手术或术后伴有不良病理预后的特征（如 R_1 或 R_0<5mm 切除，或淋巴结包膜外侵犯）患者的标准治疗。当然，在临床实践中，这种联合治疗会产生一定的毒性反应，需根据患者个体差异，灵活地运用多学科治疗策略。

术后辅助治疗的进展在于进一步改善具有高危因素患者的预后，RTOG-0234 研究是一项 Ⅱ 期随机临床试验，试验设计为手术后顺铂联合西妥昔单抗，或多西他赛联合西妥昔单抗同期放疗治疗局部晚期头颈部鳞癌。早期的试验结果与 EORTC22931/RTOG9501 的术后同期放化疗组的结果相比，西妥昔单抗联合辅助放、化疗是可行的，且耐受性良好。无论对 DFS 还是 OS，两个研究组均有改善，其中多西他赛联合西妥昔单抗组生存获益更为显著。正在进行中的 RTOG1216 和 RTOG0920 临床研究将进一步评估抗 EGFR 的靶向治疗在术后中、高危头颈部鳞癌辅助治疗中的价值。

相比同期放、化疗，诱导／新辅助化疗通过全身性、系统性的细胞毒性作用，可以降低肿瘤负荷，提高手术的可切除率及切缘阴性率，同时又可以及时治疗亚临床转移病灶，降低转移率。Patil 等报道，不可切除的晚期口腔癌行 TPF 或 PF 诱导化疗方案后，TPF 方案的可切除率为 68%，PF 为 37.89%。但是，手术切除率的提高并不一定能转化为生存获益。主要的争议在诱导化疗是否降低远处转移率，以及是否提高总生存率和无瘤生存率。但对口腔癌的诱导化疗也有一些共识，如诱导化疗可提高手术切除率，但未能降低局部区域的复发率，化疗有效者的预后好于无效者，化疗可提高无根治机会患者的生存率。值得提醒的是，在众多有关头颈部鳞癌诱导化疗的研究报道中，口腔癌仅占很小的比例，而且大多数研究不涉及手术治疗的作用，所以理解和运用诱导化疗时需要谨慎。

仅有的两个关于口腔癌诱导化疗的 Ⅲ 期随机对照临床研究。一个是 195 例局部晚期口腔癌术前随机接受或不接受经典的顺铂与氟尿嘧啶（5-Fu）双药联合方案，术后有高危预后因素的患者（切缘阳性或淋巴结包膜外侵犯）补充术后放疗，两组长期随访的生存结果并没有明显不同，两组的 5 年生存率均为 55%，P = 0.767。另一个来自上海交通大学医学院附属第九人民医院钟来平等人的研究，增加了紫杉类药物的 TPF 术前诱导化疗方案也未能显示明确的生存获益。尽管上述两个临床试验在主要观察终点总生存率没取得进展，但亚组分析中均显示对诱导化疗应答好的患者，其预后较好。在其他肿瘤如乳腺癌和骨肉瘤的诱导化疗中也观察到此现象，这也提示诱导化疗的应答在一定程度上是预后的预测指标。如何筛选对诱导化疗敏感的患者，例如利用高通量分子基因检测技术和选择更好的化疗药物，应该是未来治疗的发展方向。诱导化疗阶段加入抗 EGFR 的靶向治疗能否增加应答率，进而进一步提高疗效。笔者单位上海交通大学医学院附属第九人民医院正在进行的 Ⅲ 期随机对照研究已完成 243 例的入组，包括 Ⅲ/Ⅳa 期口腔癌、口咽鳞癌（扁桃体癌除外）术前随机接受或不接受西妥昔单抗、多西他赛及顺铂的诱导化疗联合手术和术后放、化疗，期待其最终结果带来的提示。

非手术治疗策略在需要器官保留的部分，局部晚期的喉癌和下咽癌的多学科治疗中取得了成功，无论是同期放、化疗还是根据诱导化疗后的肿瘤退缩情况决定是手术还是放疗，都是临床实践可取的保喉方式。但上述策略能否有效地运用在口腔癌治疗中，还是个很大的挑战。美国密执根大学近期报道的一个Ⅱ期临床试验，针对局部晚期的口腔癌，PF-方案诱导化疗后，应答退缩良好的病例采用同期放、化疗的非手术后续治疗，应答退缩不佳的患者则行挽救性手术。试验由于入组缓慢，且2组间疗效相差过大，已提前终止。根据配对分析资料显示，手术组疗效明显好于非手术组，2年局部控制率手术组72%，同步放、化疗组26%，$P = 0.001$；疾病相关生存率（DSS）手术组65%，同步放、化疗组32%，$P = 0.03$。化疗敏感性并不能筛选适合非手术治疗策略的患者。GORE等回顾性分析了局部晚期口腔癌采用非手术策略（包括同步放、化疗或单纯放疗）的疗效，结果显示5年OS 29%，5年DSS 30%，放射性下颌骨坏死率36%，效果并不理想。另一些小样本的研究同样显示，非手术治疗的局部控制和生存预后仍不如多数手术联合术后放疗的结果。

综上所述，无论在同期放、化疗阶段还是在诱导化疗阶段，非手术治疗策略（化疗、靶向治疗）仍不能取代手术和术后放疗在口腔癌治疗中的地位，手术仍是可切除口腔癌病例的首选治疗。

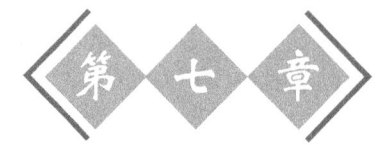

甲状腺癌

第一节 概　述

一、流行病学

甲状腺癌大部分发生于滤泡上皮，少数发生于滤泡旁细胞，极少数发生于甲状腺间质。甲状腺癌是头颈部最常见的恶性肿瘤之一，根据中国国家癌症中心的统计，发病率为4.12/10万，占全部恶性肿瘤发病例数的1.75%，男女比例为1∶3.2。死亡率为0.34/10万，占全部恶性肿瘤死亡例数的0.23%

二、病　因

甲状腺癌的发生是多因素作用的结果，最常见的乳头状癌可能因素包括电离辐射、遗传因素、基因突变、激素水平、饮食中碘含量等因素。

三、甲状腺应用解剖

甲状腺由左、右侧叶和峡叶组成。一般侧叶的上极位于甲状软骨后缘中下1/3，侧叶下极位于第5~6气管环，侧叶内侧面与喉、咽、气管、食管相邻，侧叶后外面与颈总动脉贴近。甲状腺血供丰富，来源于甲状腺上动脉和甲状腺下动脉。上部静脉与动脉伴行，且恒定；而中下部不与动脉伴行，且变异多。喉返神经从迷走神经发出，左侧绕主动脉弓，行于气管食管沟；右侧绕锁骨下动脉上行，一半以上行于气管食管沟；最终两侧喉返神经均紧贴甲状腺侧叶背面，在环甲关节处进入喉。

四、病理类型

甲状腺癌临床分期和病理诊断具有重要的临床指导意义，不同病理类型和不同期别的甲状腺癌其预后及治疗原则差异很大。

甲状腺癌病理分为乳头状癌（papillary thyroid carcinoma，PTC、）、滤泡状癌（follicular thyroid carcinoma，FTC）、髓样癌（medullary thyroid carcinoma，MTC）、低分化（poorly differentiated thyroid carcinoma，PDTC）、未分化癌（anaplastic thyroid carcinoma，ATC）。分化型甲状腺癌若及时治疗，大部分可治愈；未分化癌恶性程度高，中位生存时间4~8个月。乳头状癌、滤泡状癌恶性程度较低，未分化癌恶性程度较高，髓样癌、低分化癌介于两者之间。

第二节 诊断和分期

一、临床表现

体检时 B 超发现的微小甲状腺癌病灶可以没有任何症状。大多数甲状腺癌就诊时可以发现甲状腺肿块，部分患者有颈部淋巴结肿大。当病灶侵犯周围器官或转移时，则出现相关的症状，如侵犯气管、喉返神经、食管时，可以出现呼吸急促、声音嘶哑、吞咽困难。甲状腺髓样癌可同时伴有腹泻、面部潮红等内分泌症状。

二、辅助检查

（一）X 线表现

颈部正侧位片可观察肿瘤是否有钙化，显影较淡的散在钙化常常提示恶性可能，并可观察是否向胸骨后、气管发展。胸片、骨骼片可观察是否有肺转移、骨转移。

（二）超声检查

超声检查对甲状腺、颈部淋巴结的定性与定位有重要的作用，特别是对 2～3 mm 微小甲状腺癌的发现有独到的优势，对可疑的病灶可在超声引导下穿刺行细胞学检查。TI-RAD 是通过总结甲状腺声像图特征，对甲状腺结节进行分级的一种诊断方式，它明显提高了甲状腺癌的准确率。需要指出的是，超声检查的准确率与检测医生的经验密切相关。

（三）细针抽吸细胞学检查

细针抽吸细胞学检查是一项较成熟的诊断技术，其操作简单、损伤小、诊断率高、价格低廉。

（四）CT、MRI 表现

CT 检查可以显示病灶范围，淋巴结是否转移，肿瘤对邻近的肌肉组织、气管、食管、颈部血管是否侵犯，为制订治疗方案提供依据。MRI 扫描有较好的软组织分辨力，且无射线辐射、无骨伪影，在患者体位不变的情况下，可立体观察病变。

（五）放射性核素检查

甲状腺组织能特异性摄取 ^{131}I 及 $^{99m}TcO_4^-$，根据 SPECT 采集的平片，可发现异位甲状腺、甲状腺癌转移灶。根据其功能状态，成像可分为热结节、温结节、冷结节。冷结节成像图的结节组织放射性明显低于邻近的正常甲状腺组织，常见于甲状腺癌。但甲状腺囊肿、腺瘤等良性病灶也可显示冷结节。

甲状腺功能成像的原理是基于甲状腺癌组织中血管增多、血流加快。

（六）PET-CT

PET-CT 能了解机体的功能、代谢状况，同时能清楚显示解剖结构。在了解原发病灶的同时明确区域淋巴结和远处转移，对制订合理的治疗计划具有重要作用。

（七）甲状腺球蛋白放射免疫测定

甲状腺球蛋白在甲状腺滤泡内合成。储存于胶质中，供给酪氨酸生成 T_3 和 T_4。在甲状腺癌全切除术后，或虽然甲状腺残存但已行 ^{131}I 内切除后，若测得甲状腺球蛋白升高，表明甲状腺癌复发或转移。因此，它可以作为特异性肿瘤标记物用于评估疗效和预后。

三、诊　断

甲状腺癌的诊断依据细胞学或组织学诊断，结合临床表现及局部检查所见诊断。

四、分　期

2012 年 AJCC 对甲状腺癌的分期进行了修订。由于甲状腺未分化癌恶性程度高，根据 AJCC／UICC

分期，甲状腺未分化癌一经确诊，均为Ⅳ期。其中，Ⅳ A 期肿瘤局限于腺体内；Ⅳ B 期肿瘤超出腺体，无远处转移；Ⅳ C 期伴有远处转移。

（一）2012 年 AJCC 甲状腺癌 TNM 分期

1. 原发肿瘤（T）

T_x：原发肿瘤无法评估。

T_0：无原发肿瘤依据。

T_1：肿瘤最大直径 ≤ 2 cm，局限于甲状腺内。

T_{1a}：肿瘤最大直径 ≤ 1 cm，局限于甲状腺内。

T_{1b}：肿瘤最大直径 > 1 cm，但 ≤ 2 cm，局限于甲状腺内。

T_2：肿瘤最大直径 > 2 cm，但 ≤ 4 cm，局限于状腺内。

T_3：肿瘤最大直径 > 4 cm，局限于甲状腺内或任何肿瘤伴有最小限度的甲状腺外侵。

T_{4a}：任何大小的肿瘤扩展至甲状腺包膜外并侵犯皮下软组织、喉、气管、食管或喉返神经。

T_{4b}：肿瘤侵犯椎前筋膜或包绕颈动脉或纵隔血管。

2. 淋巴结转移（N）

N_x：区域淋巴结无法评估。

N_0：无区域淋巴结转移。

N_{1a}：Ⅳ区淋巴结转移。

N_{1b}：转移至单侧、双侧、对侧颈部或上纵隔淋巴结。

3. 远处转移（M）

M_x：远处转移无法评估。

M_0：无远处转移。

M_1：有远处转移。

（二）甲状腺乳头状癌、滤泡癌、髓样癌、未分化癌的分期

1. 乳头状癌或滤泡癌（<45 岁）

Ⅰ期：任何 T 任何 NM_0。

Ⅱ期：任何 T 任何 NM_1。

2. 乳头状癌或滤泡癌（≥ 45 岁）

Ⅰ期：$T_1N_0M_0$。

Ⅱ期：$T_2N_0M_0$。

Ⅲ期：$T_3N_0M_0$；$T_{1\sim3}N_{1a}M_0$。

Ⅳ A 期：$T_{4a}N_{0\sim1a}M_0$；$T_{1\sim4a}N_{1b}M_0$。

Ⅳ B 期：T_{4b} 任何 NM_0。

Ⅳ C 期：任何 T 任何 NM_1。

3. 髓样癌

Ⅰ期：$T_1N_0M_0$。

Ⅱ期：$T_{2\sim3}N_0M_0$。

Ⅲ期：$T_{1\sim3}N_{1a}M_0$。

Ⅳ A 期：$T_4N_{0\sim1a}M_0$；$T_{1\sim4a}N_{0b}M_0$。

Ⅳ B 期：T_{4b} 任何 NM_0。

Ⅳ C 期：任何 T 任何 NM_1。

4. 未分化癌

Ⅳ A 期：T_{4a} 任何 NM_0。

Ⅳ B 期：T_{4b} 任何 NM_0。

Ⅳ C 期：任何 T 任何 NM_1。

第三节 治疗原则

甲状腺癌的治疗原则基于病理和临床分期。治疗方法包括手术、放疗及药物治疗的多学科联合。特别是近年来不少作者在部分难治性甲状腺癌中探索靶向治疗并取得了初步疗效。手术是治疗甲状腺癌的主要治疗方法。

一、分化型甲状腺癌

1. 手术治疗

甲状腺乳头状癌以外科治疗为主，原发灶的切除方式包括近全甲状腺切除术和甲状腺腺叶＋峡部切除术。在选择手术方式时需考虑：肿瘤大小、单发或多发、邻近组织侵犯、淋巴结转移、童年期放射性接触史、甲状腺癌家族史、性别、病理诊断等。

2. 颈部淋巴结的处理

在明确甲状腺乳头状癌时，有20%～90%的患者已出现淋巴结转移，最常见部位是Ⅵ区；还有约1/3的患者颈部淋巴结转移在预防性淋巴结清扫术后才明确。故建议在切除原发灶的同时行患侧中央区淋巴结清扫术。

3. 外照射和放射性核素内照射

是甲状腺乳头状癌术后重要的治疗方法。

4. 内分泌抑制治疗

为在甲状腺切除后补充甲状腺素反馈抑制和降低TSH水平，同时防止出现术后甲状腺功能低下。定期随访甲状腺功能，调整药物剂量，使TSH水平控制在正常值的下限。

5. 甲状腺滤泡癌的治疗原则

与甲状腺乳头状癌相同，因滤泡癌较少出现淋巴结转移，所以一般不行选择性颈部淋巴结清扫术。

二、甲状腺髓样癌

对伴有嗜铬细胞瘤的甲状腺髓样癌，术前首先处理嗜铬细胞瘤，否则在行甲状腺癌手术时会激发严重的血压升高，危及生命。在无明确家族史、术前影像学检查考虑单侧较小病变的散发型患者，建议行单侧腺叶加峡叶切除。对已发病的遗传型、双侧发病的散发型甲状腺髓样癌行全甲状腺切除术。

确诊后无论淋巴结是否转移，都行选择性颈部淋巴结清扫术。需要指出的是，由于甲状腺髓样癌易向上纵隔转移，故手术时应注意Ⅶ区淋巴结的清除。

三、甲状腺未分化癌

甲状腺未分化癌发展迅速、预后较差，治疗采用手术＋放疗＋化疗的综合治疗。ⅣA患者可行完整手术切除；ⅣB在不能完整切除时行部分切除；ⅣC患者在取得病理诊断后行放疗＋化疗。对气管压迫有呼吸困难、拟行放疗的患者，可考虑行气管切开并放置塑料气管套管。

第四节 放 疗

一、分化型甲状腺癌

对大部分患者而言，原发灶切除、^{131}I治疗、促甲状腺素抑制和替代治疗是主要的手段，部分患者需术后补充放疗。

（一）术后放疗

1. 术后放疗指征

①手术切缘不净或残留者，尤其不摄取 ^{131}I 者；②术后残存病灶较大，虽然吸收 ^{131}I，但不足以达到治疗剂量者；③无法手术切除患者。

2. 靶区勾画

应根据肿瘤病理类型、病变范围、淋巴结受侵等具体情况而定。是采用小野还是大野照射仍然存在争议。小野照射主要包括残存或可能残存的肿瘤区；大野照射包括甲状腺瘤床区和区域淋巴引流区。临床实际工作中也可根据患者情况进行适当调整。

3. 外照射技术的选择

根据患者一般情况、治疗单位的具体情况而定。但已有多项随机研究证明头颈部肿瘤放疗时，使用调强放疗技术可以明显降低放疗后的不良反应，改善生活质量。因此，如果条件允许，应该尽可能选择三维的放疗技术，以期能更好地实现和提高靶区治疗剂量，保护正常组织器官。

4. 术后放疗外照射剂量

应根据患者一般情况、外照射技术的选择、治疗耐受等因素综合考虑。剂量范围 50～70 Gy。以下照射剂量可参考：①选择性治疗区或低危区 50～54 Gy；②高度可疑受累区 59.4～63 Gy；③病理切缘阳性区 63～6Gy（图 7-1）；④肉眼残存区域 66～70 Gy。

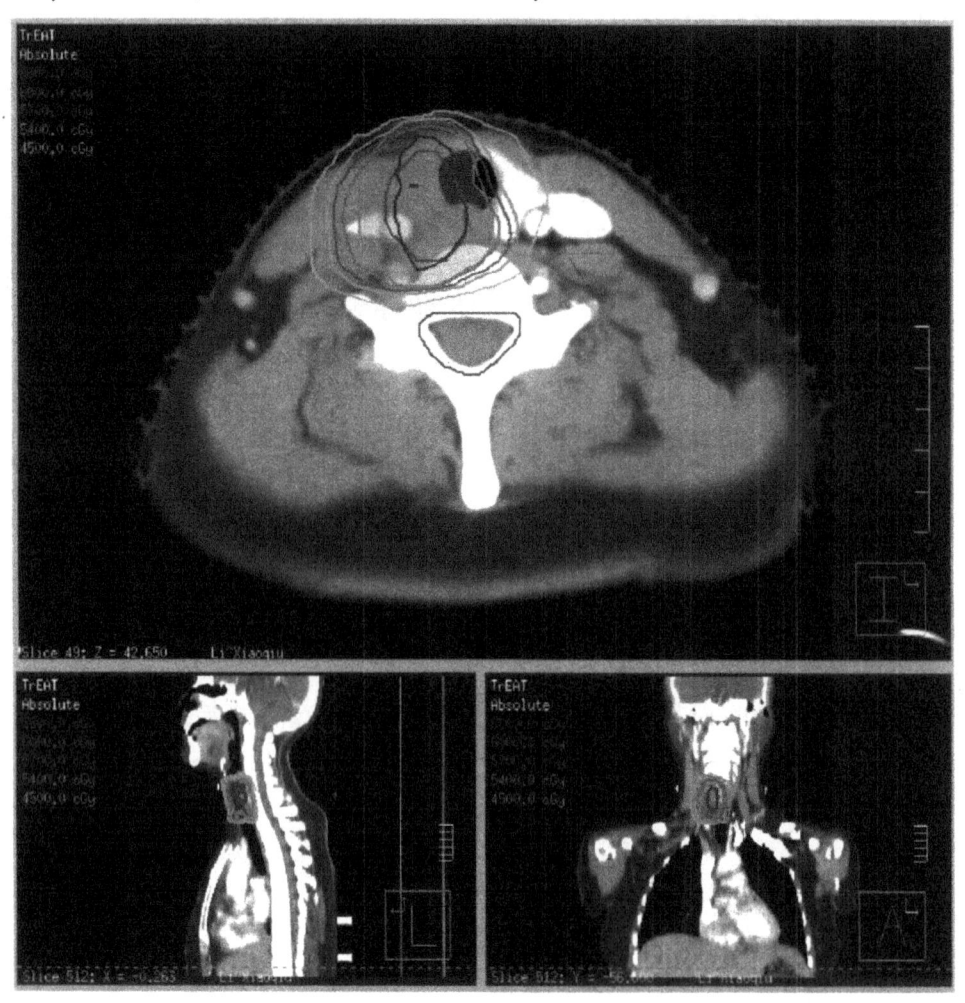

图 7-1　甲状腺乳头状癌术后放疗三维计划

5. 邻近重要组织器官剂量限量

脊髓最高剂量 ≤ 45 Gy，喉最高剂量 ≤ 70Gy（喉区域不应有剂量热点出现）。

6. 外照射的不良反应

常见的有急性黏膜和皮肤反应、喉水肿、吞咽困难、颈部纤维化等。可通过积极的护理及支持治疗、合理缩小照射范围、使用三维外照射技术等尽可能降低放疗不良反应的发生率。再程放疗需慎重选择，必须考虑首程放疗的范围、邻近重要组织器官的受量等因素。

（二）转移灶放疗

分化型甲状腺癌（DTC）占甲状腺癌中90%，其中10%~15%发生远处转移。远处转移最常见的部位是肺，其次是骨，少见的部位包括脑、肝、纵隔、肾上腺、皮肤等。DTC的远处转移需要多学科的诊断和治疗。CT、MRI、ECT可分别了解肺部、脑部、骨转移等情况。PET-CT在判断预后、指导治疗方面具有重要作用。对摄碘的小病灶存在治愈的可能性，而对大多数患者治疗目的是改善生存、减轻症状。

1. 全身治疗

包括^{131}I治疗、促甲状腺素抑制治疗、化疗、靶向治疗。对大部分患者而言，原发灶切除、^{131}I治疗是主要手段。对无症状、稳定、不摄碘的病灶给予单纯促甲状腺素抑制治疗，同时密切观察。在分化型甲状腺癌转移灶不摄碘时，外放疗对转移灶具有控制肿瘤生长、缓解疼痛等作用。

2. 局部治疗

包括外放疗、手术、肿瘤血管栓塞。

（1）外放疗适应证：①骨转移；②脑转移，肿瘤出血；③疼痛；④转移灶引起的支气管阻塞、上腔静脉压迫、吞咽困难等。在椎体转移时，外放疗可作为手术后的辅助治疗，或单纯外放疗。

（2）外放疗的剂量与分割：无统一意见，可以采用大分割短疗程，也可以采用常规分割。如果放疗的目的是为了控制肿瘤生长，剂量可达45~60 Gy，分割剂量每次1.8~2.0 Gy。如果为了减轻疼痛等症状，剂量可采用30 Gy，分割剂量每次3Gy。

二、甲状腺未分化癌

甲状腺未分化癌是甲状腺癌中罕见但预后最差的病理类型，发病率仅占所有甲状腺癌的2%~5%，好发于中老年女性。确诊时患者一般情况较差，约50%的患者已发生远处转移，肺为最常见的转移部位。目前临床上缺乏大型Ⅲ期研究，根据近几年来的回顾性分析报道，手术、放疗及化疗联合的多学科治疗作用已被认同。

放疗对肿瘤的局部控制具有重要作用，能降低甲状腺未分化癌的死亡率和局部进展的并发症，无论患者是否能行手术，都可考虑放疗。放疗剂量的高低影响肿瘤的局部控制。若肿瘤不能得以控制，患者常因呼吸困难等症状而行气管切开术或窒息。

三维适形放疗及调强适形放疗照射靶区包括肿瘤区+淋巴结引流区（Ⅱ~Ⅵ区+上纵隔）。肿瘤区剂量66 Gy，高危区60 Gy，低危区54 Gy（图7-2）。该调强放疗计划等剂量曲线显示靶区剂量能达到计划要求，同时能明显降低脊髓、食管、肺等周围正常组织的剂量。Foote等报道了一组运用调强放疗治疗甲状腺未分化癌的资料，10例无远处转移的患者行手术治疗，4例切除后无残留，3例切除后镜下残留，3例切除后肉眼残留。3例常规分割，总剂量为59.4~70 Gy；4例同期加量，总剂量为61.8~66 Gy；3例行超分割，每日2次，总剂量57.6~64 Gy。10例患者放疗中均行同期化疗，方案为多柔比星单药或多柔比星、紫杉醇联合化疗。中位随访36个月（4~89个月），1、2年生存率分别为70%和60%。甲状腺未分化癌是全身性疾病，即使初诊时病变局限于颈部且被控制，但多数患者都会出现远处转移。

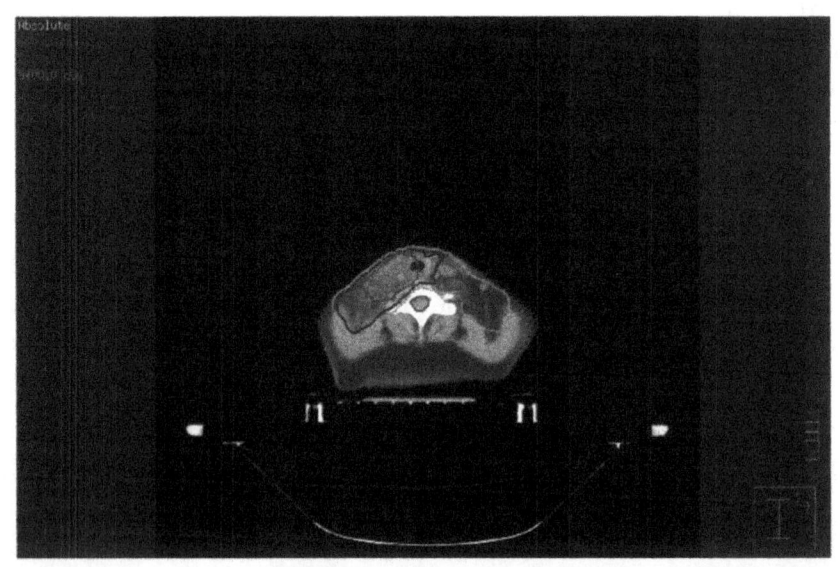

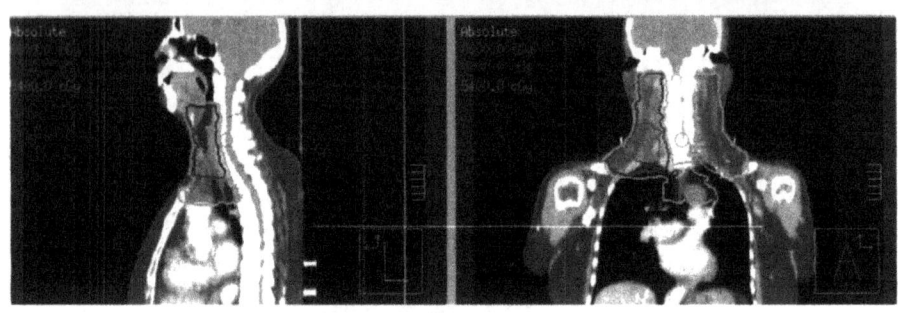

图 7-2　甲状腺未分化癌放疗三维计划

第五节　药物治疗

许多学者对甲状腺癌的化疗药物进行了探索，由于其化疗敏感性较低，可选择的化疗药物较少。多柔比星、顺铂、米托蒽醌、紫杉醇、吉西他滨等药物用于甲状腺癌的治疗中，但肿瘤缓解率并不理想。

甲状腺癌分子生物学研究是靶向治疗的基础，甲状腺相关基因改变包括 BRAF 突变、RAS 突变、RET/PTC 重排等。在Ⅲ期临床研究基础上，索拉非尼（sorafenib）、乐伐替尼（lenvatinib）分别被美国 FDA 批准用于进展期、^{131}I 耐受的分化型甲状腺癌的靶向治疗。卡博替尼（cabozantinib）、凡得他尼（vandetanib）被批准用于甲状腺髓样癌。尽管有相关的临床研究，但目前为止尚无被 FDA 批准用于治疗未分化型甲状腺癌的靶向治疗药物。

NCCN 指南强调，选择靶向治疗应该注意：①靶向治疗可改善患者的无进展生存时间，但不能治愈疾病；②靶向治疗不可避免会产生影响患者生存质量的并发症；③对于无症状且进展缓慢的分化型甲状腺癌和甲状腺髓样癌患者，不推荐使用靶向治疗。

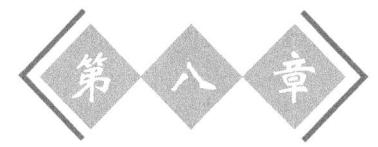

第八章 胸腺肿瘤

第一节 概 述

一、纵隔与胸腺解剖

(一)纵隔分区

最近,国际胸腺恶性肿瘤兴趣小组(International Thymic Malignancy Interest Group,ITMIG)将纵隔划分为3个区,即血管前区、脏器区和脊柱旁区。各区的界限及主要内容物见表8-1。

表8-1 纵隔的分区及主要内容物

分区	界限	主要内容物
血管前区	上界:胸腔入口 下界:横膈膜 前界:胸骨 侧界:壁层胸膜反折(纵隔侧),双侧胸廓内动脉、静脉及上、下肺静脉的内侧缘 后界:心包前缘,沿上腔静脉、升主动脉前缘及主动脉弓,上、下肺静脉侧缘	胸腺、脂肪组织、淋巴结、左侧头臂静脉
脏器区	上界:胸腔入口 无脉管:气管、主支气管、食管 下界:横膈膜 前界:前纵隔后界 后界:降主动脉前缘与每一椎体前缘向后1 cm垂直连接线	脉管:心脏、升主动脉、上腔静脉、心包内肺动脉
脊柱旁区	上界:胸腔入口 下界:横膈膜 前界:中纵隔前界 后侧界:胸椎横突侧缘至胸壁后缘的垂直线	脊柱旁软组织

(二)胸腺解剖

胸腺位于上纵隔前方,上至颈部甲状腺下缘,下至第4肋软骨水平,有时达第6肋软骨平面;前方紧贴胸骨,后方自上而下贴附于气管、无名静脉、主动脉弓和心包。胸腺分为两侧叶和中间峡叶,每一腺叶被结缔组织分隔成若干小叶。胸腺大体呈三角形或锥体形,下宽而上尖。胸腺分为颈、胸两个部分。颈部包括甲状胸腺韧带和胸腺体;胸部位于胸骨柄和胸骨体后方,借疏松结缔组织与之相连。在上纵隔,胸腺覆盖右心房和部分上腔静脉,紧贴无名静脉,尤以左无名静脉为甚;胸腺与心包紧密粘连,但与纵隔胸膜粘连疏松。

二、纵隔与胸腺肿瘤流行病学

1. 纵隔肿瘤发生率

神经源性肿瘤占25.3%,胸腺肿瘤占23.3%,淋巴瘤占15.3%,生殖细胞肿瘤占12.2%,内分泌肿瘤占7.8%,间质肿瘤占7.3%,其他占9.6%。

2. 纵隔各区的主要病变

(1)血管前区病变:主要病变有胸腺异常(囊肿、增生、肿瘤如胸腺瘤、胸腺癌、类癌)、精原细胞瘤、淋巴瘤、转移性淋巴结病和胸腔内甲状腺肿。

(2)脏器区病变:主要病变有淋巴瘤、转移性淋巴结病、前肠囊肿、气管和食管肿瘤,偶尔有心脏、心包病变(如心包囊肿)、大血管病变(胸主动脉瘤)等。

(3)脊柱旁区病变:主要病变有:来源于神经节的神经源性肿瘤,偶尔有椎旁感染性疾病和外伤病变。

3. 胸腺肿瘤发生率

胸腺肿瘤为临床少见肿瘤,年发病率为1.5/10万。其病程发展缓慢,病理类型复杂,缺乏前瞻性和随机对照研究,治疗策略往往存在争议。

三、胸腺肿瘤病理

(一)生长与扩展

胸腺瘤多数呈膨胀性生长,有完整包膜,包膜可与周围组织有不同程度的纤维性粘连。有相当部分的胸腺瘤呈浸润性生长,占总数的28%~67%,可直接侵犯周围组织和器官,如胸膜、心包、纵隔脂肪组织、膈肌、心脏、胸壁、气管、纵隔大血管和主要神经、肺门淋巴结,以及向颈部延伸侵犯甲状腺等。心包腔受累可出现不等量的心包积液。有报道未能切除的胸腺癌组织穿过膈肌向下延伸到肝右叶表面、肾后、主动脉旁软组织、腹腔动脉干周围软组织和脊髓。此种向膈肌下的直接侵犯需依靠CT检查始能辨明,否则难以估计。

(二)淋巴结转移

淋巴结转移不如直接侵犯多见。好发转移的淋巴结依次为纵隔淋巴结、肺门淋巴结、颈部淋巴结、锁骨上淋巴结、腋窝淋巴结、肠系膜淋巴结、肝门淋巴结、腹股沟淋巴结等。淋巴结转移可由淋巴引流而来,亦可经血行转移。

ITMIG建议,将胸腺肿瘤淋巴结转移分为N_1、N_2和N_3组,N_1为转移至前纵隔淋巴结,N_2为转移至前纵隔外的其他胸腔淋巴结,N_3为前斜角肌及锁骨上淋巴结转移。

(三)血行转移

转移器官和组织依次为肺、肝、骨(躯干骨和肢体长骨)、肾、脑、脾、肾上腺、睾丸、乳腺、卵巢、阑尾、前列腺、心肌、胃胰、腹壁等。肺转移多见,常为直接侵犯,亦可来自血行转移。脑干、脑神经和周围神经转移者偶见报道。

(四)胸腺肿瘤的组织病理学分型

1. 1999年WHO推荐的胸腺肿瘤组织病理学分型

A型:肿瘤由大量新生的梭形或卵圆形胸腺上皮细胞组成,缺少核异形性,不伴或伴有极少非肿瘤性淋巴细胞。

AB型:肿瘤灶内有A型胸腺瘤的特征,又混合有病灶区大量淋巴细胞。

B_1型:肿瘤与正常功能的胸腺相似,含有大块外观几乎不能区分的正常胸腺皮质,且该区域有类似胸腺髓质的区域。

B_2型：肿瘤内主要以淋巴细胞为主，肿瘤性上皮细胞显示为分散水肿细胞，其核仁为特征性水泡样。通常可以见到血管周围间隙，还可以观察到血管周围的肿瘤细胞排列成栅栏状。

B_3型：主要由圆形或多边形上皮细胞组成，表现出没有或轻度异形，其中混有轻度异形淋巴细胞成分，导致肿瘤性上皮细胞片状生长。

C型：表现出明确的细胞学异形性和不再特属于胸腺细胞的结构特征，而是与其他器官见到的癌相似。此型胸腺肿瘤缺乏成熟淋巴细胞，即使存在成熟的淋巴细胞，通常也混有浆细胞。

2. 胸腺癌分类

角化或未角化型上皮癌、淋巴上皮细胞样癌、肉瘤样癌、透明细胞癌、基底细胞样癌、黏液上皮样癌、未分化癌。

第二节 临床表现与诊断

一、临床表现

无症状者占24%～40.7%，大多经体检时拍摄X线胸片或者CT检查才被发现。有症状者，其症状期自1个月至5年，中位症状期为半年。症状主要表现为咳嗽、气急、胸痛、上腔静脉受压表现、胸闷、声音嘶哑（喉返神经受累）、吞咽困难、颈部肿块等。肿瘤主要位于前纵隔，极少数位于中纵隔或后纵隔。在前纵隔，绝大多数位于中部，次之为上部，极少为下部。左、右胸腔例数相似，位于正中者<6%。肿物巨大时可位于前纵隔的上中部或中下部，甚至全部，有时肿块极大而占满全胸腔。

吴开良等报道的259例胸腺瘤的临床特征为：男166例，女93例，中位年龄45岁（10～76岁）。临床表现中无症状或者在体检中发现59例（22.7%），咳嗽55例，胸痛43例，上腔静脉压迫症14例，重症肌无力48例，其他症状40例（包括气急、胸闷、声音嘶哑等）。

一些患者因为肿瘤伴发综合征而发现胸腺瘤。与胸腺瘤有关的肿瘤伴发综合征有：①重症肌无力，表现为肌肉无力和容易疲劳，最常见的症状是眼睑下垂和复视，而后出现吞咽困难、说话不利和四肢无力；可出现呼吸肌无力，一般很明显，常可危及生命。临床上可分为4型，即眼肌型、全身型、重症型和暴发型。②单纯红细胞再生障碍（PRCA），胸腺瘤合并PRCA者较少，主要症状由贫血所引起，主要药物为肾上腺皮质激素。③胸腺瘤尚可合并库兴综合征、低丙种球蛋白血症、系统性红斑狼疮、甲状腺疾病及甲状旁腺功能亢进。

二、诊 断

胸部CT表现为前上纵隔肿块，一般为圆形或椭圆形致密阴影，边界清晰，偶见瘤内钙化。肿块紧贴于胸骨后，可有胸骨破坏，也多见于主动脉弓附近。极少数胸腺瘤因胸腺异位而见于颈部、甲状腺内、肺内、肺门处、后上纵隔、气管后、右肺上下叶间隙的纵隔面等。病理诊断是胸腺肿瘤的金标准。病理诊断的来源常为手术后病理诊断，少数病例通过纵隔肿块穿刺活检，或者纵隔镜活检。

三、鉴别诊断

原发性胸腺肿瘤少见，故需慎重排除纵隔其他肿瘤，如恶性淋巴瘤（包括淋巴肉瘤和霍奇金病），肺、肾、胰腺、胃肠道原发癌的纵隔与胸腺转移。胸腺肉芽肿常误诊为胸腺瘤。病理免疫组织化学特殊染色有利于鉴别胸腺肿瘤和其他病变，其特点见表8-2。

四、临床病理分期

胸腺瘤目前尚无统一的临床分期标准，目前使用最普遍的标准是Masaoka-Koga分期。

Ⅰ期：肿瘤包膜完整，镜下无包膜外侵，或虽有包膜侵犯，但未突破包膜，或包膜缺损但未侵犯邻近组织。

ⅡA期：镜下浸润包膜。

ⅡB期：肿瘤侵入正常胸腺或胸腺周围脂肪组织，或与纵隔胸膜或心包有粘连，但未突破纵隔胸膜或心包，镜下肿瘤未侵入纵隔胸膜或心包纤维层。

Ⅲ期：镜下证实肿瘤侵入邻近器官。

ⅣA期：胸膜或心包转移。

ⅣB期：淋巴结或者血行转移。

最近，ITMIG 推出胸腺肿瘤 TNM 分期，临床上可试用。

表 8-2 纵隔肿瘤免疫组织化学染色特点

项目	cytokeratin	CD3 CD45	CD99 Tdt. CD1a	CD20	CD117 CD5 CD70 EMA	synaptophysin chromogranin CD56	Oct34 AFP CD30 PLAP	TTF-1 Napsin surfactant apopotein
胸腺瘤	+	+	+	+	−	−	−	−
胸腺增生	+	+	+	+	−	−	−	−
胸腺癌	+	+	+	+	+	+/−	−	−
神经内分泌肿瘤	+	−	−	−	−	−	−	+
淋巴瘤	−	+	+	+	−	−	+(CD30)	−
精原细胞瘤	+/−	−	−	−	−	−	−	+
转移性肿瘤	+/−	−	−	−	−	+/−	−	+

注：cytokeratin：细胞角蛋白；synaptophysin：突触素；chromogranin：嗜铬粒蛋白；Napsin surfactant apopotein：Napsin 表面载脂蛋白。

第三节 胸腺瘤治疗

一、手术治疗

手术是胸腺瘤治疗的基石。几乎 100% 的Ⅰ期胸腺瘤和绝大多数Ⅱ期胸腺瘤能够完全切除，有 50% 左右的Ⅲ期胸腺瘤和 25% 的Ⅳ期胸腺瘤也能完全切除。手术切除后胸腺瘤患者总的 5 年生存率很高。Ⅰ期、Ⅱ期患者的 10 年生存率分别为 90% 和 70%，Ⅲ期和ⅣA期患者的 10 年生存率为 15% 和 35%。Ⅰ期、Ⅱ期、Ⅲ期和Ⅳ期患者的 15 年总生存率分别为 78%、73%、30% 和 8%。肿瘤切除的完整性是胸腺瘤患者长期生存的主要预后因素，完全切除的胸腺瘤有更好的生存，Ⅲ期胸腺瘤完全切除后长期生存率和Ⅰ期胸腺瘤相似。肿瘤全部切除仅 3%~4% 复发，复发肿瘤多能再度完全切除。吴开良报道的 259 例胸腺瘤，手术方式分为完全性切除、不完全性切除和仅做活检 3 种，其中完全性切除 179 例（69%），不完全性切除 62 例（24%），仅做活检 18 例（7%）。手术中发现肿瘤外侵 139 例，其中心包侵犯 37 例，大血管侵犯 26 例，胸膜侵犯 16 例，肺侵犯 22 例，其他部位侵犯 14 例，广泛侵犯 24 例，手术后有肉眼残留 72 例。在Ⅰ期患者中有 2 倒存在瘤旁粘连。

将近 1/3 胸腺瘤患者在诊断时已经为局部进展期而不能够手术治疗。局部晚期胸腺瘤的术前化疗有效率 >50%。两项最大的试验显示 CAP 方案和 EP 方案的有效率分别为 50% 和 56%。这两种方案耐受性较好，主要的不良反应是 3~4 级血液系统毒性反应。已有的证据表明，术前化疗或者放、化疗可能改进局部进展期胸腺瘤患者的手术切除率和治疗结局，详见表 8-3。

表 8-3 胸腺瘤诱导治疗结果

作者	年份	患者数	化疗方案	有效率(%)	R0切除(%)	pCR(%)
Bretti 等	2004	25	EP 或 ADOC	72	44	8
Venuta 等	2003	15	EAP	67		7
Jacot 等	2005	5	CAP	80	20	
Macchiarini 等	1991	7	EAP	100	57	
Kim 等	2004	22	PAC+泼尼松	77	76	38
Rea 等	1993	16	ADOC	100	69	31
Kunitoh 等	2010	21	ADOC	62	43	14

注：P、D：顺铂；A：多柔比星；C：环磷酰胺；O：长春新碱；E：依托泊苷。

二、术后放疗

放疗在胸腺瘤的治疗上占有重要的地位。虽然缺乏临床随机对照研究，但现有的回顾性研究表明，术后放疗在有选择性的胸腺瘤患者中有治疗获益。20世纪80年代的研究曾推荐各期胸腺瘤患者无论是否完全切除都应该行术后放疗。最近的研究集中在哪期肿瘤或者哪种肿瘤切除的患者可以从术后放疗中获益。

Awad等对Ⅰ期完全切除的患者随访了32年，发现复发率为2%~3%，因而认为此期患者不可能从术后放疗中获益。来自中国医学科学院肿瘤医院的一项小样本的随机临床试验也显示，术后放疗对于Ⅰ期患者无生存获益。其他研究也显示，术后放疗对于Ⅰ期患者无治疗获益。由于不做辅助放疗的复发率也很低，故对完全切除后的Masaoka

Ⅰ期胸腺瘤不建议做手术后放疗。也有少数作者认为，在Ⅰ期胸腺瘤有瘤旁粘连的患者中有19%出现复发，显著高于无瘤旁粘连的Ⅰ期胸腺瘤。Pollack等，在11例Ⅰ期胸腺瘤中观察到有2例复发，作者提倡对于直径较大的Ⅰ期胸腺瘤或者有瘤旁胸膜粘连的患者应该给予术后放疗。Cowen等发现，有瘤旁粘连的患者接受放疗后未出现失败。

而对于Ⅱ期和Ⅲ期或者未接受完整切除的患者，肯定可以从术后放疗中获益。SEER登记资料的回顾性研究（n=901）显示，术后放疗对于Ⅰ期患者无治疗获益，但对于Ⅱ期和Ⅲ期患者可以显著提高总生存率，特别是非完全摘除的患者。

对于完全切除的Ⅱ期或者Ⅲ期患者是否需要放疗仍然存在争议。Mangi等报道155例胸腺瘤术后辅助放疗的结果，49例为Ⅱ期的患者中有14例进行了放疗，35例没有进行放疗，所有病例均为完全切除，增加术后放疗并没有显著改善Ⅱ期胸腺瘤的局部控制率和远地转移率。作者认为大多数Ⅱ期胸腺瘤不需要术后放疗，在完全切除后随访即可。Curran等，报道Ⅱ期和Ⅲ期胸腺瘤R0切除后未行术后放疗者的5年复发率为47%，而行术后放疗的患者未见复发。回顾性分析研究显示，在Ⅱ期切缘阴性的患者中，术后放疗无治疗获益。而Ⅲ期胸腺瘤R0切除后术后放疗并没有减少局部复发或者远处转移。在一项荟萃分析中，作者收集了13项回顾性研究共592例患者，结果显示术后放疗对于Ⅱ期和Ⅲ期完全切除的胸腺瘤在减少复发上无治疗获益。Utsumi等发表了一组包括324例胸腺瘤手术治疗的患者，其中119例患者行术后放疗。根据WHO组织学分型和Masaoka分期进行分析，作者认为Masaoka分期Ⅰ期和Ⅱ期及WHOA型、AB型和B1型不应该接受辅助放疗；Masaoka分期Ⅲ期和Ⅳ期及WHO B2和B3型不管是否接受术后放疗，其疾病特异性生存率也无显著性差异。因此，对于完全切除的Ⅱ期和Ⅲ期胸腺瘤术后辅助放疗的价值仍然存在争议。

虽然对术后放疗的指征还没有循证医学的证据支持，在业界已有相对一致的意见，即对Ⅰ期患者不建议术后放疗；对Ⅱ期及其以上的患者，不论是否完全切除，仍然建议采用术后放疗；对不完全切除的Ⅲ期和Ⅳ期胸腺瘤患者，术后放疗是标准治疗。

对完全切除的病例，如果采用常规分割放疗，总剂量为50 Gy；对于不完全切除和大块肿瘤残留的病例，总剂量应该 >60 Gy。为减少正常组织并发症和提高肿瘤照射剂量，应该采用三维适形和调强放疗技术。

三、局部晚期不能手术患者的放、化疗联合治疗

多种药物单药使用对胸腺瘤有效。小样本的临床Ⅱ期试验观察了单药化疗对进展期胸腺瘤的疗效，这些药物包括顺铂、多柔比星、白细胞介素-2、培美曲塞和异环磷酰胺等。20世纪70年代和80年代，多数报道认为，以铂类和多柔比星为基础的化疗有效。ECOG（Eastern Cooperation Oncology Group）于1993年最早报道了一项Ⅱ期临床研究结果，评估了顺铂（50 mg/m²，每3周一疗程）单药化疗，21例局部进展或转移的胸腺瘤入组，结果2例（10%）患者获得PR，无CR的患者的中位生存时间为76周，2年生存率39%。Highley等研究了异环磷酰胺单药化疗侵袭性胸腺瘤，13例患者中有5例获得了CR，1例PR，总有效率为46.2%，5年生存率为57%。从20世纪80年代开始，联合化疗开始用于进展期胸腺瘤。在最大的一组联合化疗临床试验中，应用CAP联合化疗方案，在30例可评估的转移或者复发的患者中，有效率为50%，中位生存时间为11.8个月。在另一项单中心试验中，Fornasiero等报道37例Ⅲ/Ⅳ胸腺瘤患者，应用CAP化疗方案，有效率为92%，中位生存时间为15个月。虽然最佳的化疗方案尚未获得，但多数学者认为以铂类为基础的化疗方案效果最佳。多个Ⅱ期临床试验显示，含铂类和多柔比星联合化疗方案的客观有效率为32%～92%（表8-4），该方案也是目前临床上最常用的联合化疗方案。

表8-4 以铂类为基础的联合化疗方案治疗胸腺瘤的疗效

作者	年份	化疗方案	病例数（例）	CR+PR(%)	生存期（年）
Loehret等	1994	PAC	30	50	3.2
Shin等	1998	PAC+泼尼松	12	92	—
Formasiero等	1991	ADOC	32	90	1.25
Berruti等	1993	ADPC	16	81	4
Lochrct等	2001	VIP	28	32	2.5
Giaccone等	1996	EP	16	56	4.3
Lemma等	2008	卡铂+紫杉醇	44	35	—
Loehrer等	1997	PAC+放疗	23	70	5年生存率52.5%
Berruti等	1999	ADOC+放疗	16	81	中位OS 47.5个月

注：P、D：顺铂；A：多柔比星；C：环磷酰胺；O：长春新碱；E、V：依托泊苷；I：异环磷酰胺。

第四节　胸腺癌治疗

胸腺癌是一种较少见的恶性肿瘤，占所有纵隔肿瘤的2.7%，占胸腺上皮肿瘤的5%～36%。胸腺癌来源于胸腺上皮，生物学行为显示为恶性肿瘤的表现，其预后有别于胸腺瘤和胸腺其他类型的肿瘤。与胸腺瘤相比，疾病进展更快，局部控制率和生存率更差。胸腺癌在组织学上表现为明显不同于胸腺瘤的恶性生物学行为。由于其发病率低，临床经验的获得有限。

原发性胸腺癌的组织学类型有鳞癌、梭形细胞癌、淋巴上皮癌、透明细胞癌、腺样囊性癌（可包括基底细胞样癌）、黏液表皮样癌和腺鳞癌。2016年，杨瑜等在中华医学会放疗年会上报道171例胸腺癌患者的临床特征和预后因素分析，共收集了1970年10月至2014年11月复旦大学附属肿瘤医院收治的经病理组织学证实的171例胸腺癌患者的临床资料。中位年龄51岁（9～86岁），男性128例，女性43例。采用Masaoka分期标准为Ⅰ期者3例（1.7%）、ⅡA期6例（3.5%）、ⅡB期13例（7.6%）、Ⅲ期67例（39.2%）、ⅣA期14例（8.2%）和ⅣA期68例（39.8%）。有症状者117例（68.4%），无症状者54例（31.6%）。病理类型主要为鳞癌（144例，84.2%），其他病理类型包括神经内分泌癌（14例，

8.2%)、腺癌(5例,2.9%)、淋巴表皮样癌(4例,2.3%)、类癌(2例,1.2%)、黏膜表皮样癌(1例,0.6%)和透明细胞癌(1例,0.6%)。外科完全切除41例(24%),不完全切除81例(47.4%),仅活检49例(28.6%)。接受手术后放疗或者非手术放疗134例(78.4%),接受化疗104例(78.4%)。中位随访时间为30个月(3～141个月)。171例胸腺癌患者的中位生存时间为64个月,5年和10年的总生存率分别为51.5%和22.6%,Ⅰ期、ⅡA/13、Ⅲ期和ⅣA/B期胸腺癌的5年总生存率分别为100.0%、91.7%、60.0%和34.9%。多因素分析显示手术切除、Masaoka-Koga分期和是否放疗是胸腺癌的独立预后因素。

复旦大学附属肿瘤医院报道的另一组51例胸腺癌临床特点和治疗结果。51例入组条件为:①组织学证实为胸腺癌。②所有入组者按照Masaoka分期标准进行重新分期。Ⅰ期:大体上肿瘤包膜完整,无镜下包膜侵犯。Ⅱ期:肉眼见肿瘤侵犯周围脂肪组织或者纵隔胸膜,镜下有包膜侵犯。Ⅲ期:肿瘤侵犯临近器官(心包、大血管、或者肺)。ⅣA期:有胸膜或者心包播散。ⅣB期:淋巴或者血道转移。④有完整的临床资料和随访资料。⑤排除肺、气管、食管和纵隔的原发或转移恶性肿瘤。1970年2月至2000年12月,51例胸腺癌病例合乎入组条件进入本研究。其中男性36例,女性15例,男女之比为2.4:1,中位年龄49岁(16～80岁)。临床表现中无症状或者在体检中发现4例,咳嗽9例,胸痛11例,胸闷4例,气急4例,上腔静脉压迫症5例,重症肌无力5例,其他症状9例。病理类型为鳞癌15例,腺癌2例,类癌9例,角化型表皮样癌1例,低分化癌8例,未分型癌16例。按照Masaoka分期为Ⅱ期5例,Ⅲ期34例,ⅣA5例,ⅣB期7例。本组资料中接受手术治疗46例。手术方式分为完全性切除、不完全性切除和仅做活检3种,其中完全性切除19例,不完全性切除23例,仅做活检4例。手术中发现肿瘤外侵51例(含2个以上部位侵犯),其中心包侵犯16例,大血—管侵犯11例,胸膜侵犯5例,肺侵犯12例,广泛侵犯7例。手术后有肉眼残留27例。

Hsuan等报道26例胸腺癌手术后放疗的结果,放疗剂量为40～70 Gy,5年总生存率为77%。本组放疗类型为手术前放疗1例,单纯放疗1例,手术后放疗41例,放疗加化疗4例,手术后复发进行放疗4例。手术后放疗患者中放疗至手术的中位间隔时间为45天(15～120天),手术后复发照射4例患者的照射时间分别在术后的6个月、10个月、22个月和24个月进行。中位照射剂量为5 586 cGy(2 250～7 000 cGy),常规分割每次1.8～2.0 Gy。放射源为^{60}Co 10例,6MV加速器X线38例,^{60}Co加电子线照射3例。设野方式中单一前野照21例,前后对穿照射15例,两前斜野加前野8例,其他照射野7例。

手术后放疗能够取得较好的局部控制率和改进不完全切除胸腺癌的治疗结局。胸腺癌通常在诊断时约有70%的胸腺癌已经侵入周围器官,30%左右有远地转移。Kiyotaka等报道一组12例胸腺癌患者每周用CODE方案(顺铂25 mg/m^2,长春新碱1 mg/m^2,第1、2、4、6周;多柔比星40 mg/m^2,第1、3、5、7、9周;依托泊苷80 mg/m^2,第1、3、5、7、9周),总有效率为42%,中位生存时间为46个月,中位无疾病进展生存时间为5.6个月,2年生存率为58%。作者认为CODE方案对不能够切除的进展期胸腺癌可能是有效的方案。Loehrer等治疗8例胸腺癌,应用VIP方案(依托泊苷、异环磷酰胺、顺铂),2例PR,2年生存率为42%。Lucchi报道,7例Ⅲ期胸腺癌应用顺铂、表柔比星和依托泊苷进行新辅助化疗,结果4例CR,3例PR,化疗完成后所有患者进行外科切除和术后放疗。作者认为,多学科综合治疗可以改善胸腺癌患者的生存。Koizumi等,报道在8例患者中有6例取得PR,包括2例小细胞癌,治疗方案为顺铂、多柔比星、长春新碱和环磷酰胺。由于在以上报道中以铂类为基础的化疗方案,有效率达46%,有理由认为胸腺癌对以铂类为基础的化疗中度敏感,是合理选择化疗方案的基础。

第五节 胸腺肿瘤分子靶向治疗

生物靶向治疗以其针对性强、不良反应小等优势,逐渐走上肿瘤治疗的舞台,并使部分患者获益。与胸腺瘤相关的基因有表皮生长因子受体、kit、k-ras、Bcl-2、血管内皮细胞生长因子和肿瘤侵袭因子(基质金属蛋白酶和金属蛋白组织抑制剂）等，为靶向治疗提供了分子基础。

伊马替尼是一种口服靶向抑制c-kit等多激酶抑制剂。Salter等用伊马替尼治疗21例晚期胸腺癌患者，结果3例稳定（SD），最好的是维持6周稳定的中位缓解期，并且试验中没有出现4级毒性反应；在治疗的7例B3型胸腺瘤和胸腺癌中，稳定2例，进展（PD）5例，中位生存时间为4个月，疾病进展时间中位数为2个月，伊马替尼耐受性很好，但未能观察到影像学反应，在达到预期的42例患者之前该研究终止了。

Strobel等用血管生成抑制剂舒尼替尼治疗4例难治性胸腺癌，3例部分缓解（PR），4例稳定（SD），总生存期为4～40个月，且均强表达c-kit和CD5。但没有发现c-kit或者EGFR突变。

索拉非尼是一种多靶点酪氨酸受体抑制剂，可抑制PDGFR、c-kit和VEGFR等。索拉非尼的个案报道结果显示可能对胸腺瘤（17和11外显子突变）有效。Li等报道了1例口服索拉非尼的晚期胸腺癌患者，到报道时已经获得了9个月的稳定，免疫组化显示肿瘤强表达c-kit、p53和VEGF。

SU014813是一种口服的多激酶抑制剂，37例实体肿瘤患者（包括4例胸腺瘤）参与SU014813治疗的Ⅰ期研究，12例患者对治疗有阳性反应，包括2例胸腺瘤患者PR分别持续15.3个月和9个月。

一项用吉非替尼治疗26例患者（19例胸腺瘤7例胸腺癌）的Ⅱ期临床试验中，部分缓解1例，稳定15例，无完全缓解患者。中位肿瘤进展时间为1个月（1～17个月）。不良事件包括呼吸困难、疲劳、贫血、血小板减少、心肌梗死。一项贝伐单抗联合厄洛替尼治疗18例复发的胸腺瘤或胸腺癌患者的Ⅱ期临床试验结果显示11例患者SD，没有出现4级毒性反应，3级毒性包括痤疮样皮疹、呼吸困难、疲劳、心包填塞（6%）。

个案报道HDAC抑制剂贝利司他（belinostat）和MGCCD0103在治疗转移性胸腺瘤患者中有效。Ⅱ期临床研究显示，在41例复发和转移的胸腺瘤或胸腺癌中（25例胸腺瘤，16例胸腺癌），2例PR，25例SD，13例PD，治疗的耐受性良好，恶心、呕吐、疲劳为主要的不良反应。

ECOG发起一项奥曲肽（或者联合泼尼松）治疗晚期、无法切除、奥曲肽显像阳性的胸腺肿瘤患者的Ⅱ期研究，有38例患者（32例胸腺瘤，5例胸腺癌，1例胸腺类癌）入组，2个月评估一次，有反应的继续用奥曲肽治疗，进展的停止治疗。有反应的情况包括2例CR，10例PR，总反应率为32%。另有14例SD，12例PD。38例患者最初都是单独用奥曲肽治疗，只有4例PR。21例患者奥曲肽联合泼尼松，2例CR，6例PR。不良事件包括中性粒细胞减少症、代谢异常、呼吸困难、贫血及白细胞减少症。1年和2年生存率分别是86.6%、75.7%，说明在奥曲肽显像阳性的胸腺瘤患者中单独使用奥曲肽是有效的。

Figitumumab是强有力的IGF-IR人单克隆抗体，1期研究发现对转移性胸腺瘤患者有效。Rajan等最近发表了Cixutumumab治疗49例胸腺上皮肿瘤患者（37例胸腺瘤，12例胸腺癌）的Ⅱ期临床试验结果：胸腺瘤组37例患者中有5例PR，28例SD，4例PD。胸腺癌组12例患者中无PR，5例SD，7例PD。最常见的3～4级毒性为血糖升高、血脂升高、体重下降、肿瘤性疼痛和高尿酸血症。

PHA-848125-AC是一种口服的TrkA、CDK2/Cyclin A抑制剂。一项正在进行的Ⅰ期研究（NCT01011439，NCT01301391）发现2/3（包括B3型和C型）胸腺肿瘤显示为PR。Wakelee等报道了Src抑制剂塞卡替尼（AZD0530）治疗21例晚期胸腺肿瘤患者（14例胸腺瘤和7例胸腺癌）的Ⅱ期研究结果，其中19例有反应（包括8例SD），说明患者对治疗能很好耐受。3～4级不良反应包括中性粒细胞减少、贫血、呼吸困难。

最近在一项舒尼替尼（sunitinib）治疗含铂类化疗失败后的胸腺肿瘤的结果令人鼓舞。25例胸腺癌，中位随访17个月，有6例（26%）PR，15例SD，2例PD；16例胸腺瘤，1例PR，12例SD，3例PD。

第六节 疗效与预后

胸腺瘤的预后因子尚未完全建立。外科切除的程度是局部控制和生存期的显著预后因子。

Regnard 等分析了 307 例胸腺瘤的预后和长期生存，只有手术切除的完整性是显著的预后因子。多数文献报道，根据 Masaoka 胸腺瘤分期为最显著的预后因子。吴开良报道的胸腺瘤多因素分析显示，Masaoka 分期、手术切除的完整性和性别是影响患者预后的独立因素。

多数文献没有显示组织学分型是显著的预后因子。由于胸腺上皮肿瘤的组织学分类方法很多，胸腺瘤组织学分类的临床意义仍然存在争议。1999 年，WHO 对此类肿瘤进行了统一的分类。

Okumura 等回顾性分析了一组病例采用 WHO 分类方法的临床预后意义，在 258 例患者中，侵袭击性胸腺瘤的比例依据 A～B3 依次增加，A、AB、B_1、B_2、B_3 型胸腺瘤的 20 年生存率分别为 100%、87%、91%、65%、和 38%。多因素分析表明，Masaoka 分期和 WHO 组织学分类是显著的独立预后因子，作者认为 WHO 组织学分类能够真实反映胸腺瘤的肿瘤行为。

国内李鉴等报道 54 例胸腺癌的治疗结果，该组患者中有 10 例进行了手术前放疗，未报告手术后放疗情况，全组 5 年生存率为 44.4%，作者认为肿瘤大小、病理类型、手术方式、是否外侵和术后复发为影响预后的因素。该作者还认为肿瘤包膜是否侵犯和预后关系不大，手术前放疗和手术后放、化疗对预后没有影响。有人认为胸腺类癌较其他类型胸腺癌预后好，病变较早，手术切除率高，但较其他胸部类癌效果差。Blumberg 等报道 43 例胸腺癌治疗结果，其治疗模式多样，认为 Masaoka 分期不能提示预后价值。Kuzukiko 等报道 40 例胸腺癌的治疗结果，5 年和 10 年总生存率分别为 38% 和 28%。在单因素分析中肿瘤完全切除、KPS、组织学类型和 Masaoka 分期对总生存率有显著影响，而多因素分析仅肿瘤完全切除、KPS、组织学类型是显著的预后影响因子。在手术后完全切除的患者中进行术后放疗（中位剂量 50Gy）没有出现局部复发病例。作者认为综合治疗，特别是完全切除加术后放疗，结合或不结合化疗是其治疗模式。

吴开良等报道 51 例胸腺癌的生存和预后，所有患者全部进行了放疗，有 41 例患者进行了术后放疗，5 年生存率为 55%，手术后中位照射剂量 56 Gy 的 5 年局部控制率为 84%，提示手术加术后放疗是胸腺癌治疗的一种较合理的治疗模式，单因素分析 Masaoka 分期是影响胸腺癌预后的因素。

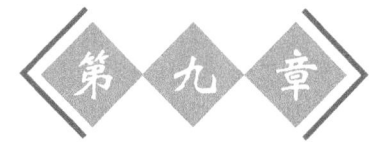

立体定向放疗

第一节 概　述

近年来，随着影像技术和计算机技术的不断发展，对患者体内肿瘤进行精准定位得以实现。

立体定向放射外科（stereotactic radiosurgery，SRS）是由瑞典神经外科学者 Leksell 于 1951 年最先提出的概念。SRS 是指利用立体定向外科的原理，以目标组织（异常或是病变组织）为靶点，以靶点的医学影像（CT、MRI、PET 等）作为诊断依据，通过计算机影像技术对靶区，以及周围器官的 3D 影像重建，实现对靶点的精准定位，同时对目标靶点进行单次大剂量电离辐射照射。在 SRS 实施过程中，射线从不同方向射入体内对靶点进行聚焦性照射。由于靶点位于多个射束的聚焦中心，累积剂量极高，而在靶点以外的区域照射剂量迅速跌落，在靶点产生特定的生物学效应，从而导致靶区组织坏死。由于照射剂量在病灶区和周围组织区界限分明，从而达到"外科手术刀"对病灶进行"切除"的效果。同样，SRS 避免了传统外科手术过程中患者创面大、出血、麻醉危险以及潜在的感染危险，通过非侵入性的射线照射，在完成治疗的同时，降低了对患者造成的痛苦。

立体定向放疗（stereotactic radiotherapy，SRT），又称立体定向消融放疗（stereotactic ablative radiotherapy，SABR）。SRT 是在 SRS 的技术基础上，以肿瘤组织为照射靶区，并根据肿瘤细胞的放射生物学特性（即放射生物学 4R 原则），分次给予肿瘤靶区更高剂量的照射。因此，相较于 SRS，SRT 克服了 SRS 实施过程中乏氧细胞对放射线的抵抗，以及细胞周期时相性对放射线的抵抗，能够更好地达到肿瘤组织杀灭的效果。实施于体部的 SRT 称为立体定向体部放疗（stereotactic body radiotherapy，SBRT）。

SRS 和 SRT 的特点：相较于传统的放疗，具有照射次数少，单次剂量高，剂量靶区边界和外部周围组织照射剂量迅速跌落（剂量梯度高），更高的定位精度要求。

第二节　立体定向放疗的设备及治疗的实施

一、立体定向照射设备

立体定向照射技术是指利用类似神经外科立体定位技术的方法，对欲照射部位进行精确定位，然后利用多个窄射线对靶区进行三维聚焦照射。本章介绍的立体定向照射设备主要是伽玛刀、基于直线加速器基础的立体定向照射系统。

（一）伽玛刀

伽玛刀一般是指用于头部治疗的装置，由辐射单元、准直器系统、治疗床等装置构成，如瑞典 Elekta 生产的第四代伽玛刀 -C 型头部伽玛刀，采用的是 201 个 ^{60}Co 放射源，静态聚焦在等中心处。整个装置由半球形的防护体、1 个固定的初级准直器以及 4 个准直器头盔构成，焦点处于 4 mm、8 mm、14 mm、

18 mm 的照射野。治疗时，使用螺丝钉固定的金属头架固定，进入头盔形准直器系统使靶中心与焦点重合，通过将射线几何聚焦达到精准治疗肿瘤的目的。但是，该型号的伽玛刀由于受患者头部以及颅骨大小的限制，不能用于治疗颅底的一肿瘤。

2006 年，Elekta 生产的新一代伽玛刀（gamma knife Perfexion），将 192 个 ^{60}Co 放射源呈同心圆方式排列分布在 8 个区域，每个区域含有 24 个 ^{60}Co 放射源。准直器系统也由原来的半球形改为圆柱形。由于空间扩大为 C 型的 3 倍，可以将头部及颈部放入其中，增加了治疗范围。3 种型号的准直器（4 mm、8 mm、16 mm）也分布于 8 个区域中，每个区域包括 72 个准直器（3 种准直器各 24 个），可以通过快速移动区域内的放射源，使其与不同的准直器配对产生不同的射束。Perfexion 型伽玛刀治疗范围从脑部扩大至头颈、鼻咽等（图 9-1），可实现照射剂量的精确分布（图 9-2）。

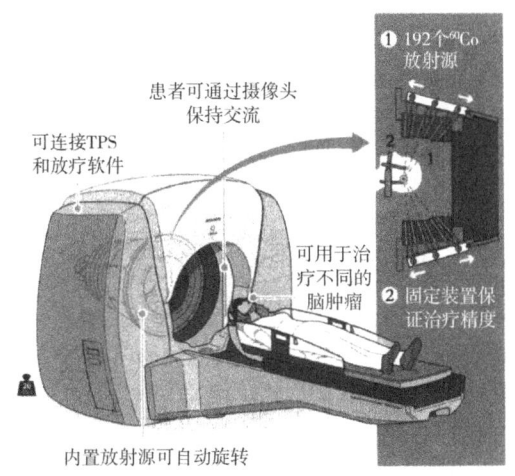

图 9-1　Perfexion 型伽玛刀示意图

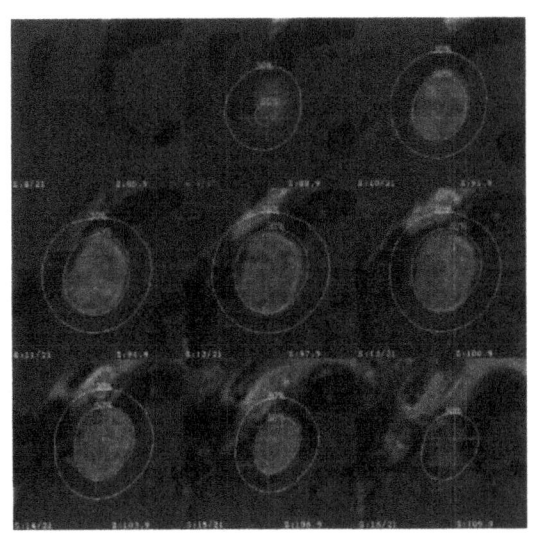

图 9-2　伽玛刀的典型照射剂量分布体部

伽玛刀概念主要是由我国提出来的，利用旋转实现多野集中照射，在焦点处形成高剂量区，以达到摧毁肿瘤的目的，用于治疗胸部、腹部等肿瘤。体部伽玛刀设备存在较大争议，现使用极少。1995 年深圳奥沃（OUR）国际科技有限公司在瑞典静态式伽玛刀的基础上，成功设计生产了国际上第一台旋转式头部伽玛刀，并于 1997 年通过美国 FDA 认证。旋转式头部伽玛刀采用的是旋转聚焦工作原理，将 30 个总放射性活度为 222×10^3 GBq（6 000Ci）、直径为 2.6 mm 的 ^{60}Co 放射源螺旋排列成 6 组装载在旋转式源体上，以 SAD = 39.5 cm 同绕靶区做锥面旋转聚焦运动。同时采用 4 组不同尺寸的准直器（直径分别为 4 mm、8 mm、12 mm、18 mm），可以在等中心形成不同尺寸的照射野。南于射线束由非固定路径穿过正常组织，单位体积的正常组织只受到瞬时照射，因此正常组织受到的照射剂量更小，可达到防护目的。

随着伽玛刀技术的不断发展，新的伽玛刀设备不断被研发面世。例如，超级伽玛刀，其原理是采用放射源扇形排布聚焦，整体围绕人体做360°旋转；月亮神伽玛刀，其原理是42个放射源呈扇形排列，通过准直器静态聚焦于等中心，放射源整体沿C形臂绕着等中心作同步的圆周运动，实现动态拉弧照射。

（二）基于直线加速器的立体定向放疗

20世纪80年代初，法国、阿根廷、意大利和西班牙的相关学者开始基于直线加速器实施立体定向放疗的研究。1987年，美国Winston和Lutz研制出适用于直线加速器的特制准直器，提出旋转机架和治疗床来适应立体定向治疗的方法，并创建了加速器等中心测试标准方法、模体等，建立了基于直线加速器立体定向放疗的理论基础。

基于直线加速器的立体定向放疗主要有两种方法：①对常规直线加速器进行临时改装，通过添加附加的准直器、固定框架等进行立体定向放疗；②是采用专门的直线加速器开展立体定向放疗，如Accuray公司的射波刀（cyber knife）。

在利用直线加速器进行立体定向放疗时，机架可围绕等中心0～360°旋转，治疗床在水平面做180°旋转，两者相结合，实现对靶区的多个非共面聚焦照射野，使射线集中于靶区。由于立体定向放疗每次分割为大剂量的特点，对患者固定装置也提出了特殊要求。目前，市面上各家产品所采用的辅助设备基本技术相似，细节略有不同。如所用的头部框架，有美国Radionic公司的BRW/CRW头架，加拿大Tipal公司的Oliver-Bertrand-Tipal头架，德国Leibinger／Fischer公司的头架。近年来应用较多的是德国BrainLab公司的外置微型多叶准直器和瑞典医科达公司的APEX外置微型多叶准直器。基于直线加速器的立体定向放疗对质量评估体系（QA）的要求更加严格和苛刻，设备的QA主要着重于治疗床、机架的旋转等中心和激光灯的稳定性，对设备的QA标准高于常规放疗。

（三）射波刀

1985年，美国神经外科医生John在瑞典医院首次接触了伽玛刀，通过临床使用发现了其局限性：①大肿瘤和靠近放射敏感结构的病变区域需要分次治疗；②其机器结构的特性，导致无法治疗脑边缘的肿瘤；③不可能治疗头部以外的病灶。于是，20世纪90年代开始研发新的放疗设备，并于2001年开发出新的放疗设备——射波刀。

1. 射波刀的构成

射波刀主要由6个自由度关节的机械臂，以及6MV直线加速器、实时影像追踪定位系统及治疗床等设备构成。6MV直线加速器安装在有6个活动自由的机械臂上，随着机械臂的移动，可以在不同球面的100多个节点上移动，每个节点有12个照射方向释放X线，其射束大小由5～60mm共12种大小的准直器决定。同时在治疗床两侧安装两个标准医用X线管，组成实时影像追踪系统，以及由同步追踪照相机、发光二极管组成呼吸追踪系统，可以实时监测体位、呼吸运动等一系列变化。

2. 射波刀的优点

（1）无框架，影像引导，实时补偿：通过2个X线机实时拍摄成像，与治疗前的CT影像学进行比较，判断因体位移动带来的影响。然后，通过改变机械臂来调节射束的入射方向。其他实时治疗方式的影像学引导系统虽然也能够实时成像，但当体位发生变化时只能通过停止治疗来修正。

（2）高度适形性，均匀剂量分布：在不同半球面上有约100个节点让直线加速器进行照射，每个节点上有12个照射方向可供选择，开放性的照射节点和角度不仅可以让射波刀进行等中心照射，还可以进行非等中心照射，可以根据治疗部位进行65～100cm的调整。通过用目标函数对计划进行逆向优化，得到每个节点的射线方向、权重以及与靶点的距离等。由于是通过大量适当角度小野的叠加，往往能达到最佳的剂量分布，克服了以往治疗非球形靶时剂量分布不均匀的问题。

二、治疗的实施

(一)伽玛刀的实施

1. 制作摆位固定器

对于头部伽玛刀,需要进行刚性摆位固定,即所需的摆位固定器是带有钢钉的头盔,需要通过手术固定在患者颅骨上。根据头盔上的标尺确定靶区中心和照射中心是否重合,保证摆位的精度。

2. 立体定位成像

利用 TPS-CT 或者 TPS-MRI 对病灶部位进行成像,并进行三维数据影像重建,确定靶区和附近重要器官的具体范围和位置。

3. 计划设计 根据医学影像勾画靶区和附近重要器官的具体尺寸和位置,设计可实施的剂量及射束照射方式。

4. 重复摆位治疗

根据摆位固定器(头盔)上的标记点进行重复摆位治疗。

(二)SRT 的实施

1. 射波刀

与伽玛刀采用侵入性头盔进行刚性定位不同,射波刀使用人体骨骼作为参考框架,以病灶和人体骨骼的相对位置确定靶区的位置。影像导航追踪系统,是利用天花板上安装的相互垂直的两组 X 线球管发射的 X 线交叉穿过成像部位,并于安装在患者两侧地面上的非晶体硅摄像机获得相应的数字图像,然后将影像资料传输到数据处理系统。计算机与事先 CT 扫描获得的数字重建图像(DDR)比较,确定靶区和骨骼的相对关系,从而获得靶区的坐标,并将位置偏差反馈传输到计算机控制的机械臂进行加速器的方位角度调整。射波刀通过使用影像实时引导技术获得肿瘤的精确位置和尺寸,并以此为基础实施 SRT,以达到实时跟踪治疗靶区的目的。

2. X 刀

X 刀与射波刀相似,使用直线加速器产生的 6MV 或者 10 MV 的 X 线进行照射,采用不同尺寸的圆形准直器,进行非共面弧小野等中心照射。随着动态 MLC 工艺的发展,也有采用高分辨率的 MLC(≤2.5 mm)进行非共面立体定向照射。目前商用 X 刀的等中心机械精度能做到 <1 mm。

X 刀的放射实施过程基本与伽玛刀类似,主要不同点在于 X 刀不使用金属头架进行侵入性刚性固定,而是利用激光定位灯和床的移动来确定靶区中心和照射中心是否重合,避免了固定金属头架对患者造成的侵入性创伤。

三、SRS 和 SRT 系统的特性

(一)SRS 和 SRT 的位置精度

由于 SRS 和 SRT 的照射源性质不同,导致两者所能达到的位置精度亦不相同。SRS 和 SRT 的位置精度主要由两个部分决定:给束装置的机械精度,以及靶区的定位摆位精度。由于采用 SRS^{60}C$_o$ 放射源聚焦给束[一般装置的机械精度最好可以做到(0.2±0.1)mm],患者采用侵入性头盔进行刚性摆位固定,因此 SRS 精度可以达到 1 mm。在 SRT 在实施过程中,束流受到加速器等中心精度的约束,机械精度只能做到 1 mm;同时 X 刀采用非侵入性摆位器进行定位摆位,复位中将会产生更大的摆位误差,因此 SRT 的位置精度为 5mm。

(二)SRS 和 SRT 的区别

1. 两者的生物学效应不同

SRS 采用靶区内、外的剂量梯度产生的不同生物学效应对靶区进行切除;SRT 采用肿瘤细胞和正常细胞不同的放射生物学效应对肿瘤细胞进行杀灭。

2. 两者的照射方式不同

SRS 采用将若干个 ^{60}Co 放射源进行半球面排列，利用 ^{60}Co 放射源衰变发出平均 1.25 MeV 的 γ 线聚焦在靶区上进行单次照射；SRT 利用直射加速器产生的 X 线进行同中心非共面多弧面照射，靶区位于射线聚焦的焦点。

3. 两者的适应证及肿瘤的尺寸不同

SRS 特别适用于头部重要神经组织富集区域的小肿瘤，以及位置比较深的小肿瘤，如垂体腺瘤、脑膜瘤、脑海绵状血管瘤等。由于 SRS 多采用单次照射，且 SRS 杀灭靶区组织的原理是利于靶区内外剂量差异所造成的不同生物学效应，SRS 仅适用于直径 <3 cm 的小肿瘤。SRT 不仅可以适用于中枢神经系统恶性肿瘤的治疗，也可以用于头颈部肿瘤（如鼻咽癌），以及体部肿瘤的治疗（如肺癌、肝癌等）。同时，由于 SRT 杀灭靶区组织的原理是利用靶区内肿瘤细胞的放射生物学效应，故 SRT 可以用于治疗直径 >4 cm 的肿瘤。对于早期非小细胞肺癌 SBRT 的疗效可以和手术媲美。

第三节　SRS 和 SRT 的剂量学特点

SRS 和 SRT（SBRT）采用的是小野聚焦的方式照射靶区，其剂量学具有如下特点：①剂量高度集中；②焦点处剂量最大；③周边剂量下降陡峭；④可形成高剂量平台。基于直线加速器的典型案例如图 9-3 所示。

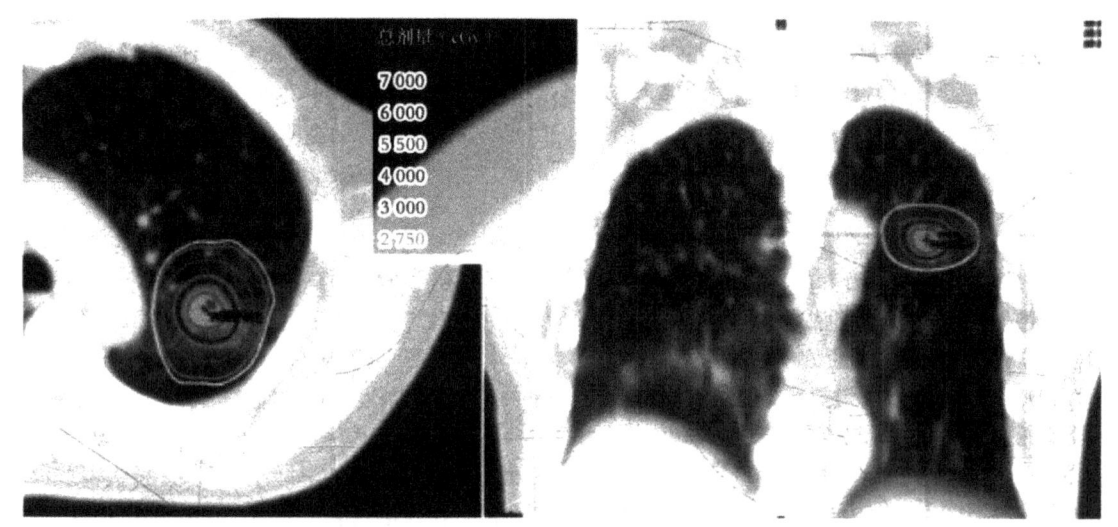

图 9-3　由直线加速器产生的 6 MV X 线从多个方向照射靶区产生的剂量分布

由于 SRS 和 SRT 独特的剂量学特性，在剂量分布的测量中通常有 3 个量需要特别关注，即中心线深度分布（百分深度剂量或是组织最大比）、束流分布（离轴比）和输出因子。

对于中心轴深度剂量的测量，一个必要的原则是探测器的敏感区必须受到剂量均匀的射线照射（如在 ±0.5% 以内）。因为在一个小圆形照射野内，强度一致的中心轴面积的直径不超过数毫米，这对探测器的直径提出了严格的要求。对于离轴比的测量，由于照射野边缘的剂量分布变化很陡，探测器的大小同样重要。在这种情况下，剂量测定仪必须有较高的空间分辨率，从而可以精确地测量照射野半影，这对于 SRS 和 SRT 是至关重要的。常用的剂量探测器有电离室、胶片、热释光剂量仪和半导体剂量仪，它们各有优劣。电离室是最为精确和最不依赖能量的系统，但通常有大小的限制；X 线摄片有最好的空间分辨率，但具有能量依赖性和更大的统计涨落（±3%）；热释光剂量仪具有较小的能量依赖性，体积较小，但和胶片有同样程度的数据涨落；半导体剂量仪体积较小，但具有能量依赖和方向依赖的可能性。

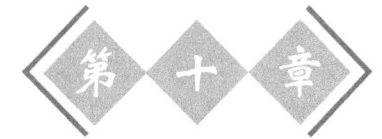

近距离放疗

第一节 概 述

近距离放疗是与远距离放疗相对而言的，主要包括腔内照射、管内照射、组织间插植照射、术中置管后照射和表面施源器照射。自1898年居里夫人发现镭以后，1905年她把镭用铂金封装成管状线源，用于治疗皮肤癌和宫颈癌，开创了敷贴治疗和近距离腔内治疗的先河。随后在1919年，Regelled和Lacassayme创造和发展了巴黎系统。1932年，Paterson和Parker建立了曼彻斯特法则，制定了镭针插植规则。1953年，Hinschke描述后装近距离技术时使用了After loading这一词，被广泛接受并沿用至今。随后在20世纪60年代，Chessague Pierguin及Duterix发展了巴黎系统，并出现远距离控制的后装治疗机。80年代，现代近距离放疗得到了长足发展。

近距离放疗是一种使用密封放射源，通过施源器或者输源管直接植入到患者的肿瘤部位，或其附近进行治疗的方法。其基本特征是放射源靠近肿瘤组织，肿瘤组织得到高剂量，而临近的正常组织受量低。近距离照射一般很少单纯使用，通常作为外照射的辅助治疗方式之一。过去，近距离治疗大多数使用镭或氡放射源，目前使用人工放射性核素如^{137}Cs、^{192}Ir、^{198}Au、^{125}I和^{103}Pd。与外照射相比，近距离照射有独特的剂量学特点，在临床应用中要给予充分考虑。

近距离放疗的主要特点：①局部剂量高，达到肿瘤边缘后剂量迅速下降（单管照射时如治疗食管癌，近源处高剂量，而距离稍远后剂量迅速下降）；②照射范围内剂量分布不均一，近源处高；③可一次连续照射或数次照射；④后装技术；⑤单一高活度放射源，由微机控制的步进电机驱动；⑥放射源微型化；⑦剂量分布由计算机进行计算。

由上述特点来看，近距离放疗的后装治疗技术不但安全，而且可以保证治疗更准确，剂量分布更合理。开始治疗时，仅施源器放入体内，施源器内置X线定位尺，然后拍X线验证片确定其位置并进行剂量分布计算。若剂量分布达不到要求，可调节施源器的位置，重新拍X线片及重新计算剂量分布，直至达到要求。单一的高活度放射源，可按照剂量分布要求设置不同的驻留点及驻留的不同时间，放射源的运动由含有步进电机的远程计算机系统操控，保证了驻留点及时间的准确性。高活度放射源治疗时间短，因而确保了治疗的准确性，同时也减少很多护理工作。放射源的微型化可确保施源器进入细管腔内并通过任何角度，计算机的使用保证了剂量的准确性，由此保证整个治疗过程安全、迅速，同时又扩大了适用范围。

近距离放疗剂量率主要分为3类：低剂造率（≤2 Gy/h）、中剂量率（2～12 Gy/h）、高剂量率（>12 Gy/h）。传统使用的低剂量率连续照射已取得丰富的经验及较好的疗效。高剂量率后装治疗具有更大优势，如治疗时间短，往往数分钟至十几分钟即可完成一次治疗，这可减轻患者行动上的不便，甚至门诊即可实施治疗；施源器在短时间内固定方便，在治疗过程中可防止几何位置的改变；医护人员对患者的护理也更加方便，可有效地降低医护人员可能受到的照射；相同的投入，可治疗更多的患者。

第二节 近距离放射源

CI 1898 年居里夫人发现了天然放射性元素镭（^{226}Ra）以来，^{226}Ra 一直是近距离放疗最常用的放射性核素，其可产生 α、β、γ 3 种射线。放疗主要使用 β、γ 两种射线，而且 γ 线应用多于 β 线。除 ^{226}Ra 之外，放疗中使用的放射性核素均为人工核素。除 ^{60}Co、^{137}Cs 外，这些放射性核素只用于近距离照射。表 10-1 列出了近距离放疗常用的放射源及相关物理特性。

表 10-1 近距离放疗使用的放射性核素的物理特性

放射性核素	半衰期	光子能量（MeV）	防护半值厚（mmPb）	照射量率常数（Rcm^2/mCi·h）
^{226}Ra	1600 年	0.047～2.45（平均 0.83）	12.0	8.25^{a,b}（Rcm^2/mg·h）
^{222}Rn	3.83 天	0.047～2.45（平均 0.83）	12.0	10.15^{a,c}
^{60}Co	5.26 年	1.17～1.33	11.0	13.07^c
^{137}Cs	30.0 年	0.662	5.5	3.26^c
^{192}Ir	73.8 天	0.136～1.06（平均 0.38）	2.5	4.69^c
^{198}Au	2.7 天	0.412	2.5	2.38^c
^{125}I	59.4 天	平均 0.028	0.025	1.46^c
^{103}Pd	17.0 天	平均 0.021	0.008	1.48^c

注：a. 与子核达到平衡状态；b. 经 0.5 mm 厚铂滤过；c. 未经滤过。

一、^{226}Ra 放射源

^{226}Ra 放射源是一种天然放射性核素，不断衰变为放射性气体氡，后者继续衰变，经一系列衰变产物最后变成铅的稳定核素。^{226}Ra 的半衰期为 1600 年左右，氡为 3.5 天，在衰变的过程中释放 α、β、γ 3 种射线。从 ^{226}Ra 衰变到稳定的铅过程中，至少产生能量在 0.184～2.45 MeV 范围内（平均能量为 0.83 MeV）的 49 种 γ 线。来自同其子核达到平衡状态的 ^{226}Ra，且经 0.5 mm 厚铂滤过，才足以吸收 ^{226}Ra 及其子核放射的所有 α 粒子及多数 β 粒子，只有 γ 线被用于治疗。临床应用的 ^{226}Ra 主要以硫酸镭或氯化镭的形式提供，并且与一种惰性填料混合后装载进盒状铂（铱）封套内。铂（铱）封套具有密封及滤过 α、β 线的作用。^{226}Ra 放射源被制成不同长度和活度的针形或管形。由于 ^{226}Ra 获得困难，实际应用的镭量很小，放射性活度低，只能作为近距离照射。虽然 ^{226}Ra 的 γ 线有较强的穿透力，但短距离形成的剂量衰减，使它产生的深部剂量很低，约与接触的 X 线相似，所以临床上多用来作腔内或组织间照射。

用 ^{226}Ra 作为放射源，在防护方面有四大缺点：① ^{226}Ra 的能谱复杂，最高能量达 3.8 MeV，需要厚的防护层；②半衰期长，遇到战争或者其他意外情况会造成严重污染，且影响时间长；③衰变过程中产生氡气，如操作过程中不小心或发生其他意外情况，^{226}Ra 管破坏，氡气逸出，则会造成环境污染；④ ^{226}Ra 的生物半衰期长，体内停留时间长，短时间不能消除，特别是可使骨髓严重损伤。因此，原则上 ^{226}Ra 在医学上应该被禁用。目前已被 ^{60}Co、^{137}Cs、^{192}Ir 等人工放射性核素代替。

二、^{137}Cs 放射源

^{137}Cs 是发射 γ 线的放射性核素，它是从原子核反应堆的副产物经化学提纯加工而得到的。^{137}Cs 在组织内，具有和 ^{226}Ra 相同的穿透力，同等 ^{226}Ra 当量的 ^{137}Cs 和 ^{226}Ra 具有类似的剂量分布，在组织间插值和腔内照射中都可被用作 ^{226}Ra 的代替品。它以用 ^{137}Cs 放射源标记的不能溶解的粉末或陶瓷微球形式提供，应双重密封在不锈钢针和管里面。^{137}Cs 相对于 ^{226}Ra 的优点：它需要较少的防护（防护半值厚度如表 10-1），以微球的形式而具有较小的危险。33 年的长半衰期，这些放射源可在临床使用 7 年左右而无须替换，当然治疗次数必须根据放射性衰变（每年 2%）有所调整。

^{137}Cs 发射 0.662MeV 能量的 γ 线。衰变图显示 ^{137}Cs 经由 β-衰变过程转变为 ^{137}Ba，但是 93.5% 的

衰变是以 ^{137}Ba 亚稳定状态释放 γ 线的形式实现。β 粒子和低能特征 X 线都会被不锈钢吸收，所以临床使用的放射源发射纯 γ 线。

^{137}Cs 的化学提纯主要存在两个问题：①放射性比活度（单位质量的放射性活度）不可能做得太高，^{137}Cs 放射源很少用作远距离治疗机的放射源，而多做成柱状或球形的放射源，用于中、低剂量率腔内照射放射源；② ^{137}Cs 是从原子核反应堆的裂变物中提取的，其中混有 ^{134}Cs 核素。^{134}Cs 的能谱比较复杂，且半衰期比 ^{137}Cs 短（2.3 年）。

三、^{60}Co 放射源

^{60}Co 曾被用于近距离治疗，但是现在临床上已经很少应用了。它是由无放射性的金属。^{59}Co 在原子核反应堆中经过热中子照射轰击而生成不稳定的放射性核素。核内中子不断转变为质子并放出能量为 0.31 MeV 的 β 线，核中过剩的能量以 γ 辐射的形式释出，包括能量为 1.17 MeV 及 1.33 MeV 两种 γ 线。衰变的最终产物是镍的稳定性核素 ^{61}Ni。^{60}Co 的半衰期为 5.26 年，即每月衰减 1.1%，需要频繁替换和复杂的保存系统。距离 3.7×10^7 Bq（1mCi）^{60}Co 源 1 cm 处，每小时照射剂量为 33.54×10^{-4} C/kg（3.0 R）。因此，3.7×10^7 Bq（1mCi）^{60}Co 相当于 1.6mg 的镭（13.0/8.25 = 1.6）。

^{60}Co 的主要优点是具有高比活性，允许被用于制成小型放射源，适用于一些特殊的施源器。^{60}Co 放出的 β 线能量低，易于被容器吸收；射线平均能量为 1.25 MeV，比 ^{226}Ra 略高，因此 ^{60}Co 也可用作镭的代用品。近距离治疗的 ^{60}Co 源通常被制成丝形，包裹在铂、铱或是不锈钢封套内。这些 ^{60}Co 源可被用来代替 ^{226}Ra，用于腔内照射。

四、^{192}Ir 放射源

^{192}Ir（由 30% 铱和 70% 铂组成的合金）被制成细而柔韧的丝形，这样可以随意剪成需要的长度。它是由 ^{191}Ir 在原子核反应堆中经热中子轰击而生成的。^{192}Ir 具有复杂的 γ 能谱，其平均能量为 0.38 MeV。由于 ^{192}Ir 的 γ 线能量范围使其在水中的指数衰减恰好被散射建成所补偿，在距离放射源 5 cm 范围内任意点的剂量率与距离平方的乘积近似不变。另外，^{192}Ir 粒状放射源可以做得很小，使其点源的等效性好，便于剂量计算。因为能量低，所以该放射源的防护要求很低。^{192}Ir 的缺点是其半衰期很短，只有 73.8 天。然而，对于平均治疗时间而言，这个半衰期已经足够长了，以致该放射源可以与 ^{226}Ra、^{137}Cs 一样被用于非永久性插值。在平均插值持续时间内，其活性仅有数个百分点的变化。37 ~ 370 GBq（1 ~ 10 Ci）高活度的 ^{192}Ir 放射源普遍用于高剂量率（HDR）的后装治疗。

五、^{198}Au 放射源

由金的放射性核素 ^{198}Au 构成的种子形放射源，如 Rn（氡）种子形放射源一样被应用于永久性插值。^{198}Au 的半衰期为 2.7 天，放射出 0.412 MeV 的单能 γ 线，也放射最大能量为 0.96 MeV 的 β 线，可被围绕放射源 0.1 mm 厚的铂吸收。一个典型的放射源源长 2.5 mm，外径 0.8mm。因为较低的 γ 线能量，故人员防护问题就比氡容易解决。另外，由于轫致辐射，氡源持续多年呈现低水平的 γ 线活性，而此轫致辐射来自其长寿命子核放射的高能 β 粒子，人们怀疑这种慢性照射可能会致癌。由于这些原因，^{198}Au 放射源在很多年前就替代了氡，直到 ^{125}I 种子形放射源获得更广泛的接受。

六、^{125}I 放射源

^{125}I 一般做成粒状源，用于高、低剂量率的临时性或永久性插植治疗。这种核素优于氡和 ^{198}Au 是由于其具有长半衰期（59.4 天），因此便于储存；加上它较低的光子能量，对防护要求较低。^{125}I 一直用于眼内黑色素瘤的巩膜外插植和立体定向引导的颅内插植。^{125}I 由于 γ 线能量较低，用于插植具有以下优点：通过粒源间距和粒源活度的调整，改进了靶区内剂量分布，插植体积外剂量下降很快；可用薄于 200 μm 厚的铅作为屏蔽保护正常组织；大量减少了物理师、护理人员、医生的不必要照射。由于上述

原因，^{125}I 插值治疗已扩展到包括前列腺在内的腹部肿瘤的超声引导治疗。但与 ^{192}Ir 相比，缺点是：①需要有特定设备制备粒源，花费较多人力；② ^{125}I 源的价格目前仍然高于 ^{192}Ir；③剂量分布明显地依赖于被插值组织的结构。

考虑组织不均匀性对 ^{125}I 插值剂量分布的影响，需要处理好下述两个因素：①临床实际应用中会得到治疗增益，充分利用现代影像设备，了解插值部位的组织结构的细节；②要有较好的剂量计算模式，以表达组织边界的剂量分布特性。

七、^{103}Pd 放射源

^{103}Pd 种子形放射源近来已被用于近距离治疗。临床应用的和 ^{125}I 类似。^{103}Pd 的半衰期 17 天，比 ^{125}I 的 59.4 天更短。在永久性插值方面具有生物学优势，因为剂量以快得多的速率释放。

^{103}Pd 放射源型号 2003 是由一个激光焊接的钛管组成，里面含有两个 ^{103}Pd 的石墨托盘。在托盘之间的铅标记提供了 X 线摄影的识别信息。由于电子俘获，^{103}Pd 发生衰变，放射的能量范围在 20~23 keV（平均能量 20.9 keV）的特征 X 线和俄歇电子。由于放射源托盘、焊接处和 X 线铅标记的自吸收，放射源周围光子注量的分布是各向异性。

八、^{90}Sr 放射源

上述放射性核素均作为 γ 线源适用。过去曾用于 ^{226}Ra 制成 β 线敷贴器，治疗非常表浅如眼部疾病。由于镭有很强的 γ 线，^{226}Ra 作为 β 线源不理想，后发展了 ^{90}Sr β 线敷贴器。^{90}Sr 半衰期为 28 年，衰变成 ^{90}Y，^{90}Y 半衰期 64 年，衰变成 ^{90}Zr。^{90}Sr 的 β 线的最高能量为 0.54 MeV，而 ^{90}Y 的穿透力强，最高能量为 2.27 MeV 的 β 线。由于 β 线在组织中具有一定射程，尽管 ^{90}Sr β 线能量不均匀，但是 ^{90}Sr 的 β 线敷贴器造成的百分深度剂量曲线较镭制 β 线敷贴器更好，可以治疗表浅病变（如眼角膜），并对重要器官（如眼球晶状体）的伤害更少。^{90}Sr 敷贴器在表面上可放射 100 cGy/min 左右的剂量。

用高强度 ^{90}Sr 放射源做成类似 ^{60}Co 治疗机的 ^{90}Sr β 线治疗机，可获得高达 300~1 500 cm^2 照射面积，用于治疗如蕈样霉菌病等广泛性表浅的恶性或良性病变。由于 ^{90}Sr β 线的能量特点，造成在 0.5mm 深度即表层（包括敏感的基底层）剂量最高（100%）；达 2.5 mm 左右，其百分深度剂量为 50%；到 2.5 mm 以后的百分深度剂量迅速下降。所以，用 ^{90}Sr β 线治疗表浅病变时，不会影响皮肤的血液供应。因此，^{90}Sr β 线剂量特性比表浅 X 线更好。

九、^{252}Cf 中子源

^{252}Cf 中子源是目前用于腔内治疗较好的中子放射源。^{252}Cf 的半衰期为 2.65 年；发射裂变中子，中子平均能量为 2.35 MeV；同时也发射 γ 线，剂量计算和测量相对比较复杂。目前已有 ^{252}Cf 后装治疗机在临床试用。

第三节 放射源的封装

近距离治疗应用的光子放射源有多种形状（如针状、管状、籽粒状、丝状和丸状），一般是将其制成密封式放射源。为了足以屏蔽从放射源辐射的 α 和 β 线，以及防止放射性材料的泄漏，通常放射源都有双层密封壳。常见的放射源封装如下。

（1）^{137}Cs 放射源有多种形状，如针状、管状和丸状。

（2）^{192}Ir 放射源为丝状，活性芯为铱 – 铂合金，外壳是 0.1 mm 厚的铂材料。该源也使用籽粒状。外有双层不锈钢壳，制成串形像尼龙丝带状。HDR 远距离控制后装治疗机使用特殊设计的 ^{192}Ir 源，标准活度为 370 GBq（10 Ci）。

（3）^{125}I、^{103}Pd 和 ^{198}Au 放射源只使用籽粒状。通常使用特殊的植入"枪"将该种放射源植入到肿瘤内，实施治疗。

（4）^{60}Co 后装治疗源为丸状，标准活度为 18.5GBq（0.5Ci）。

第四节　近距离放疗的剂量系统

一、放射源的物理量

（一）γ 线源的物理量

γ 线源物理量是参考空气比释动能率。国际辐射单位和测量委员会（ICRU）对其定义为：空气中经空气吸收和散射校正，参考距离 1m 处的空气比释动能率。

对于针状、管状和其他较小的固态放射源，放射源中心到参考点的方向，应与放射源的长轴成直角。参考空气比释动能率的 SI 单位为 Gy/s。为方便应用，LDR 近距离治疗放射源常用单位为 μGy/h，而 HDR 放射源则为 μGy/s 和 mGy/h。

对于一个给定的近距离治疗放射源的显活度定义为：空气中，沿着该放射源中点的垂线，在参考距离处（通常为 1 m）产生相同空气比释动能率同一放射性核素的假设未滤过点源的活度。显活度 SI 单位是 Bq，曾用单位是 Ci（1 Ci = 3.7×10^{10}Bq）。显活度有时称为等效活度。在一给定位置，准确测量放射性强度（能量注量率）是可行的。因此，目前推荐空气中的参考空气比释动能率和空气比释动能强度等物理量，表示放射源的强度。

（二）β 线源的物理量

对于 β 线源，推荐的物理量是在水中距放射源的参考距离的参考吸收剂量率。不同放射源的参考距离不同，一般是距离放射源 0.5 ~ 2 mm。

（三）放射源描述的常用名词

1. 源的活度

放射性衰变是一种随机现象，放射性活度在数学上定义为单位时间内衰变的原子数，且满足指数衰变规律。

2. 源的强度

源的强度表达为单位活度的放射源在单位距离的剂量率。

3. 放射性核素的质

放射性核素射线的质用所发射的射线的平均能量来表示。

二、剂量校准

为了更加适合临床使用，一种校准方法是各种放射性核素都采用镭的等效质量来校准。这种校准从距离源 1 cm 的地方，等效于镭的质量来产生与替代的源相同的照射。也可通过活度来校准。

由于放射源一般都是由某些材料外部包裹，所以使用活度来校准相对比较复杂。

由于商品源的不确定度为 5% ~ 10%，使用前应采用电离室法来现场测量。测量前，电离室和静电计都应当经国家标准实验室校准。测量时要注意：电离室的有效测量点与放射性源活性长度的中点连线应该垂直于放射源的长轴方向；电离室与放射源之间的距离应选择合适；周围散射物体尽量离源和电离室的距离大于源-电离室距离的 >2 倍；同一方向上，应该 3 次以上改变距离进行重复测量，求出平均值；为了确定放射源的各向同性，对线性源应该双侧分别测量，对点源至少在 4 个方向上测量。

参考空气比释动能率定义为：

$$K = 8.73 \times 10^3 \times \frac{60M}{t} \times \frac{Ng}{1-g} \times \frac{1}{Z^3} \times Ktp$$

式中，M/t 为仪表在测量时间（t）内的累计度数；g 为致电离辐射产生的次级电子，1-g 约为 0.995；Z 为测量距离；Ktp 是温度气压校正系数。

三、近距离照射剂量学的基本特点

现代近距离治疗使用的放射源都是微型化的，比早期的点状源和线源更小。不管是何种布源方法和剂量计算，以及采取何种照射方式，如腔内照射、管内照射、组织间插值照射等，它们都有一个共同特点，就是近距离照射剂量学最基本的特点平方反比定律，即放射源周围的剂量分布，是按照与放射源之间距离的平方而下降。近距离放疗中，平方反比定律是影响放射源周围剂量分布的主要因素，基本不受辐射能量的影响。由此可见，近放射源的剂量随距离变化要比离源较远处大的多，如距放射源 1～2 cm，或 3～4 cm，剂量变化分别为 4 倍和 1.8 倍，靶区内剂量相差很大。

基于近距离治疗平方反比定律的特点，它与外照射主要有两个方面的不同。首先是近距离治疗的范围有限，如果选择放射源某一点为剂量参考点，那么与该点相比近放射源点的剂量要比该点高，会形成一个超剂量区。管内照射时通过施源器的使用，可调整剂量的变化，防止局部剂量过高。组织间插值照射，施源器直径趋于零，需要单平面或多平面插植。若只用单一放射源插值照射直径为 4～5 cm 的病变，按照平方反比定律估算，距放射源 1～2 cm 剂量差别为 4 倍。欲使病变边缘剂量达到肿瘤致死剂量，近源处的剂量会高到临床不可能接受的程度。因此，当超剂量的范围为 0.8～1 cm，且剂量值又较高时，将增加组织坏死的可能性。因此，对于不同体积的病变，只能按照特定的剂量学规则，选用不同的布源方式，以达到在不增加正常组织损伤的前提下，给予肿瘤组织较高剂量的照射。其次是根据以上的特点，近距离治疗不采用剂量均匀性概念。外照射时，计划靶区的剂量变化要求在 95%～107%。而近距离治疗时，剂量按平方反比规律变化，在治疗范围内其剂量不可能均匀。

随着近距离照射技术的发展，相继建立和发展了被广泛采用的一些剂量学系统，如曼彻斯特系统（Manchester system）、巴黎系统（Paris system）等。这里的"系统"指的是，欲在治疗体积内获得适宜的剂量分布，要求必须遵循的一系列放射源分布的规则，如使用放射源的类型、强度、应用的方法和几何设置。同时"系统"也应明确剂量表示和计算方法。若改变了放射源的分布规则，系统所预示的剂量分布也会有所改变。

四、剂量率效应

按照放射生物学原理，肿瘤组织和晚反应正常组织的生物学效应对剂量率（类似外照射时的分次剂量）的响应是不同的。即对给定的总剂量水平，剂量率增加，正常组织晚期效应的增加幅度要大于肿瘤控制率的减少。也就是说，治疗增益比（肿瘤控制率与正常组织并发症发生率之比）随着剂量率的增加而减小。为防止高剂量率治疗可能引起的治疗增益比的下降，主要有两种方式：①改变治疗模式，如利用脉冲式剂量率（pulsed dose rate，PDR）治疗；②采用分割大剂量治疗。两种治疗方式的作用都是使生物学效应能等效于经典低剂量率连续的生物学效应。

五、组织间插植照射剂量学系统

组织间照射或插植照射，是近距离照射中应用较为广泛和灵活的一种治疗方式。其基本做法是根据靶区的形状和范围，将一定规格的多个放射源直接插植在人体组织，对肿瘤组织进行高剂量照射。治疗计划的目的：①确定放射源的分布和类型，以提供最佳剂量分布；②在照射区域提供完整的剂量分布。

在过去的 50 年，已设计出多种剂量学系统，其中 Paterson-Parker 系统和 Quimby 系统获得了广泛使用。这些系统被设计时，尚处于计算机无法应用于常规治疗计划的时代，关于放射源分布的大量表格和详细规则被设计出来，有利于手动治疗计划的执行。之后因有重大的进展，使用数字计算机分别为每一位患者计算等剂量分布。在此对部分系统进行回顾，以说明近距离治疗计划的基本问题和概念。

（一）Paterson-Parker 系统

Paterson-Parker（或曼彻斯特）系统可为一平面或体积提供均匀剂量（±10% 内），该系统规定了放射源分布的规则，以达到剂量均匀性。

1. 平面式插植

在平面式插植的情况下，剂量均匀性在距插植平面 0.5 cm 处的一系列平行平面内实现，而此区域边界由插植平面周边的插植针形放射源的投影界定。从 Paterson-Parker 表确定的"规定剂量"比最小剂量高 10%，最大剂量不能超过"规定剂量"的 10%，以满足均匀性标准。但在插植平面内的剂量却不均匀。例如，针形放射源表面的剂量大约是"规定剂量"的 5 倍。平面式插植的分布规则：①周边放射源和中心放射源的强度之比取决于插植的面积。例如，面积 < 25 cm^2 的比值为 2/3。②针形放射源彼此之间的距离或交叉端离放射源活性区的距离应 <1 cm。③如果交叉端无交叉，则剂量均匀性的有效面积会减少。因此，一端无交叉，其面积减少 10%。④在多插植平面的情况下，应按照规则安排针形放射源，且平面应彼此平行。

2. 容积插植

使用三维形状如圆柱形、球形或立方形，部分肿瘤能被更好地植入。对于各种形状，插植的针形放射源总数被分成 8 份，其分布如下：圆柱形，腰 4 份，中心 2 份，每一端两份。球形，外壳 6 份，中心 2 份。立方形，每一面 1 份，每一端 1 份，中心 2 份。针形放射源的间隔必须尽可能均匀，彼此相距 <1 cm。为达到此要求，至少腰 8 针，中心 4 针。如果容积插植一端无交叉，会使有效体积减小 7.5%。对于容积插植，规定处方剂量大于容积内最小剂量的 10%。

（二）Quimby 系统

组织间插值照射的 Quimby 系统，以具有等线性活度的放射源均匀分布为特点。因此，这种放射源排列方式导致不均匀剂量分布，治疗中心区域剂量较高。对于平面式照射，Quimby 表提供所需的毫克/小时，以在治疗平面内中心产生 10 Gy（1 000 rad），直达距插植平面 3 cm 的距离，因此，规定剂量为治疗平面内最大剂量。对于容积插植，规定剂量为插植容积内的最小剂量。

（三）巴黎系统

巴黎剂量学系统主要应用于长线形放射源（如 ^{192}Ir）可移除的插植。这一系统规定更长的放射源和更宽的间距，或更大的治疗容积。巴黎系统基本规则包括：①放射源呈直线排列，相互平行；②各放射源（粒子）之间应等距（15～20mm）；③放射源应与过中心点的平面垂直；④所有放射源的线比移动能率必须相等；⑤放射源断面排列为等边三角形或正方形；⑥中心平面各放射源之间的中点剂量率之和的平均值为基础剂量（参考剂量 85% 的范围）。

在巴黎系统中，剂量规格基于等剂量面，称为参考剂量。对于实际粒子源分布而言，要求外周密集，中心稀疏，剂量分布更均匀。粒子植入误差应 <0.5 cm，通常造成误差的原因有间隔、导针、粒子移动等。一般应用时，粒子源总活度应增加 15%～20%，以增加疗效。

（四）纪念系统

纪念系统是 Quimby 系统的延续，且具有以下特点：彼此均匀间隔 1 cm 的点状放射源点阵周围具有完整的剂量分布。以计算机产生的剂量分布为基础，纪念表旨在提供毫克/小时，以特定点释放 10Gy（1 000 rad）。例如，对于平面式插植，特定点为距放射源平面 0.5 cm 的平面上周边最小值和参考最大剂量点。对于容积插植，特定点为插植容积内类似的数据点以及中心线周边剂量点。

（五）计算机系统

由计算机控制还未有正式名称的插植系统已在美国多家机构使用，暂且称为计算机系统。其插植规则非常简单：一致活度的放射源按均匀间距插植且覆盖整个靶区。已证明一致活度的放射源可导致插植中心的强度高于周边。然而这种剂量不均匀性是一般承认的，认为靶区中心部分需要比周边更高的剂量，以达到杀灭肿瘤细胞的目的。

在计算机系统中，靶区可被设计成具有足够的安全边界，使周边放射源可置于靶区边缘而充分覆盖肿瘤。剂量指定在等剂量面描述，其刚好包围靶区或插植。一个重要的原则是：为增加有效治疗区域，宁可选择更大的插植容积而非更低的等剂量曲线。如果靶区被设计成具有足够的安全边界，其周边放射源可插植于靶区表面。而且，线形放射源的放射性有效长度应适当长于靶区长度（约长40%），因为两端不交叉。

（六）腔内照射剂量学系统

腔内照射主要用于宫颈癌、子宫内膜癌和阴道癌。根据妇科肿瘤放疗学原则及妇科骨盆解剖特定，腔内照射宫颈癌的范围应包括宫颈、宫体及宫旁组织，而盆壁两侧采用外照射。宫颈癌腔内照射，通常采用两组放射源施源器：一个直接植入宫腔内，称为宫腔管；另一个植入阴道内，紧贴在宫颈部，称为阴道容器。

自从1908年第一个用于子宫肿瘤治疗的^{226}Ra施源器以来，已有若干新技术得到发展，腔内照射的经典方法基本分为三大剂量学系统，即斯德哥尔摩系统、巴黎系统、曼彻斯特系统。

1. 斯德哥尔摩系统

使用较高强度的放射源，分次照射。宫颈管内为串接放射源，强度为0.53～0.88 mGy（53～88 mrad），阴道为平行或弯曲的源盒。典型的治疗模式是共照射2～3次，间隔约3周，每次治疗时间为27～30小时。后经改进，使用更高强度的放射源，每次治疗时间缩短为10～18小时。

2. 巴黎系统

采用低强度放射源连续照射。宫颈管内串接放射源，阴道源为3个独立的容器，其中两侧阴道源紧贴在两侧穹窿，中间正对着宫颈口，所以放射源的总强度为0.4～0.7 mGy（40～70mrad），且宫颈与阴道源的强度之比平均为1（变化范围0.66～1.5），总治疗时间延续6～8天。后经改进，治疗持续时间约为3天。

3. 曼彻斯特系统

是世界上最老的和最广泛使用的系统之一。该系统强调：阴道放射源的分布要尽量宽，宫颈及阴道放射源强度为不同的比例。其剂量在4个特定点上，即A点、B点、膀胱点和直肠点。插植的持续时间是基于A点计算得到的剂量率，其他点的剂量被考虑用于评估治疗计划。由于治疗计划通过计算机的应用，大多数曼彻斯特系统的用户除了可获得4个特定点的剂量外，还可检测冠状面和矢状面的等剂量分布。A点仍然是处方剂量点。最初的A点被定义在阴道侧穹窿上2 cm和宫颈管外侧2 cm，后来被重新定义为在宫颈外口外部上2 cm和宫颈管外侧2 cm。B点被定义在A点外侧3 cm。膀胱点和直肠点的最大剂量至少应低于A点的剂量（如≤80%的A点剂量）。

五、近距离放疗的实和质量保证

近距离治疗的大部分临床经验是由低剂量率（LDR）插植获得。随着遥控后装技术的引进，高剂量率（HDR）技术也可以实现安全实施，并且比传统LDR放疗更加准确。近距离放疗实施需要一系列设备及规章制度。

（一）近距离放疗实施需要的设备

1. 遥控后装治疗机

HDR治疗中所用的^{192}Ir源是一个小线源，焊接在弹性驱动电缆的一端，另一端附有小线源的电缆，也被称为源线。放射源的尺寸根据HDR治疗模式而变化，直径为0.3～0.6 mm，长度为3.5～10 mm。在不出放射源时，源线存储在后装治疗机防护罐内（图10-1）。根据核管理委员会（NRC）条例规定，当源驻留在防护罐内时，在距离治疗机10 cm的范围内外泄漏辐射水平＜10μGy/h（1 mrad/h）。

2. 高剂量率治疗施源器

如Fletcher施源器组件、阴道圆柱形施源器、直肠施源器、腔内施源器、鼻咽施源器、间质插植等。

3. 设施设计

后装治疗机必须设在一个充分屏蔽的治疗室。屏蔽核安全防护的要求由核管理图 10-1 左图为 ELEKTA（N ucletron）后装治疗机；右图为治疗机控制台、辐射监测系统和施源器委员会（NNRC）决定。屏蔽计算所依据的剂量限制源自核管理委员会指定的 10CFR 20.1301 报告（对个别市民）和 10CFR 20.1201 报告（职业人员）。专门设计的 HDR 治疗室或现有的远距离放疗机房所需设备的安全要求由核管理委员会授权。这些措施包括电气连锁系统、控制台密钥未经授权无法获取、可以连续检测放射源状态的永久性辐射监控器、连续观察和对讲系统以及禁区的管制。

（二）治疗实施

近距离治疗实施的规程要求包括书面处方、患者识别、治疗计划验证、治疗前安全检查、治疗实施、治疗后检查，以及放射源更换、校准检查、记录、监督、医疗事故、定期复审（"授权医师"和"授权物理师"复审近距离治疗病例的时间间隔不超过 12 个月）、高剂量率近距离治疗的操作程序、应急规程等。临床应用主要包括以下几个步骤。

1. 预扫描

医生根据靶区情况，将空载施源器放置在合适的位置并固定。在施源器内置入（假源）定位缆并拍摄 X 线片（可用模拟定位机或模拟定位箱两种方法），或进行 CT、MRI 扫描。

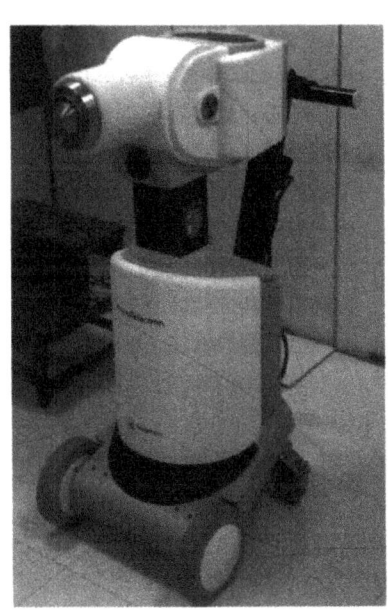
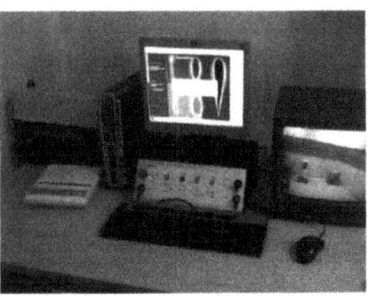
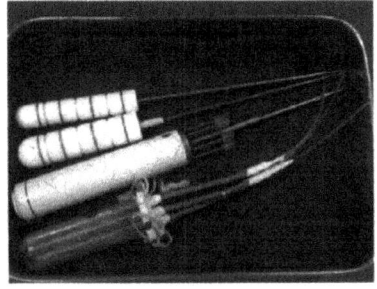

10-1　左图为 ELEKTA（Nucletron）后装治疗机；右图为治疗机控制台、辐射检测系统和施源器

2. 制订放疗计划

施源器及放射源在三维空间坐标的确定；医生根据病灶情况，给予参考点距离、处方剂量；计算机可根据上述参数进行优化处理，自动制订各驻留点的驻留时间。

3. 剂量优化

利用数学计算方法，根据临床对靶体积剂量分布的要求，设计和调整放射源的配比 [位置和（或）强度]，使得剂量分布最大限度地满足临床需求。该方法借助于计算机技术的发展，特别在计算机控制的步进源后装照射技术中得到应用。目前采用的剂量优化主要是基于施源器的剂量优化技术。

4. 治疗计划的实施

将患者送入治疗室，用相匹配的传导管或施源器接头将施源器与治疗机连接好，关闭治疗室门；在控制室利用计算机的治疗控制程序执行制订好的治疗计划。在多管治疗时要注意施源器的排列顺序，必须与治疗计划的施源器排列顺序相一致。

5. 治疗计划的保存

在很多情况下，疾病的性质、类型、患者的解剖情况都相同，此时治疗原则和方案是相同的。若使用标准程序，可提高机器使用率，也可节省患者费用。

（三）近距离放疗的质量保证

质量评价（QA）程序是保证患者治疗质量的保险措施。尽管 QA 的标准是专家们共同设立的，一个 QA 程序应当尽可能地遵循这些标准，同时减少由于设备操作或人为过失造成的治疗误差。高剂量率近距离照射的 QA 程序首选就是放射源的许可申请。NRC 要求获取许可必须满足特定的要求，如包括个人的教育和培训、操作步骤设备的安全检查、辐射监测、紧急措施、治疗数据的记录保存和不当管理的记载。NRC 已经颁布了《高剂量率近距离治疗质量许可指导手册》，为 NRC（或协议组织）提供了可接受的质量保证管理模板。

在近距离治疗质量保证方面如 AAPM、TG59、TG56 和 TG40 可以作为参考。应当说明的是由于高剂量率后装机设计的广泛性，目前尚无形成通用的 QA 程序。AAPM 推荐的 QA 测试包含 3 个频率，即自检、季检和年检。除非每天都有高剂量率照射治疗，否则可在患者治疗日进行日检就足够了。季度 QA 测试必须包含放射源的校准和设备功能的检测。季度 QA 间隔和高频率放射源更换频率是一致的。年度 QA 测试是所有设备、步骤和患者记录的一个综合性检测，接近系统初始的接受测试及调试的整个过程。

现今近距离放疗主要采用后装放射源法。后装技术不仅保护了医护人员不受或少受照射，而且让医生有更多的时间去合理安排和检查放射源的位置（通过 X 线成像技术）。就这个意义上讲，后装技术本身就是积极有效的质量保证和质量控制措施。目前有手动后装和遥控后装两种，前者主要用于低剂量率照射，后者主要用于高剂量率照射。针对目前常用的放射源，主要的 QA 内容如下。

1. 放射源检查

^{60}Co、^{137}Cs 等长寿命放射源出厂时必须附有源活度检测证书，对于没有活度检测证书的放射源，必须在相同几何条件下与已知活度的同种放射源比对确定其有效活度。^{192}Ir 丝状或粒状源的活度必须单个进行检测。同时在使用前，应检查放射源轴方向的活度均匀性。对带（串）状放射源必须采用 X 线照相法检查源串的几何分布。放射源自显影也是一种检查源活度均匀性的简便方法。对所有使用的后装放射源必须至少每月进行一次清点，长寿命放射源应定期修正源活度，^{60}Co 每月 1 次，^{137}Cs 每年 2 次。^{192}Ir、^{125}I 因半衰期较短，使用前和使用中都必须进行源衰变的修正，并成为计划设计的一部分。

2. 污染检查

如果仍然使用镭源，必须每年检查一次镭源的逸漏情况，因镭针的铂金壁很薄（0.5mm），容易损坏。一旦发现有镭源逸漏，应立即封存，送有关部门处理。对其他类型的放射源，污染问题不是很严重，^{60}Co、^{137}CS 一般在出厂前由厂家检查表面污染情况，并在其检测证书上加以说明，之后每 2 年进行一次污染程度的检查。另外，污染检查还应包括贮源器、^{192}Ir 丝切割器（针对手动后装）和后装施源器等。

3. 后装机检查

（1）放射源在施源器中的到位精度：应至少每月一次用假放射源检查驱动机构控制放射源到达施源器的到位精度及其重复性，这种检查应包括所有可能使用的条件。

（2）放射源在贮源器内的位置：当后装机处于"关闭"位时，放射源应回到贮源器的中心位置。应至少每年 2 次检查贮源器周围的防护情况，并记录在册。

（3）计时器：后装机一般配备一道或多道计时系统，控制放射源的到位和照射时间，对计时系统应每月一次检验。

（4）放射源活度修正：更换新放射源后，应在治疗机上和计划系统内进行放射源活度的修正。

4. 实施治疗计划的质量控制

后装治疗一般分为 3 步：①将带有定位标记的无源施源器按一定规则送入或插入治疗区域，按一定条件拍摄正、侧位 X 线片；②根据 X 线正、侧位片重建施源器，或放射源的几何位置，并根据医生要求，做出治疗计划；③根据治疗计划，通过假源试运行正常后开始正常治疗。

参考文献

[1] 蒋国梁，朱雄增. 临床肿瘤学概论（第2版）. 上海：复旦大学出版社，2013.
[2] 王吉耀. 循证医学与临床实践［M］. 北京：科学出版社，2011.
[3] 周道安. 新编放射治疗学［M］. 上海：复旦大学出版社，2010.
[4] 于世英，胡国清. 肿瘤临床诊疗指南［M］. 北京：科学出版社，2017.
[5] 周彩存. 肺部肿瘤学［M］. 北京：科学出版社，2016.
[6] 万德森. 临床肿瘤学［M］. 北京：科学出版社，2016.
[7] 李少林，周琦. 实用临床肿瘤学［M］. 北京：科学出版社，2016.
[8] 强福林，杨俐萍，葛艺东. 临床肿瘤学概论［M］. 北京：科学出版社，2016.
[9] 林桐榆. 恶性肿瘤靶向治疗［M］. 北京：人民卫生出版社，2016.
[10] 汤宝鹏，陈明龙，杨新春. 实用心律失常介入治疗学［M］. 北京：科学出版社，2018.
[11] 霍勇，方唯一. 冠心病介入治疗培训教材［M］. 北京：人民卫生出版社，2018.
[12] 向定成. 急诊冠状动脉介入治疗策略、技术及围术期处理［M］. 北京：科学出版社，2017.
[13] 陈义雄，陈勇. 介入放射学［M］. 北京：科学出版社，2017.
[14] 何景萍，何晶晶，邵红岩. 介入科护理健康教育［M］. 北京：科学出版社，2017.
[15] 范勇，程永德. 呼吸系统介入放射学［M］. 北京：科学出版社，2017.
[16] 陈纪林. 冠状动脉分叉病变的介入治疗［M］. 北京：人民卫生出版社，2017.
[17] 杨仁杰，李文华，张靖，等. 临床急症介入治疗学［M］. 北京：人民卫生出版社，2017.
[18] 王洪武. 复杂疾病呼吸内镜介入治疗［M］. 北京：科学出版社，2017.
[19] 候桂华，霍勇. 心血管介入治疗实用技术［M］. 北京：北京大学医学出版社，2017.
[20] 陈左权. 神经介入技术［M］. 上海：上海科学技术出版社，2017.
[21] 曹军. 常见恶性肿瘤并发症的介入治疗［M］. 上海：上海交通大学出版社，2016.
[22] 刁玉巧. 儿科肿瘤治疗技术［M］. 西安：第四军医大学出版社，2012.
[23] 曾益新. 肿瘤学［M］. 北京：人民卫生出版社，2012.
[24] 封国生，周保利. 临床肿瘤学理论与实践2012［M］. 北京：人民卫生出版社，2012.